The Endocrine and Metabolic Diseases Volume

Interpretation
of Clinical Pathway

2018年 版

临床路径释义

INTERPRETATION OF CLINICAL PATHWAY

内分泌病与代谢病分册

邢小平　母义明 主编

中国协和医科大学出版社

图书在版编目（CIP）数据

临床路径释义·内分泌病与代谢病分册／邢小平，母义明主编. —北京：中国协和医科大学出版社，2018.5

ISBN 978-7-5679-0923-6

Ⅰ.①临… Ⅱ.①邢… ②母… Ⅲ.①临床医学-技术操作规程 ②内分泌病-诊疗-技术操作规程 ③代谢病-诊疗-技术操作规程 Ⅳ.①R4-65

中国版本图书馆 CIP 数据核字（2017）第 247119 号

临床路径释义·内分泌病与代谢病分册

主　　编：邢小平　母义明
责任编辑：许进力　王朝霞
丛书总策划：林丽开
本书策划：宋少华　许进力

出版发行：中国协和医科大学出版社
（北京东单三条九号　邮编 100730　电话 65260431）
网　　址：www. pumcp. com
经　　销：新华书店总店北京发行所
印　　刷：北京文昌阁彩色印刷有限责任公司

开　　本：787×1092　1/16 开
印　　张：16.5
字　　数：350 千字
版　　次：2018 年 5 月第 1 版
印　　次：2018 年 5 月第 1 次印刷
定　　价：82.00 元

ISBN 978-7-5679-0923-6

《临床路径释义》丛书指导委员会名单

《临床路径释义》丛书编辑委员会名单

《临床路径释义·内分泌病与代谢病分册》编审专家名单

编写指导专家委员会（按姓氏笔画排序）

王卫庆　上海交通大学医学院附属瑞金医院
宁　光　上海交通大学医学院附属瑞金医院
母义明　中国人民解放军总医院
邢小平　中国医学科学院北京协和医院
纪立农　北京大学人民医院
李光伟　中日友好医院
赵家军　山东省立医院
徐　焰　上海交通大学医学院附属瑞金医院

主　编

邢小平　母义明

副主编

吕朝晖　单忠艳　洪天配　夏维波

编　委（按姓氏笔画排序）

丁丽萍　浙江省人民医院
王林杰　中国医学科学院北京协和医院
王　鸥　中国医学科学院北京协和医院
王爱红　中国人民解放军第306医院
平　凡　中国医学科学院北京协和医院
卢　琳　中国医学科学院北京协和医院
朱　平　中国人民解放军第306医院
朱惠娟　中国医学科学院北京协和医院
刘建民　上海交通大学医学院附属瑞金医院
刘爱民　中国医学科学院北京协和医院
许岭翎　中国医学科学院北京协和医院
杨彩哲　中国人民解放军空军总医院
李　伟　中国医学科学院北京协和医院
李延兵　中山大学附属第一医院
连小兰　中国医学科学院北京协和医院
张俊清　北京大学医院
张剑锋　广西医科大学第二附属医院
陈　适　中国医学科学院北京协和医院

单忠艳　中国医科大学附属第一医院
赵　琳　首都医科大学宣武医院
钟历勇　首都医科大学附属北京天坛医院
段　炼　中国医学科学院北京协和医院
姜　艳　中国医学科学院北京协和医院
洪天配　北京大学第三医院
秦安京　首都医科大学附属复兴医院
顾　锋　中国医学科学院北京协和医院
柴晓峰　中国医学科学院北京协和医院
徐焱成　武汉大学中南医院
郭晓蕙　北京大学第一医院
程丽君　浙江省邵逸夫医院
童安莉　中国医学科学院北京协和医院
童南伟　四川大学华西医院
窦京涛　中国人民解放军总医院

总 序

作为公立医院改革试点工作的重要任务之一，实施临床路径管理对于促进医疗服务管理向科学化、规范化、专业化、精细化发展，落实国家基本药物制度，降低不合理医药费用，和谐医患关系，保障医疗质量和医疗安全等都具有十分重要的意义，是继医院评审、“以患者为中心”医院改革之后第三次医院管理的新发展。

临床路径是应用循证医学证据，综合多学科、多专业主要临床干预措施所形成的“疾病医疗服务计划标准”，是医院管理深入到病种管理的体现，主要功能是规范医疗行为、增强治疗行为和时间计划、提高医疗质量和控制不合理治疗费用，具有很强的技术指导性。它既包含了循证医学和“以患者为中心”等现代医疗质量管理概念，也具有重要的卫生经济学意义。临床路径管理起源于西方发达国家，至今已有30余年的发展历史。美国、德国等发达国家以及我国台湾、香港地区都已经应用了大量常见病、多发病的临床路径，并取得了一些成功的经验。20世纪90年代中期以来，我国北京、江苏、浙江和山东等部分医院也进行了很多有益的尝试和探索。截至目前，全国8400余家公立医院开展了临床路径管理工作，临床路径管理范围进一步扩大；临床路径累计印发数量达到1212个，涵盖30余个临床专业，基本实现临床常见、多发疾病全覆盖，基本满足临床诊疗需要。国内外的实践证明，实施临床路径管理，对于规范医疗服务行为，促进医疗质量管理从粗放式的质量管理，进一步向专业化、精细化的全程质量管理转变具有十分重要的作用。

经过一段时间临床路径试点与推广工作，对适合我国国情的临床路径管理制度、工作模式、运行机制以及质量评估和持续改进体系进行了探索。希望通过《临床路径释义》一书，对临床路径相关内容进行答疑解惑及补充说明，帮助医护人员和管理人员准确地理解、把握和正确运用临床路径，起到一定的作用。

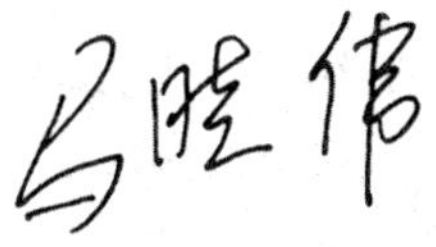

中华医学会　会长

序 一

制订临床路径的初衷是为了针对某种疾病进行标准化指导，从而起到规范医疗行为、提高医疗执行效率和医疗质量的目的。实施临床路径管理既是医疗质量管理的重要工作，也在医药卫生体制改革中扮演着重要角色。国家卫生和计划生育委员会于2013年9月16日公布的《国家卫生计生委办公厅关于切实做好临床路径管理工作的通知》中对临床路径管理工作提出以下要求："一、加大工作力度，扩大临床路径管理覆盖面；二、完善相关制度规范，提高临床路径管理水平和工作质量；三、做好数据上报、分析工作，加强临床路径管理信息化建设"。

而内分泌代谢疾病既包括糖尿病、甲状腺疾病等常见慢性疾病，也包括了诸如垂体疾病、肾上腺疾病等相对罕见的疾病。近年来，随着深化医药卫生体制改革的不断推进，国内外慢性病防控形势的发展变化，作为医院改革试点工作的重要任务之一，实施慢病的临床路径管理可以促进医疗服务管理向科学化、规范化、专业化和精细化发展，也能进一步落实国家基本药物制度。而针对罕见病临床路径的制订也能够保障医疗质量和医疗安全。

此次《临床路径释义·内分泌病与代谢疾病分册》是在第2版的基础上再次修订，以常见病、慢性病为基础，并进行了个体化的章节安排，如糖尿病不仅包括1型和2型糖尿病，也针对合并高危因素的2型糖尿病和各种糖尿病并发症的临床情况编写了相应的临床路径；考虑到目前肥胖症是导致多种代谢异常的原因，且肥胖症的发病率也逐年提高，此次也添加了相关临床路径的内容；针对尿崩症、垂体催乳素瘤、库欣综合征等罕见疾病则在上一版的基础上进行了更新和完善。该册应用循证医学证据，综合多学科、多专业的临床诊治措施，是医院管理深入到病种管理的体现。这些临床路径的编者均为临床经验丰富的内分泌医师，在路径制订的过程中充分从临床实践出发，内容不仅包含了循证医学和"以患者为中心"等现代医疗质量管理概念，也具有重要的卫生经济学意义。

希望通过该书，能帮助广大从事内分泌代谢病专业的医护人员准确地理解、把握和正确运用临床路径、合理配置医疗资源、规范医疗行为、提高医疗质量和保证医疗安全。此外，临床路径如同其他指南性文献一样，随着科学技术的进步将会不断更新。我们希望这本书既能成为内分泌科医师的参考工具，也能与时俱进，与临床医师共同进步。

2018年3月

序 二

时隔3年后，第3版内分泌代谢疾病临床路径释义得以顺利出版，在此感谢所有参加编写工作的各位专家，感谢他们在深入临床获得第一手资料的基础上认真细致编写了本部《临床路径释义·内分泌病与代谢病分册》。随着循证医学的发展及对疾病认识地深入，内分泌疾病的诊断及治疗方法有了很大的变化。本书在第2版的基础上对11个病种的路径释义进行了补充。为扩大临床路径及释义的范围，更好地建立医师共识，规范医疗行为，另外增加了7个病种的路径释义。

内分泌代谢疾病与其他学科密切相关，特别是糖尿病几乎涉及各个学科。为更好地贯彻和执行国家卫生和计划生育委员会公布的《国家卫生计生委办公厅关于切实做好临床路径管理工作的通知》中对临床路径管理工作提的要求，我们以规范医疗行为、提高医疗质量、保障患者安全、降低医疗费用和强化临床路径管理信息化为目的，编写了本书。尽管内分泌临床路径已实施多年，也确实在临床实际中获得了许多益处，但实际效果离国家卫生和计划生育委员会要求还有不少差距。其原因一方面是全国各医院医疗技术和管理方面存在较大差异，但另一方面主要原因是基层医务人员缺乏对临床路径实施意义的充分认识和具体措施的理解。我们希望本书能够使广大医务工作者更加充分的认识和理解临床路径的重要意义，并帮助他们更好地执行。

临床医学是一门实践科学，在实际工作中对疾病的认识和诊断治疗手段也在不断更新。虽然我们参加编写人员均为有丰富临床经验的医生，但可能也存在某些不完善之处，敬请各位读者批评指正，以便于我们在后续工作中得以改正。

中华医学会内分泌学分会主任委员
北京市医学会内分泌学分会主任委员
中国人民解放军医学会内分泌专业委员会主任委员
中国医师协会内分泌代谢科医师分会副会长
2018年3月

前言

开展临床路径工作是我国医药卫生改革的重要举措。临床路径在医疗机构中的实施为医院管理提供标准和依据，是医院管理的抓手，是实实在在的医院内涵建设的基础，是一场重要的医院管理革命。

为更好地贯彻国务院办公厅医疗卫生体制改革的有关精神，帮助各级医疗机构开展临床路径管理，保证临床路径试点工作顺利进行，自2011年起，受国家卫生和计划生育委员会委托，中国医学科学院承担了组织编写《临床路径释义》的工作。

在医院管理实践中，提高医疗质量、降低医疗费用、防止过度医疗是世界各国都在努力解决的问题。重点在于规范医疗行为，抑制成本增长与有效利用资源。研究与实践证实，临床路径管理是解决上述问题的有效途径，尤其在整合优化资源、节省成本、避免不必要检查与药物应用、建立较好医疗组合、提高患者满意度、减少文书作业、减少人为疏失等诸多方面优势明显。因此，临床路径管理在医改中扮演着重要角色。2016年11月，中共中央办公厅、国务院办公厅转发《国务院深化医药卫生体制改革领导小组关于进一步推广深化医药卫生体制改革经验的若干意见》，提出加强公立医院精细化管理，将推进临床路径管理作为一项重要的经验和任务予以强调。国家卫生计生委也提出了临床路径管理“四个结合”的要求，即：临床路径管理与医疗质量控制和绩效考核相结合、与医疗服务费用调整相结合、与支付方式改革相结合、与医疗机构信息化建设相结合。

到目前为止，临床路径管理工作对绝大多数医院而言，是一项有挑战性的工作，不可避免地会遇到若干问题，既有临床方面的问题，也有管理方面的问题，最主要是对临床路径的理解一致性问题。这就需要统一思想，在实践中探索解决问题的最佳方案。《临床路径释义》是对临床路径的答疑解惑及补充说明，通过解读每一个具体操作流程，提高医疗机构和医务人员对临床路径管理工作的认识，帮助相关人员准确地理解、把握和正确运用临床路径，合理配置医疗资源规范医疗行为，提高医疗质量，保证医疗安全。

本书由邢小平、母义明教授等数位知名专家亲自编写审定。编写前，各位专家认真研讨了临床路径在试行过程中各级医院所遇到的有普遍性的问题，在专业与管理两个层面，从医师、药师、护士、患者多个角度进行了释义和补充，供临床路径管理者和实践者参考。

对于每个病种，我们补充了“疾病编码”和“检索方法”两个项目，将临床路径表单细化为“医师表单”“护士表单”和“患者表单”，并对临床路径及释义中涉及的“给药方案”进行了详细地解读，即细化为“给药流程图”“用药选择”“药学提示”“注意事项”，并附以参考文献。同时，为帮助实现临床路径病案质量的全程监控，我们在附录中增设

“病案质量监控表单”，作为医务人员书写病案时的参考，同时作为病案质控人员在监控及评估时评定标准的指导。

疾病编码可以看作适用对象的释义，兼具标准化意义，使全国各医疗机构能够有统一标准，明确进入临床路径的范围。对于临床路径公布时个别不准确的编码我们也给予了修正和补充。增加“检索方法”是为了使医院运用信息化工具管理临床路径时，可以全面考虑所有因素，避免漏检、误检数据。这样医院检索获取的数据能更完整，也有助于卫生行政部门的统计和考核。

依国际惯例，临床路径表单细化为“医师表单”“护士表单”和“患者表单”，责权分明，便于使用。这些仅为专家的建议方案，具体施行起来，各医疗单位还需根据实际情况修改。

根据最新公布的《医疗机构抗菌药物管理办法》，2009 年路径中涉及的抗菌药物均应按照要求进行调整。

实施临床路径管理意义重大，但也艰巨而复杂。在组织编写这套释义的过程中，我们对此深有体会。本书附录对制定/修订《临床路径释义》的基本方法与程序进行了详细的描述，因时间和条件限制，书中不足之处难免，欢迎同行诸君批评指正。

编　者

2018 年 1 月

目 录

第一章

1 型糖尿病临床路径释义

一、1 型糖尿病编码

1. 卫计委原编码

疾病名称及编码：1 型糖尿病（不伴急性并发症）（ICD-10：E10.2-E10.9）

2. 修改编码

疾病名称及编码：1 型糖尿病（ICD-10：E10.9）

二、临床路径检索方法

E10.9

三、1 型糖尿病临床路径标准住院流程

（一）适用对象

第一诊断为 1 型糖尿病（不伴急性并发症）（ICD-10：E10.2-E10.9）。

释义

■ 1 型糖尿病（type 1 diabetes mellitus，T1DM）是指因胰岛 B 细胞破坏而导致胰岛素绝对缺乏，具有酮症倾向的糖尿病，患者需要终身依赖胰岛素治疗。

■ 因糖尿病是一长期终身的疾病过程，治疗也应是终身的，故本路径适用对象为首诊的 1 型糖尿病患者，或虽非首诊，但未曾进行本路径要求的诊断和治疗措施的 1 型糖尿病患者。

■ 本路径不包括伴有急性、慢性并发症以及合并症的糖尿病患者，该情况参见其他路径指南。

（二）诊断依据

根据《临床治疗指南·内分泌及代谢性疾病分册》（中华医学会，人民卫生出版社，2005 年）、《临床技术操作规范·内分泌及代谢性疾病分册》（中华医学会，人民军医出版社，2009 年）、《WHO 诊断标准及中国糖尿病防治指南》（2007 年）。

1. 达到糖尿病诊断标准。

2. 具备 1 型糖尿病特点

（1）通常年轻起病，起病迅速，症状明显，中度至重度的临床症状，包括体重下降、多尿、烦渴、多饮、体型消瘦、酮尿或酮症酸中毒等。

（2）空腹或餐后的血清 C 肽水平低或缺乏；可出现免疫标志：胰岛素自身抗体（IAA）、胰岛细胞抗体（ICA）、谷氨酸脱羧酶抗体（GAD）、胰岛抗原抗体（IA-2）；需要胰岛素治疗；可伴有其他自身免疫性疾病。

释义

■ 现在最新版为《临床治疗指南·内分泌及代谢性疾病分册》（中华医学会，人民卫生出版社，2009年）、《中国1型糖尿病诊治指南（2012年版）》。

■ T1DM主要依据临床表现而诊断，由于B细胞破坏所致的依赖胰岛素治疗是诊断T1DM的“金标准”。因此，T1DM实际上是一种回顾性诊断，在患者起病初期进行分型诊断有时非常困难。

■ 单用临床症状和血糖水平不能准确区分1型还是2型糖尿病；即使是被视为T1DM典型特征的酮症酸中毒，也可以发生在2型糖尿病患者。T1DM目前尚无确切的诊断标准，主要根据临床特征来诊断。

■ 支持T1DM诊断的临床特征如下：

（1）起病年龄：大多数患者20岁以前起病，但也可以在任何年龄发病；20岁以前发病的患者中约80%是T1DM。

（2）起病方式：起病较急，多数患者的口干、多饮和多尿、体重下降等“三多一少”症状较为典型，有部分患者直接表现为脱水、循环衰竭或昏迷等酮症酸中毒的症状。

（3）治疗方式：依赖胰岛素治疗。一般在临床上年轻起病、发病较急、“三多一少”症状明显，且伴有酮症或酮症酸中毒者，应警惕T1DM可能，先给予胰岛素治疗，定期观察患者对胰岛素治疗的依赖程度，同时注意与其他类型的糖尿病相鉴别，最终根据治疗后的临床表现特别是对胰岛素治疗的依赖程度确定分型。

3. 分型：①免疫介导（1A型）；②特发性（1B型）。

释义

■ 临床诊断的T1DM患者，应进一步进行胰岛自身抗体的检测以明确病因。胰岛自身抗体是胰岛B细胞遭受免疫破坏的标志物，是诊断自身免疫性T1DM的关键指标，包括胰岛细胞抗体、谷氨酸脱羧酶抗体、胰岛素自身抗体等。

■ 在中国人群中，胰岛自身抗体阳性的比例较低：有50%~70%的患者体内可检测到胰岛自身抗体，在病因上属于自身免疫性T1DM。但有少数患者起病初期胰岛自身抗体阴性，随着病程进展，可出现抗体阳转，这同样应归属于自身免疫性糖尿病。有30%~50%的患者体内一直检测不到胰岛自身抗体或其他的免疫学证据，可考虑为特发性T1DM的可能。

■ 成人晚发自身免疫性糖尿病（LADA）在病因上属于免疫介导性T1DM的缓慢进展亚型，其临床表现、诊断和治疗均具有特殊性。中国LADA的诊断标准为：糖尿病诊断成立后，排除妊娠糖尿病或其他特殊类型糖尿病，并具备下述3项：①胰岛自身抗体阳性（GADA为首先推荐检测的抗体，联合IA-2A、IAA、ZnT8A可提高检出率）；②年龄≥18岁（如年龄<18岁并具有①和③者则诊断为LADY）；③诊断糖尿病后至少半年不依赖胰岛素治疗。

■ 总体来说，T1DM临床表现形式多样，存在数种亚型。疾病的起病方式（急性酮症起病）、治疗方式（对胰岛素的治疗有依赖性）、胰岛功能衰竭（C肽水平低下）以及胰岛自身抗体的状态均可为诊断T1DM提供有力线索。

■ 糖尿病的诊断标准

诊断标准	静脉血浆葡萄糖水平（mmol/L）
（1）糖尿病症状（高血糖所导致的多饮、多食、多尿、体重下降、皮肤瘙痒、视物模糊等急性代谢紊乱表现）加随机血糖	≥11.1
或	
（2）空腹血糖（FPG）	≥7.0
或	
（3）葡萄糖负荷后2h血糖	≥11.1
无糖尿病症状者，需改日重复检查	

■ 1型糖尿病诊断分型流程

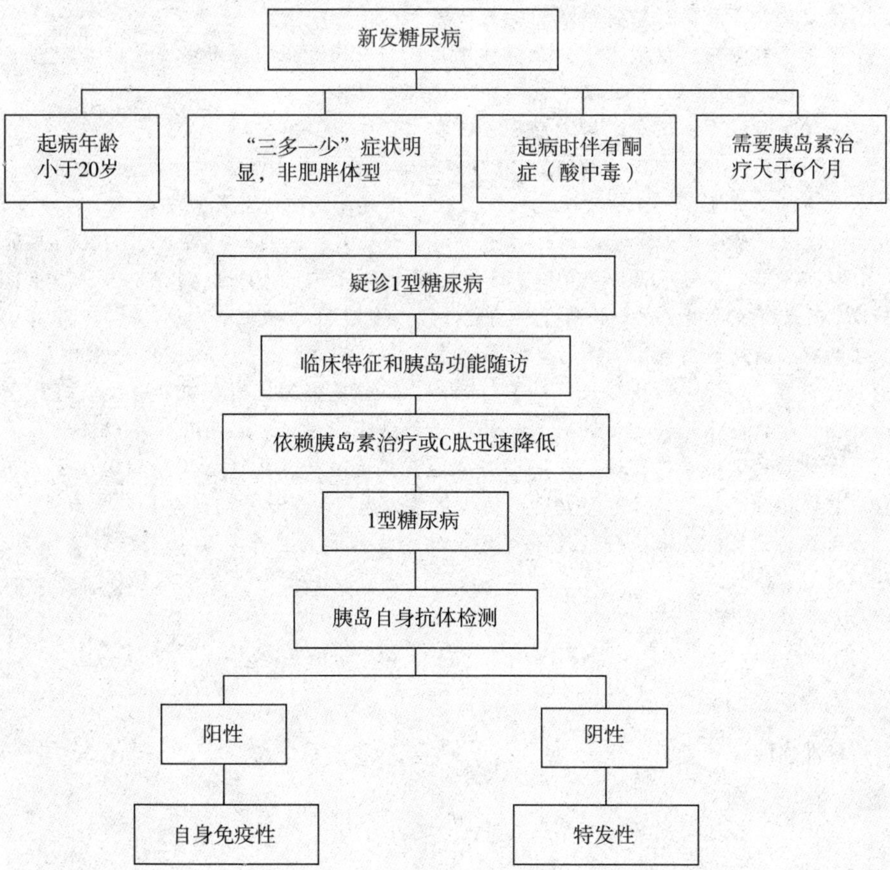

（三）治疗方案与药物选择

根据《临床治疗指南·内分泌及代谢性疾病分册》（中华医学会，人民卫生出版社，2005年）、《临床技术操作规范·内分泌及代谢性疾病分册》（中华医学会，人民军医出版社，2009年）、《WHO诊断标准及中国糖尿病防治指南》（2007年）。

1. 糖尿病宣传教育和管理。
2. 饮食疗法。
3. 运动疗法。
4. 自我血糖监测、低血糖事件评估。
5. 体重、尿酮体监测及并发症检测。
6. 视病情采用个体化的胰岛素强化或非强化治疗以及联合口服药物治疗。

释义

■《临床治疗指南·内分泌及代谢性疾病分册》（中华医学会编著，人民卫生出版社，2009 年）《中国 1 型糖尿病诊治指南》（中华糖尿病学会分会，人民卫生出版社，2012）。

■ T1DM 治疗的首要目标为：使用个体化的方案达到最佳的血糖控制；避免严重低血糖、症状性高血糖及酮症（酸中毒）的发生；延缓糖尿病慢性并发症的发生；改善患者的生活质量；维持正常的生长与发育。

■ 医患双方应制订个体化的血糖控制目标；在避免低血糖的基础上，应使儿童和青春期患者的 HbA1c<7.5%，成人期 HbA1c<7.0%。

■ 糖尿病教育、饮食运动治疗是基础。

■ T1DM 患者医学营养治疗的目标是在保证患者正常生活和儿童青少年患者正常生长发育的前提下，纠正已发生的代谢紊乱，延缓并发症的发展，提高其生活质量。儿童 T1DM 患者全日能量摄入的计算可采用下面公式：总热量（kcal）= 1000+年龄×（70~100）（不同年龄按照 70~100 的不同系数计算）（1kcal = 4.1840kJ）。推荐 T1DM 患者摄入的碳水化合物所提供的能量比例应占 50%~60%。

■ 有规律的运动对 T1DM 患者有多种益处，可有助于控制血糖，促进生长发育，增强适应性、幸福感及社会认同感等。运动前需对患者的代谢状况及并发症进行全面评估，制订个体化的运动计划，包括运动的强度、方式、时间和频率以及胰岛素剂量和饮食的调整等。运动应在保证安全的前提下进行，应遵循循序渐进、量力而行、持之以恒的原则，注意避免运动的损伤尤其是预防运动中与运动后的低血糖。

■ 胰岛素是 1 型糖尿病必须采用的药物。目前胰岛素及类似物剂型种类较多，包括速效、短效、中效、长效等。具体用药方案可据病情、患者依从性等多方面权衡后选择。

（四）标准住院日

一般为≤20 天。

释义

■ 住院期间，患者在医师和护士的直接管理下，一般能够将其血糖控制在满意的范围，但其治疗措施仍需在以后的密切随诊中不断调整。

■ 住院期间，一旦查出有急性、慢性并发症以及合并症时，应参考相应路径进行。

（五）进入路径标准

1. 第一诊断必须符合 ICD-10：E10.2-E10.9 1 型糖尿病（不伴急性并发症）疾病编码。

2. 当患者同时具有其他疾病诊断，但在住院期间不需要特殊处理也不影响第一诊断的临床路径流程实施时，可以进入路径。

释义

■ 参见适用对象。

■ 已患 1 型糖尿病，但从未进行过本路径要求系统诊治的患者，若符合上条要求者也可进入本路径。

（六）住院期间检查项目

1. 必需检查的项目

（1）血常规、尿常规+酮体、便常规。

（2）全天毛细血管血糖谱（三餐前、三餐后 2 小时、睡前、必要时 0am、3am 等）。

（3）肝肾功能、电解质、血脂。

（4）X 线胸片、心电图、腹部及妇科 B 超。

（5）糖化血红蛋白（HbA1c）、胰岛 B 细胞自身抗体（ICA、GAD）、口服糖耐量试验和同步 C 肽释放试验（病情允许时）。

（6）并发症相关检查（新诊断糖尿病和病程超过 5 年定期复诊者）：尿蛋白/肌酐、24 小时尿蛋白定量、眼底检查、神经传导速度、超声心动图、颈动脉和下肢血管彩超等。

2. 根据患者病情可选的检查项目

（1）血气分析、糖化血清蛋白（果糖胺）、胰岛 B 细胞自身抗体（IAA、IA-2 等）、动态血糖监测［血糖未达标和（或）血糖波动较大者］。

（2）相关免疫指标（红细胞沉降率、CRP、RF、免疫球蛋白全套、补体全套、ANA 和 ENA）、自身抗体［抗甲状腺、抗肾上腺、抗卵巢、抗甲状旁腺抗体等（目前国内不能开展）］、内分泌腺体（甲状腺、肾上腺、性腺、甲状旁腺、垂体）功能评估。

释义

■ 必需的检查项目对明确诊断和规范治疗非常重要。

■ 根据患者病情可选的检查项目是在出现上述检查项目不能明确或解释的病症时进行。HbA1c：反映 2~3 个月平均血糖水平，是反映长期血糖控制水平的金标准，但存在不能精确反映患者低血糖的风险和不能反映血糖波动特征的局限性。来自 DCCT 研究的循证证据显示，以降低 HbA1c 为目标的强化治疗可以降低 T1DM 患者慢性并发症危险。

■ HbA1c 测定应采用标准化的检测方法。测定频率：年幼儿童应每年监测 6 次，年龄较大的儿童应每年监测 3~4 次，条件限制时，每个儿童患者应该至少每 6 个月检测 1 次。

■ 血酮、尿酮：反映严重糖代谢紊乱的重要监测指标。目前可用的监测方法包括尿酮（乙酰乙酸）、血酮（β-羟丁酸）。如果可能，最好监测血酮，尤其是留取尿样本较为困难的年幼患者。

■ 在下列情况下应该监测酮体水平：①伴有发热和（或）呕吐的疾病期间；②持续血糖≥14mmol/L 时；③持续多尿伴血糖升高，尤其出现腹痛或呼吸加快时。过夜空腹的血酮正常值为<0.6mmol/L，当血酮>3.0mmol/L 时，高度提示存在酸中毒可能。应该注意的是，T1DM 患者在空腹、低碳水化合物饮食、持续运动锻炼、妊娠期间肠胃炎及酒精中毒时，血酮、尿酮水平会出现生理性升高。因此发现尿酮阳性和血酮升高时，在给予或调整胰岛素治疗之前，必须先监测血糖，如血糖正常或偏低，不应增加胰岛素剂量。

（七）选择用药

1. 胰岛素治疗方案选择及剂量调整
（1）餐前短效（或速效）和睡前中效（长效或长效类似物）胰岛素方案。
（2）三餐前短效和早晚餐前中效胰岛素方案。
（3）预混胰岛素注射方案。
（4）胰岛素泵持续皮下胰岛素注射。
2. 口服降糖药　二甲双胍、葡萄糖苷酶抑制剂（18 岁以下患者不宜使用）。
3. 对症治疗。

释义

■ 胰岛素是 1 型糖尿病必须采用的药物，但其方案可据病情、患者依从可能性进行选择。

■ 口服降糖药一般可不采用，若伴有肥胖或超重时可加用二甲双胍，若餐后血糖高并波动大时可加用葡萄糖苷酶抑制剂，这两种药物 18 岁以下患者均不宜使用（有研究证明二甲双胍不得用于 10 岁以下患者）。

（八）出院标准

1. 治疗方案确定，血糖控制达标或血糖趋于稳定。
2. 患者得到基本技能培训并学会自我血糖监测。
3. 完成相关并发症的检查。
4. 没有需要住院处理的并发症和（或）合并症。

释义

■ 若有需要住院处理的并发症和（或）合并症，参见其他相关路径进行。

■ 1 型糖尿病患者血糖会受已知或未知的诸多因素的影响产生波动，这些因素及其对策的寻找也是患者此后长期血糖管理的内容，故血糖稳定完全达标不是出院的标准。

（九）变异及原因分析

1. 出现急性并发症（低血糖昏迷、高渗性昏迷、酮症酸中毒、乳酸酸中毒等），则按相应路径或指南进行救治，退出本路径。

2. 合并妊娠或伴有增加控制血糖难度的合并症，延长住院时间，则按相应路径或指南进行治疗。

3. 若必须同时服用对血糖或降糖药物有影响的药物，或患者对胰岛素制剂、降糖药物有过敏情况，导致住院时间延长、住院费用增加。

4. 出现严重的糖尿病慢性并发症（糖尿病肾病，眼部、心血管、神经系统并发症，皮肤病变，糖尿病足），或合并感染，导致住院时间延长、住院费用增加。

释义

■ 变异是指入选临床路径的患者未能按路径流程完成医疗行为或未达到预期的医疗质量控制目标，包括三方面情况：①按路径流程完成诊治，但出现非预期结果，可能需要后续进一步处理；②按路径流程完成诊治，但超出了路径规定的时限或限定的费用，如住院日超出标准住院日要求；③患者出现路径要求外的情况，不能按路径流程完成诊治，患者需要中途退出路径。对这些患者，主管医师均应进行变异原因的分析，并在临床路径的表单中予以说明。

■ 因患者方面的主观原因导致执行路径出现变异，也需要医师在表单中予以说明。

■ 胰岛素治疗的全身副作用主要包括低血糖反应、水肿、屈光不正和过敏反应。低血糖是最常见的胰岛素不良反应。强化治疗的患者发生严重低血糖的风险增加2~3倍。发生低血糖的原因有胰岛素用量过大、注射胰岛素后未按时进食或进食量太少、活动量过大或时间过长等。部分患者可出现水肿，多见于面部及四肢，继续使用一段时间后常可自行消失。极少数患者使用胰岛素后可出现荨麻疹、血管神经性水肿、紫癜等，个别甚至可出现过敏性休克。局部副作用主要包括皮下脂肪增生以及注射部位疼痛。皮下脂肪增生是胰岛素治疗中最常见的局部并发症，部分患者注射部位皮肤红肿、发痒，皮下硬结，皮下脂肪萎缩或增生。皮下脂肪增生会导致胰岛素吸收延迟或不稳定，对糖尿病的管理造成不利影响。

四、1型糖尿病临床路径给药方案

【用药选择】

胰岛素的治疗方案应尽可能模拟生理性胰岛素分泌的模式，包括基础胰岛素和餐时胰岛素两部分的补充。方案的制订和执行要根据病情，同时兼顾患者及家人的经济情况、生活方式和个人选择。

【药学提示】

1. 胰岛素（及类似物）的剂型

种类	胰岛素类型	通用名	起效时间	峰值时间	作用时间
超短效	胰岛素类似物	门冬胰岛素	10~15min	1~3h	3~5h
		赖脯胰岛素	10~15min	0.5~1h	4~5h
		谷赖胰岛素	10~15min	1~1.5h	3~5h

续 表

种类	胰岛素类型	通用名	起效时间	峰值时间	作用时间
短效	动物源性胰岛素	中性胰岛素	30~60min	2~4h	5~7h
	人胰岛素	生物合成人胰岛素	30~60min	2~4h	5~8h
中效	动物源性胰岛素	低精蛋白锌胰岛素	2~4h	8~12h	18~24h
	人胰岛素	精蛋白（低精蛋白锌）生物合成人胰岛素	2.5~3h	5~7h	13~16h
长效	动物源性胰岛素	精蛋白锌胰岛素	3~4h	12~14h	24~36h
	胰岛素类似物	甘精胰岛素	2~4h	无峰	20~24h
		地特胰岛素	3~8h	无峰	5.7~23.2h
预混	动物源性胰岛素	精蛋白锌胰岛素 30R	0.5h	2~8h	24h
	人胰岛素	人预混胰岛素 30R	0.5h	2~12h	14~24h
		人预混胰岛素 50R	0.5h	2~3h	10~24h
	胰岛素类似物	预混门冬胰岛素 30	10~20min	1~4h	14~24h
		预混门冬胰岛素 50	15min	30~70min	16~24h
		预混赖脯胰岛素 25	15min	30~70min	16~24h
		预混赖脯胰岛素 50	15min	30~0min	16~24h

2. 常用胰岛素治疗方案

方案	具体措施	用药选择	优点
强化胰岛素治疗方案	基础加餐时胰岛素	三餐前用短效胰岛素或速效胰岛素类似物，睡前用中效或长效胰岛素或其类似物	最常用、最普及
	胰岛素泵	胰岛素泵治疗时可选用的胰岛素为速效人胰岛素类似物	模拟生理性胰岛素分泌，在有很好的糖尿病自我管理能力的患者中能发挥出其独特的优势
非强化胰岛素治疗方案	每天2次预混胰岛素	目前可以提供的超短效/短效和中效胰岛素的预混制剂比例有25：75、30：70和50：50	但在部分患者，如处于蜜月期，或不能坚持强化胰岛素治疗方案的患者
	每天1次中效或长效胰岛素		仅少数蜜月期患者短期内

3. LADA 治疗方案　LADA 患者应避免使用磺脲类药物。LADA 患者如代谢状态（血糖、糖化血红蛋白、胰岛功能等）良好，可考虑使用除磺脲类外的其他口服降糖药治疗方案（双胍类等），直至进展至胰岛素依赖阶段。胰岛自身抗体高滴度且代谢状况较差的 LADA 患者应早期使用胰岛素治疗。

4. 口服降糖药的应用　一般不采用，若伴有肥胖或超重时可加用二甲双胍，若餐后血糖高并波动大时可加用葡萄糖苷酶抑制剂，这两种药物 18 岁以下患者均不宜使用（有研究证明二甲双胍不得用于 10 岁以下患者）。

五、推荐表单

（一）医师表单

1型糖尿病临床路径医师表单

适用对象：第一诊断为1型糖尿病（ICD-10：E10.2-E10.9）

患者姓名：	性别：　年龄：　门诊号：	住院号：
住院日期：　年　月　日	**出院日期：**　年　月　日	**标准住院日：≤20**

时间	住院第1天	住院第2~10天	住院第10~20天 （出院日）
主要诊疗工作	□ 询问病史及体格检查 □ 完成病历书写 □ 开化验单 □ 上级医师查房与病情评估 □ 初步确定治疗方案 □ 监测血糖谱或行动态血糖监测	□ 上级医师查房 □ 完成相关科室会诊 □ 复查相关异常检查 □ 注意病情变化 □ 确定胰岛素注射方案，调整胰岛素剂量	□ 上级医师查房，明确是否出院 □ 完成出院记录、病案首页、出院证明书等，向患者交代出院后的注意事项和复诊日期
重点医嘱	**长期医嘱：** □ 内科护理常规 □ 二级护理 □ 糖尿病饮食 □ 全天血糖谱 □ 初步设定多次胰岛素注射或胰岛素泵治疗的基础剂量及餐前胰岛素剂量 **临时医嘱：** □ 血常规、尿常规、便常规及尿酮体 □ 肝肾功能、电解质、血脂 □ 糖化血红蛋白、胰岛B细胞自身抗体 □ 并发症相关检查 □ X线胸片、心电图、腹部及妇科B超 □ 血气分析、动态血糖监测（必要时）	**长期医嘱：** □ 同前 □ 调整胰岛素剂量 □ 降糖药 **临时医嘱：** □ 口服糖耐量试验和同步C肽释放试验 □ 加测凌晨0am、3am末梢血血糖（必要时） □ 免疫指标、其他自身抗体、内分泌腺功能评估（必要时） □ 并发症的相关检查及处理	**出院医嘱：** □ 出院带药 □ 门诊随诊
病情变异记录	□ 无　□ 有，原因： 1. 2.	□ 无　□ 有，原因： 1. 2.	□ 无　□ 有，原因： 1. 2.
医师签名			

（二）护士表单

1 型糖尿病临床路径护士表单

适用对象：第一诊断为 1 型糖尿病（ICD-10：E10.2-E10.9）

患者姓名：	性别：　年龄：　门诊号：	住院号：
住院日期：　年　月　日	出院日期：　年　月　日	标准住院日：≤20

时间	住院第 1~2 天	住院第 2~10 天
主要护理工作	□ 入院宣教（环境、设施、人员等） □ 入院护理评估（营养状况、性格变化等） □ 病史询问，相应查体 □ 联系相关检查 □ 糖尿病健康教育 □ 血糖监测 □ 执行医嘱 □ 观察病情并及时向医师汇报	□ 继续监测血糖 □ 继续糖尿病健康教育 □ 联系相关检查 □ 糖尿病护理常规 □ 执行医嘱
重点医嘱	**长期医嘱：** □ 内科疾病护理常规/糖尿病护理常规 □ 一/二级护理 □ 糖尿病饮食 □ 糖尿病健康宣教 □ 末梢血血糖测定×7/天 □ 患者既往基础用药 **临时医嘱：** □ 血常规、尿常规（包括酮体）、便常规 □ 血糖谱、肝肾功能、血脂、电解质、血黏度、HbA1c、尿白蛋白测定、果糖胺、糖耐量试验和同步胰岛素或 C 肽释放试验 □ 心电图、X 线胸片、腹部 B 超 □ 并发症相关检查 □ 根据情况进行动态血糖、血压监测等 □ 静脉补液（必要时） □ 对症处理 □ 必要时请相关科室会诊	**长期医嘱：** □ 糖尿病护理常规 □ 根据情况调整护理级别 □ 糖尿病饮食 □ 口服降糖药或胰岛素的调整 □ 降压药、调脂药及其他药物（必要时）调整 □ 并发症相关检查与治疗 **临时医嘱：** □ 根据病情复查相应检查
病情变异记录	□ 无　□ 有，原因： 1. 2.	□ 无　□ 有，原因： 1. 2.
护士签名		

时间	住院第 10~20 天	住院第 10~14 日
主要护理工作	□ 糖尿病护理常规 □ 执行医嘱 □ 二级预防教育 □ 教会胰岛素治疗患者正确注射胰岛素的方法 □ 正确的血糖测定方法及记录方法 □ 告知患者低血糖的可能原因及处理原则	□ 协助患者办理出院手续 □ 通知出院处 □ 出院指导：二级预防教育，复诊时间及注意事项
重点医嘱	**长期医嘱：** □ 糖尿病护理常规 □ 二/三级护理 □ 运动及饮食治疗 □ 降糖药物的调整 □ 其他药物的应用及调整 □ 并发症治疗方案及药物的调整 **临时医嘱：** □ 根据病情下达	**出院医嘱：** □ 出院带药 □ 门诊随诊
病情变异记录	□ 无 □ 有，原因： 1. 2.	□ 无 □ 有，原因： 1. 2.
护士签名		

（三）患者表单

1 型糖尿病临床路径患者表单

适用对象：第一诊断为 1 型糖尿病（ICD-10：E10.2-E10.9）

患者姓名：	性别：　　年龄：　　门诊号：	住院号：
住院日期：　　年　月　日	出院日期：　　年　月　日	标准住院日：≤20

时间	住院第 1~2 天	住院第 2~10 天
医患配合	□ 接受入院宣教 □ 接受入院护理评估 □ 接受病史询问 □ 进行体格检查 □ 交代既往用药情况 □ 进行相关检查 □ 接受糖尿病宣教 □ 接受营养和运动治疗指导	□ 患者及家属与医师交流了解病情 □ 接受相关检查 □ 继续接受糖尿病宣教 □ 根据医嘱接受治疗方案调整
重点诊疗及检查	**重点诊疗：** □ 分级护理 □ 饮食安排 □ 既往基础用药 **重要检查：** □ 血常规、尿常规+酮体、便常规 □ 血糖谱、肝肾功能、血脂、电解质、HbA1c、尿白蛋白测定、糖化白蛋白或果糖胺、糖耐量试验和同步胰岛素或 C 肽释放试验 □ 心电图、X 线胸片、腹部 B 超 □ 并发症相关检查 □ 根据情况进行动态血糖、血压监测等检查项目	**重点诊疗：** □ 调整降糖方案 □ 根据相应回报的检查结果调整或维持降压、调脂治疗方案 **重要检查：** □ 并发症相关检查与治疗 □ 根据已回报的检查结果进行相应复查或进一步检查

时间	住院第 10~20 天	住院第 10~14 日
医患配合	□ 患者及家属与医师交流了解病情 □ 学习胰岛素自我注射的正确方法 □ 学习低血糖可能的原因和基本处理方法 □ 学习正确的血糖测定方法及记录方法	□ 接受出院前康复宣教 □ 学习出院注意事项 □ 了解复查程序 □ 办理出院手续 □ 获取出院诊断书 □ 获取出院带药
重点诊疗及检查	**重点诊疗：** □ 前述治疗方案必要的调整 □ 继续营养和运动治疗 **重要检查：** □ 根据已回报的检查结果进行相应复查或进一步检查	**重点诊疗：** □ 出院

附：原表单（2009年版）

1型糖尿病临床路径表单

适用对象：第一诊断为1型糖尿病（ICD-10：E10.2-E10.9）

患者姓名：	性别：　　年龄：　　门诊号：	住院号：
住院日期：　　年　月　日	出院日期：　　年　月　日	标准住院日：≤20

时间	住院第1天	住院第2~10天	住院第10~20天（出院日）
主要诊疗工作	□询问病史及体格检查 □完成病历书写 □开化验单 □上级医师查房与病情评估 □初步确定治疗方案 □监测血糖谱或行动态血糖监测	□上级医师查房 □完成相关科室会诊 □复查相关异常检查 □注意病情变化 □确定胰岛素注射方案，调整胰岛素剂量	□上级医师查房，明确是否出院 □完成出院记录、病案首页、出院证明书等，向患者交代出院后的注意事项和复诊日期
重点医嘱	**长期医嘱：** □内科护理常规 □二级护理 □糖尿病饮食 □全天血糖谱 □初步设定多次胰岛素注射或胰岛素泵治疗的基础剂量及餐前胰岛素剂量 **临时医嘱：** □血常规、尿常规、便常规及尿酮体 □肝肾功能、电解质、血脂 □糖化血红蛋白、胰岛β细胞自身抗体 □并发症相关检查 □X线胸片、心电图、腹部及妇科B超 □血气分析、动态血糖监测（必要时）	**长期医嘱：** □同前 □调整胰岛素剂量 □降糖药 **临时医嘱：** □口服糖耐量试验和同步C肽释放试验 □加测凌晨0am、3am末梢血血糖（必要时） □免疫指标、其他自身抗体、内分泌腺功能评估（必要时） □并发症的相关检查及处理	**出院医嘱：** □出院带药 □门诊随诊
主要护理工作	□介绍病房环境、设施和设备 □入院护理评估	□糖尿病及其并发症宣教 □胰岛素注射方法培训 □血糖监测培训 □营养及运动培训 □病情观察	□指导患者办理出院手续
病情变异记录	□无　□有，原因： 1. 2.	□无　□有，原因： 1. 2.	□无　□有，原因： 1. 2.
护士签名			
医师签名			

第二章

2 型糖尿病（伴高危因素）临床路径释义

一、2 型糖尿病（伴高危因素）编码

疾病名称及编码：2 型糖尿病（除外急性并发症）（ICD-10 E11.2- E11.9）

二、临床路径检索方法

E11.2-E11.9

三、2 型糖尿病（伴高危因素）临床路径标准住院流程

（一）适用对象

第一诊断为 2 型糖尿病（ICD-10：E11.2-E11.9）伴有高危因素，住院进行高血糖控制及并发症筛查的患者。

释义

■ 本路径适用于第一诊断为 2 型糖尿病的患者。在医师的评估后，考虑患者存在某种高危因素，如高龄、独居、血糖波动大等。患者入院目的是控制高血糖和进行糖尿病并发症的筛查。

■ 本路径不适用于存在糖尿病急性并发症的 2 型糖尿病患者。糖尿病急性并发症包括糖尿病酮症酸中毒、糖尿病非酮症性高渗综合征、糖尿病乳酸性酸中毒及低血糖昏迷。仅有酮症但未出现酸中毒的 2 型糖尿病患者可以进入本路径。

■ 本路径不适用于已经明确存在糖尿病视网膜病变、糖尿病肾病、糖尿病性神经病变、糖尿病足或其他显著的糖尿病慢性并发症，并以治疗上述慢性并发症为入院目的的 2 型糖尿病患者。如在住院期间经筛查发现上述并发症，并立即需要接受相应治疗的患者应中止本路径，进入其他相关路径。

■ 本路径可以用于存在早期糖尿病肾病、背景期糖尿病视网膜病变和（或）轻度糖尿病神经病变，使用口服药便可以控制并发症情况，其本次入院目的与治疗并发症无关，只为控制血糖的 2 型糖尿病患者。

■ 本路径不适用于已经明确存在大血管病变，如冠心病（不稳定型心绞痛、心肌梗死）、周围血管病变等，并以处理大血管病变为入院目的的患者。在住院期间经筛查发现上述大血管病变，并需要立即接受相应治疗的患者应中止本路径，进入其他相关路径。

■ 本路径可以用于存在稳定大血管病变的患者，疾病病情稳定，使用口服药即可控制并发症情况，治疗方案无需更改，也不影响第一诊断的临床路径流程实施时，可以进入本路径。

■ 本路径可以用于已存在其他系统性疾病（如肿瘤、自身免疫病等），但病情稳定，且本次住院期间不需要对其系统性疾病进行相应治疗的 2 型糖尿病患者；如患者需要在本次住院期间进行相应治疗，或本次住院期间发现上述疾病等需要立即进行进一步诊治的患者，应中止本路径，进入其他相关路径。

（二）诊断依据

根据《WHO 1999 年糖尿病诊断标准》《2007 年版中国糖尿病防治指南》（中华医学会糖尿病分会，2007 年）。

1. 有糖尿病症状（典型症状包括多饮、多尿和不明原因的体重下降等）者满足以下标准中一项即可诊断为糖尿病。

（1）任意时间血浆葡萄糖≥11.1mmol/L（200mg/dl）。

（2）空腹（禁食时间大于 8 小时）血浆葡萄糖≥7.0mmol/L（126mg/dl）。

（3）75g 葡萄糖负荷后 2 小时血浆葡萄糖≥11.1mmol/L（200mg/dl）。

2. 无糖尿病症状者，需满足以上 3 项标准中的两项。

释义

■ 最新版《中国糖尿病防治指南（2013 版）》（中华医学会糖尿病学分会，2013）由于我国 HbA1c 作为糖尿病诊断切点的资料相对不足，且其测定标准化程度不够，暂不推荐在我国将 HbA1c 作为糖尿病诊断切点。

■ 糖尿病的诊断标准《WHO 1999 年糖尿病诊断标准》《中国糖尿病防治指南（2013）年版》（中华医学会糖尿病学分会，2013），均把患者分为两种情况：①如果患者有典型的临床症状，一次实验室检测结果达到糖尿病诊断切点即可诊断；②如果患者无临床症状，必须改日重复检查达到糖尿病诊断切点方可诊断。

■ 本路径仅针对 2 型糖尿病。2 型糖尿病的临床特点为起病隐匿，初期常无典型症状；体型肥胖或超重；多有 2 型糖尿病家族史；无明显酮症倾向；糖尿病自身抗体阴性；初始阶段口服降糖药有效。

■ 上述诊断标准中的血糖是指血浆葡萄糖水平，即静脉血离心之后所得血浆测得的葡萄糖水平。末梢血为毛细血管血，不能用于糖尿病的诊断。动态血糖监测系统所记录的组织间液葡萄糖水平也不能用于诊断。

■ 在急性感染、创伤或其他应激情况下可出现暂时性的血糖升高，如果患者既往无明确的高血糖病史，不能根据上述情况下的血糖水平诊断糖尿病。原则上，应在应激因素完全消除后进行复查。

（三）治疗方案的选择及依据

根据《2007 年版中国糖尿病防治指南》（中华医学会糖尿病分会，2007 年）等

1. 一般治疗

（1）糖尿病知识教育。

（2）饮食治疗。

（3）运动疗法。

2. 药物治疗

（1）口服降糖药治疗。

（2）胰岛素治疗。

（3）GLP-1 受体激动剂。

释义

■ 2 型糖尿病一经确诊即应开始综合治疗，包括一般治疗和药物治疗。影响血糖水平的因素众多，一般治疗即生活方式的干预是血糖控制的基础。一般治疗和药物治疗对于患者同等重要。

■ 每位糖尿病患者一经诊断就应接受糖尿病教育。糖尿病教育可以是糖尿病教育课堂或个体化的饮食和运动指导，后者的针对性更强。糖尿病教育应贯穿患者的所有诊疗过程，应长期和随时随地进行，特别是当血糖控制较差需要调整治疗方案或因出现并发症需要进行胰岛素治疗的时候。

■ 饮食治疗的原则是控制总热量的摄入，合理均衡碳水化合物、蛋白质和脂肪的摄入。应根据患者的身高、体重、体力活动、生理阶段、饮食特点、并发症情况等制订个体化的饮食和运动治疗方案。

■ 吸烟可以促进糖尿病血管并发症的发生、发展，因此应告诫糖尿病患者戒烟。

■ 药物治疗可具体参照下文——治疗方案和药物选择。在此基础上，最新版《中国糖尿病防治指南（2013 版）》（中华医学会糖尿病学分会，2013）也提出了新诊断 2 型糖尿病患者短期（2 周至 3 个月）强化胰岛素治疗的路径。

（四）标准住院日

一般不超过 14 天。

释义

■ 进入本临床路径的患者总住院天数不超过 14 天。根据患者血糖控制情况、并发症筛查的结果以及治疗效果决定具体的治疗和护理方案。

■ 入院 1~2 天，进行血糖监测，了解患者目前的血糖谱。根据病史与体格检查的情况完善检查项目，并制订饮食和运动治疗方案，同时进行糖尿病教育。

■ 入院 3~7 天，根据血糖监测的结果以及初步检查结果调整降糖治疗方案；在初步完善检查的基础上，决定降压、调脂等治疗方案以及决定是否需要进行深入的针对性检查。

■ 入院 8~13 天，基本完善相关检查，评估在调整降糖治疗方案后患者的反应、治疗效果。对治疗方案以及并发症情况等进行全面考量，确定下一步治疗方案并确定出院日期。

■ 入院第 14 天（或出院日），检查结束，治疗方案明确，患者具备足够的自我管理能力。办理出院前向患者及家属再次交代出院后的注意事项。

（五）符合下列全部条件进入路径

1. 第一诊断必须符合 2 型糖尿病 ICD-10：E10、E11 和 E14 疾病编码。
2. 年龄>75 岁或 14~18 岁。
3. 除外妊娠。
4. 达到住院标准　符合糖尿病诊断标准，并经临床医师判断需要住院治疗。
5. 当患者同时具有其他疾病诊断，如在住院期间不需特殊处理也不影响第一诊断的临床路径流程实施时，可以进入路径。

释义

■ 进入本临床路径的患者必须符合2型糖尿病的诊断标准。

■ 2型糖尿病在诊断时须除外1型糖尿病、妊娠糖尿病和特殊类型糖尿病。1型糖尿病的特点为：发病年龄通常小于30岁，急性起病，起病时多出现典型的“三多一少”症状，且多以“糖尿病酮症酸中毒”起病，患者常体型偏瘦，糖尿病自身抗体常阳性，空腹和餐后C肽水平低。妊娠糖尿病发生于妊娠期。特殊类型糖尿病包括胰岛B细胞功能遗传性缺陷、胰岛素作用遗传性缺陷、胰腺外分泌病、内分泌病、药物和化学品所致糖尿病、感染所致糖尿病、不常见的免疫介导糖尿病以及其他与糖尿病相关的遗传综合征。通过详细的询问病史和辅助检查多数可以诊断，少数需要基因诊断。

■ 2型糖尿病患者合并妊娠时，不应纳入本临床路径。

■ 患者既往无明确的高血糖病史，在急性感染、创伤或其他应激情况下出现暂时的血糖升高，应在应激完全消除后复查，不应纳入本路径。

■ 多数2型糖尿病患者在门诊诊断治疗即可，是否需要住院需由临床医师根据患者的具体情况判断。一般而言，对于年龄>75岁或14~18岁之间的患者，如高血糖持续且短期内难以纠正、血糖波动较大、临床怀疑存在血管并发症等，可以纳入路径。但是对于年龄不在该范围，如也存在上述高危因素的患者，也可酌情考虑纳入路径。

■ 患者同时具有其他疾病，如高血压、血脂异常、冠心病等，如其他疾病病情稳定，在住院期间不需要特殊处理，也不影响第一诊断的临床路径流程实施时，可以进入本路径。

（六）住院期间检查项目

1. 入院后所必需进行的检查项目

（1）血常规、尿常规（包括酮体）、大便常规。

（2）全天毛细血管血糖谱（空腹和三餐后2小时、必要时三餐前、睡前、0am、3am等），动态血糖监测［血糖未达标和（或）血糖波动较大者］。

（3）肝肾功能、心肌酶、血脂、电解质、凝血功能、术前免疫八项。

（4）糖化血红蛋白（HbA1c）和（或）糖化血清蛋白（或果糖胺）。

（5）口服葡萄糖耐量试验和同步胰岛素和（或）C肽释放试验（病情允许时）。

（6）X线胸片、心电图、腹部B超。

释义

■ 血、尿、便常规为患者入院的三大常规检查。糖尿病患者易合并感染，血常规中的白细胞检测可以帮助判断有无急性感染存在；尿常规通常可以提示有无泌尿系感染。同时，尿常规必须包含尿酮体的检测，可了解患者是否存在酮症。便常规需包括便潜血检测。

■ 测定餐前血糖有助于发现低血糖，测定餐后2小时血糖有助于发现高血糖。餐前和餐后血糖的变化梯度有助于判断患者的饮食、运动和药物治疗方案是否设计合理。如患者有空腹血糖持续升高，应加测0am和3am血糖，以此判断空腹血糖升高的原因是黎明现象还是Somogyi（低血糖后高血糖）现象。如果患者经过调整治疗方案后血糖仍不易达标和（或）出现难以解释的血糖大幅度波动，可以进行动态血糖监测，以发现前述全天血糖谱的测定不易发现的高血糖和低血糖，以便更有针对性地调整治疗方案。

■ 降糖、调脂等药物可能通过肝和（或）肾脏代谢排出，检查肝肾功能有助于治疗方案的选择，也可以保证患者的用药安全；血糖水平过高可能引起水、电解质紊乱，某些降压药可影响血钾水平，入院后应常规检查血电解质；血脂异常是2型糖尿病的常见合并症，故入院后需进行血脂检查。冠心病是糖尿病的等危症，入院后需进行心肌酶的检查。糖尿病患者感染风险增加，术前感染指标的筛查是入院的常规化验。了解患者的出凝血功能可以保障在住院期间所进行的各项操作、检查的安全性。

■ 糖化血红蛋白可反映近3个月的血糖总体控制情况。糖化血清蛋白（果糖胺）可反映近2~3周的血糖控制情况。进行此两项检查有助于评价患者入院前高血糖持续的时间和程度。

■ 口服糖耐量试验和同步的胰岛素或C肽释放试验，可以帮助判断患者胰岛功能，有助于进一步明确糖尿病的分型诊断和后续降糖药物的选择。如果入院时患者存在持续高血糖，需在纠正高血糖后再进行此项检查，因为高糖毒性可能会使患者的胰岛功能暂时受到抑制，使此项检查中胰岛素或C肽的浓度暂时性降低，导致临床医师对患者的胰岛功能产生误判。

■ 肺结核等肺部感染性疾病的发病率在糖尿病患者中高于普通人群，糖尿病是冠心病的等危症，2型糖尿病易合并脂肪肝、胆结石等疾病。因此，入院后应常规检查X线胸片、心电图、腹部B超等。

2. 并发症相关检查　尿微量白蛋白排泄率、尿蛋白/肌酐、24小时尿蛋白定量、眼底检查、神经传导速度、心脏超声、颈动脉和下肢血管彩超等。

释义

■ 2型糖尿病患者的慢性并发症可以出现在病程的任何时期，延误诊治会增加患者的致残和致死率。因此，针对糖尿病肾病、糖尿病视网膜病变、糖尿周围神经病变和大血糖并发症的检查应定期进行，其中尿微量白蛋白排泄率、尿蛋白/肌酐和24小时尿蛋白定量可以判断有无糖尿病肾病以及分期；眼底检查可以判断有无糖尿病视网膜病变以及分期；神经传导速度可以判断有无糖尿病性神经病变；心脏超声、颈动脉和下肢动脉彩超可以判断大血管病变的程度和范围。

3. 根据患者病情需要可增加以下检查项目

（1）ICA、IAA、GAD、IA-2自身抗体测定，血乳酸。

（2）24小时动态血压监测，运动平板试验、心肌核素检查、冠脉CTA或冠状动脉造影。

（3）震动觉和温度觉测定、10g 尼龙丝压力检查、踝肱比（必要时趾肱比）检查。
（4）肿瘤指标筛查，感染性疾病筛查。
（5）注意除外特殊类型糖尿病。

释义

■ 成人迟发性自身免疫性糖尿病（LADA）起病时症状和治疗反应可类似于2型糖尿病，但在数年或数月内会进展为胰岛素依赖性，诊断 LADA 的重要标准是患者体内存在自身抗体。因此，对临床表现可疑 LADA 的患者应增加自身抗体检测。糖尿病合并乳酸性酸中毒的发生率不高，但病死率很高。多见于伴有肾功能不全，或伴有慢性心肺功能不全等缺氧性疾病患者，尤其见于服用苯乙双胍的患者，临床上怀疑有乳酸酸中毒者要查血乳酸水平。

■ 糖尿病是冠心病的等危症，如患者的病史中有可疑的心绞痛或心肌缺血的表现，可以根据情况安排运动平板试验、心肌核素检查、冠脉 CTA 或冠状动脉造影等检查。对于血压波动大的患者可以增加24小时动态血压监测。

■ 踝反射异常（或踝反射正常、膝反射异常）、针刺痛觉异常、温度觉异常、振动觉异常和压力觉减退或消失为糖尿病周围神经病变的诊断要点，怀疑糖尿病周围神经病变时需进行振动觉和温度觉测定、10g 尼龙丝压力检查和踝肱比检查。

■ 糖尿病患者中肿瘤和感染性疾病发病率高于普通人群，入院后根据临床表现、前述必查项目的检查结果决定是否增加肿瘤标志物筛查和（或）感染性疾病筛查。

■ 通过询问病史、家族史、体格检查及前述必查项目的结果，对于个别具有可疑表现的糖尿病患者应进行特殊类型糖尿病的相关筛查。

（七）选择用药

1. 降血糖药物　口服降糖药、胰岛素或胰岛素类似物或其他种类降糖药物。
2. 针对伴发疾病治疗的药物　降压药、调脂药、抗血小板聚集、改善微循环药物等。
3. 对症治疗药物　根据患者情况选择。

释义

■ 口服降糖药根据其作用机制不同，可以分为促胰岛素分泌剂（磺脲类、格列奈类、DPP-Ⅳ抑制剂）和非促胰岛素分泌剂（双胍类、噻唑烷二酮类、α-糖苷酶抑制剂）。其中促胰岛素分泌剂应在有一定胰岛功能的情况下使用，对于老年人（≥65岁）或低血糖高危人群（病程长、有无感知低血糖史、肝肾功能不全或全天血糖波动较大并反复出现低血糖症状的患者），应选择低血糖风险较小的促胰岛素分泌剂，如 DPP-Ⅳ抑制剂、格列奈类、剂型改良后的第二代磺脲类（缓释剂、控释剂）或第三代磺脲类（如格列美脲）。二甲双胍是2型糖尿病的一线治疗药物，是联合用药中的基础用药。缓释剂型可减少服药次数，能有效降低二甲双胍的不良反应和提高患者的依从性。α-糖苷酶抑制剂（如米格列醇）通过抑制碳水化合物在小肠上部的吸收而降低餐后血糖，不刺激胰岛素分泌，可与磺脲类等联用。

■ GLP-1受体激动剂通过激活GLP-1受体从而以葡萄糖依赖的形式促进胰岛素分泌、抑制胰高糖素分泌、延缓胃排空和抑制食欲等机制发挥降糖作用，同时还具有明显的降低体重和减少心血管危险因素的作用，且单独应用不明显增加低血糖发生风险，比较适合于超重或肥胖的2型糖尿病患者。需注意GLP-1受体激动剂不应用于有甲状腺髓样癌病史或家族史的患者以及2型多发性内分泌肿瘤综合征患者。

■ 对于那些使用口服降糖药血糖控制不佳的患者，需及时开始胰岛素治疗（如基础胰岛素）；胰岛素治疗的方案包括每天1次基础胰岛素注射、1~2次预混胰岛素（或预混胰岛素类似物）、3次预混胰岛素类似物、多次皮下胰岛素注射（MDI）和胰岛素泵等。

■ 具体药物的选择可参考中国2型糖尿病防治指南2013年版讨论稿。

■ 2型糖尿病患者常伴有高血压、血脂异常、感染等疾病，可根据实际情况选择相应的治疗药物。其中，降压药物以ACEI（如卡托普利、依那普利等）或ARB（如厄贝沙坦、氯沙坦、替米沙坦等）为首选药物。为达到降压目标，通常需要多种降压药联合使用。联合用药推荐以ACEI或ARB为基础降压药物，可联合使用CCB、吲哒帕胺类药物、小剂量噻嗪类利尿剂或小剂量选择性β受体阻断剂，尤其是合并冠心病者。当进行调脂治疗时，应将降低低密度脂蛋白、胆固醇作为首要目标，故他汀类药物常为首选。应用他汀类药物时，需要根据个体危险分层决定降脂治疗的力度，建议依据血脂基线水平起始应用中等强度他汀，如辛伐他汀分散片。三酰甘油（TG）>5.65mmol/L者的治疗首要目标是降低TG水平，以防急性胰腺炎的发生；只有当TG降至<5.65mmol/L，才可将注意力转向LDL的治疗。对于LDL-C极度升高（≥4.94mmol/L）者有必要进行遗传因素的研究及家族的筛查。

■ 糖尿病是冠心病的等危症，处于二级预防的考虑，可加用抗血小板药物。

■ 糖尿病合并微血管病变时，如糖尿病神经病变、糖尿病肾病等，可使用改善微循环药物，如羟苯磺酸钙分散片、前列地尔、贝前列素钠等，以改善末梢血管微循环障碍。

（八）出院标准

1. 患者得到基本技能培训并学会自我血糖监测。
2. 降糖治疗方案确定，血糖控制达标或血糖趋于稳定，无低血糖事件发生。
3. 完成相关并发症的检查并开始对症治疗。
4. 没有需要住院处理的并发症和（或）合并症。

释义

■ 出院时患者应当具有一定的糖尿病相关知识，能够进行自我血糖监测，具备一定的自我管理能力。

■ 血糖应控制平稳，既无明显的高血糖，也无低血糖发生。降糖治疗的方案明确，住院期间仅使用口服降糖药治疗的患者需继续原方案治疗。住院期间采用胰岛素治疗的患者，如病程较长、已筛查出血管并发症的患者，需继续胰岛素治疗；如果为病程较短的新诊断患者，可视情况改为口服降糖药治疗。根据患者的情况制订个体化的血糖控制目标。一般而言，病情较短、预期寿命较长、没有并发症、未合并心血管疾病的2型糖尿病患者在不发生低血糖的情况下，应使血糖尽可能接近正常水平。而儿童、老年人、有频发低血糖倾向、预期寿命较短以及合并心血管疾病和严重的急、慢性疾病等患者血糖控制目标需适当放宽。

■ 完成相关并发症的筛查，并根据结果开始进行相应的对症治疗；对于严重的并发症和（或）合并症，如冠心病或周围血管疾病需要介入治疗或手术治疗等，则应转入相应的临床路径。

■ 出院时患者病情稳定，已无必须住院处理的并发症或合并症。

（九）变异及原因分析

1. 出现急性并发症（低血糖昏迷、高渗性昏迷、酮症酸中毒、乳酸酸中毒等），则按相应路径或指南进行救治，退出本路径。
2. 合并妊娠或伴有增加控制血糖难度的合并症，延长住院时间，则按相应路径或指南进行治疗。
3. 若必须同时服用对血糖或降糖药物有影响的药物，或患者对胰岛素制剂、降糖药物有过敏情况时，导致住院时间延长、住院费用增加。
4. 糖尿病慢性并发症或合并症急性加重，导致住院时间延长、住院费用增加。

释义

■ 变异是指入选临床路径的患者未能按路径流程完成医疗行为或未达到预期的医疗质量控制目标，包括以下情况：①按路径流程完成治疗，但超出了路径规定的时限或限定的费用。例如，入院后发现患者存在急性并发症情况，则需要首先治疗急性并发症，待急性并发症解决后再按照路径进行血管并发症的检查；或者入院后发现患者因其他基础疾病所服用的药物对血糖或降糖药物有影响，导致血糖短期内难以得到有效控制。上述情况可能无法在路径规定的时限或费用范围内完成患者的诊治；②不能按路径流程完成治疗，患者需要中途退出路径。例如，合并妊娠或伴有增加控制血糖难度的合并症，发现严重的糖尿病慢性并发症、出现对胰岛素制剂或降糖药过敏等。患者可能因为上述情况需要手术、脱敏和（或）抗过敏治疗等。除了延长住院时间，增加住院费用外，用药和检查项目方面也会超出本路径所列出的范围。主管医师均应进行变异原因的分析，并在临床路径的表单中予以说明。

■ 医师认可的变异原因主要指患者入选路径后，医师在检查及治疗过程中发现患者合并存在一些事前未预知的对执行本路径可能产生影响的情况，需要中止路径或者是延长治疗时间、增加治疗费用。医师需要在表单中明确说明。

■ 因患者方面的主观原因导致执行路径出现变异，也需要医师在表单中予以说明。

四、2型糖尿病（伴高危因素）临床路径给药方案

【用药选择】

1. 高血糖的药物治疗多基于导致人类血糖升高的两个主要病理生理改变——胰岛素抵抗和胰岛素分泌受损。
2. 口服降糖药根据作用机制的不同，可以分为促胰岛素分泌剂（磺脲类、格列奈类、DPP-4抑制剂）和非促胰岛素分泌剂（双胍类、TZDs、α-糖苷酶抑制剂）。
3. 磺脲类和格列奈类直接刺激胰岛素分泌。
4. DPP-4抑制剂通过减少体内肠促胰素的分解而增加肠促胰素浓度，促进胰岛素分泌。
5. 二甲双胍通过减少肝葡萄糖的输出和改善外周胰岛素抵抗而降低血糖。
6. TZDs的主要药理作用为改善胰岛素抵抗。
7. α-糖苷酶抑制剂的主要药理作用为延缓碳水化合物在肠道内的消化吸收。
8. GLP-1受体激动剂通过刺激GLP-1受体，以葡萄糖浓度依赖的方式刺激胰岛素分泌、抑制胰高血糖素分泌、延缓胃排空、中枢性抑制食欲等机制发挥降糖作用。
9. 随着2型糖尿病病程的进展，对外源性血糖控制手段的依赖性逐渐增大，在临床上常常需要口服药间的联合治疗及口服药物和注射降糖药（胰岛素、GLP-1受体激动剂）间的联合治疗。
10. 2型糖尿病患者口服降糖药失效或存在口服药使用的禁忌证时，需要使用胰岛素控制高血糖，以减少糖尿病并发症发生的危险。在某些时候，尤其是病程较长时，胰岛素治疗可能是最主要的，甚至是必需的控制血糖的措施。

【药学提示】

1. 不同作用机制的降糖药物可以联合使用。
2. 二甲双胍可以使HbA1c下降1%~1.5%，并可使体重下降。
3. 磺脲类药物可以使HbA1c降低1%~1.5%，磺脲类药物如果使用不当可以导致低血糖，特别是在老年患者和肝、肾功能不全者；磺脲类药物还可以导致体重增加。
4. 格列奈类，具有吸收快、起效快和作用时间短的特点，可降低HbA1c 0.5%~1.5%，此类药物需在餐前即刻服用。
5. α-糖苷酶抑制剂可使HbA1c下降0.5%~1.4%，不增加体重，并且有使体重下降的趋势，可与磺脲类、双胍类、TZDs或胰岛素合用。
6. 胰岛素类似物与人胰岛素相比控制血糖的能力相似，但在模拟生理性胰岛素分泌和减少低血糖发生风险方面胰岛素类似物优于人胰岛素。

【注意事项】

1. 二甲双胍的主要副作用为胃肠道反应，从小剂量开始并逐渐加量可减少其不良反应。二甲双胍与乳酸性酸中毒发生风险间的关系尚不明确。双胍类药物禁用于肾功能不全［血肌酐水平男性>133μmol/L（1.5mg/dl），女性>124μmol/L（1.4mg/dl）或肾小球滤过率<45ml/min］、肝功能不全、严重感染、缺氧或接受大手术的患者。在使用碘化造影剂做造影检查时，应暂停二甲双胍。
2. TZDs的使用还与骨折和心力衰竭风险增加相关。有心力衰竭［纽约心脏学会（NYHA）心功能分级2级以上］、活动性肝病或转氨酶升高超过正常上限2.5倍以及严重骨质疏松和骨折病史的患者应禁用本类药物。
3. α-糖苷酶抑制剂的常见不良反应为胃肠道反应，如腹胀、排气等。服药时从小剂量开始，逐渐加量是减少不良反应的有效方法。
4. GLP-1受体激动剂的常见胃肠道不良反应（如恶心、呕吐等）多为轻中度，主要见于初

始治疗时，副作用可随治疗时间延长逐渐减轻。有胰腺炎病史的患者禁用艾塞那肽。

5. 对新发病且与 1 型糖尿病鉴别困难的消瘦的糖尿病患者，应把胰岛素作为一线治疗药物。

6. 在糖尿病病程中（包括新诊断的 2 型糖尿病患者），出现无明显诱因的体重显著下降时，应该尽早使用胰岛素治疗。

7. 开始胰岛素治疗后应继续指导患者坚持饮食控制和运动，并加强对患者的教育和指导，鼓励和指导患者进行自我血糖监测，并掌握根据血糖监测结果来适当调节胰岛素剂量的技能，以控制高血糖和预防低血糖的发生。所有开始胰岛素治疗的患者都应该接受教育，以了解低血糖发生的危险因素、症状以及自救措施。

五、推荐表单

（一）医师表单

2 型糖尿病（伴高危因素）临床路径医师表单

适用对象：第一诊断为 2 型糖尿病（ICD-10：E11.2-E11.9）伴有高危因素，住院进行高血糖控制及并发症筛查的患者

患者姓名：	性别：　年龄：　门诊号：	住院号：
住院日期：　年　月　日	**出院日期：**　年　月　日	**标准住院日：** ≤14

时间	住院第 1~2 天	住院第 3~7 天
主要诊疗工作	□ 询问病史与体格检查、完成病历书写 □ 血糖监测 □ 完善项目检查 □ 糖尿病健康教育 □ 营养治疗和运动治疗 □ 药物治疗 □ 上级医师查房，确定进一步诊疗方案	□ 上级医师查房，确定进一步的检查和治疗 □ 完成上级医师查房记录 □ 调整降糖治疗方案 □ 根据相应回报的检查结果调整或维持降压、调脂治疗方案 □ 并发症相关检查与治疗
重点医嘱	**长期医嘱：** □ 护理常规：内科护理常规/糖尿病护理常规 □ 护理级别：一/二级护理 □ 饮食：糖尿病饮食 □ 糖尿病健康宣教 □ 血糖监测：末梢血血糖测定×（4~7）次/天 □ 降糖方案 □ 其他治疗 **临时医嘱：** □ 血常规、尿常规（包括酮体）、大便常规 □ 血糖谱、肝肾功能、凝血功能、血脂、电解质、术前免疫八项、HbA1c、糖化血清蛋白、尿微量白蛋白排泄率 □ 心电图、X 线胸片、腹部 B 超 □ 并发症相关检查 □ 根据情况进行胰岛细胞自身抗体、动态血糖、血压监测等检查项目 □ 对症处理 □ 必要时请相关科室会诊	**长期医嘱：** □ 护理常规：内科护理常规/糖尿病护理常规 □ 根据情况调整护理级别 □ 糖尿病饮食 □ 口服降糖药或胰岛素的调整 □ 降压药、调脂药及其他药物（必要时）调整 **临时医嘱：** □ 根据病情复查相应检查 □ 并发症的相关检查 □ 根据病情补充相关治疗 □ 糖耐量试验和同步胰岛素或 C 肽释放试验
病情变异记录	□ 无　□ 有，原因： 1. 2.	□ 无　□ 有，原因： 1. 2.
医师签名		

时间	住院第 8~13 天	出院日
主要诊疗工作	□ 上级医师查房：并发症、治疗效果、治疗方案评估，完成疾病诊断、下一步治疗对策和方案的调整 □ 调整治疗方案 □ 完成上级医师查房记录 □ 请相关科室协助治疗 □ 评估患者是否达到出院标准	□ 通知患者及其家属出院 □ 向患者交待出院后的注意事项 □ 预约复诊日期 □ 完成出院病程记录、出院总结等病历书写 □ 如果患者不能出院，在病程记录中说明原因和继续治疗的方案
重点医嘱	**长期医嘱：** □ 内科护理常规/糖尿病护理常规 □ 护理常规：二级/三级护理 □ 糖尿病饮食 □ 降糖治疗 □ 并发症、合并症治疗 **临时医嘱：** □ 并发症、合并症的进一步检查	**出院医嘱：** □ 根据病情下达出院医嘱 □ 出院带药 □ 门诊随诊
病情变异记录	□ 无 □ 有，原因： 1. 2.	□ 无 □ 有，原因： 1. 2.
医师签名		

（二）护士表单

2 型糖尿病（伴高危因素）临床路径护士表单

适用对象：第一诊断为 2 型糖尿病（ICD-10：E11.2- E11.9）伴有高危因素，住院进行高血糖控制及并发症筛查的患者

患者姓名：	性别：　　年龄：　　门诊号：	住院号：
住院日期：　　年　月　日	出院日期：　　年　月　日	标准住院日：≤14

时间	住院第 1~2 天	住院第 3~7 天
健康宣教	□ 入院宣教 □ 介绍主管医师、护士 □ 介绍环境、设施 □ 介绍住院注意事项 □ 介绍探视和陪伴制度 □ 介绍贵重物品制度	□ 糖尿病及其并发症宣教 □ 告知相关检查注意事项 □ 药物宣教 □ 教会胰岛素治疗患者正确的注射胰岛素方法 □ 正确的血糖测定方法及记录方法 □ 告知低血糖的可能原因及处理原则
护理处置	□ 核对患者，佩戴腕带 □ 建立入院护理病历 □ 协助患者留取各种标本 □ 测量体重、血压、体温、心率	□ 协助医师完成相关检查 □ 协助医师完成相关治疗
基础护理	□ 根据病人情况确定级别护理 □ 晨晚间护理	□ 晨晚间护理
专科护理	□ 护理查体 □ 病情观察 □ 血糖监测、饮食及运动观察等 □ 需要时，填写跌倒及压疮防范表 □ 需要时，请家属陪伴 □ 确定饮食种类 □ 心理护理	□ 病情观察 □ 血糖监测、饮食及运动观察等 □ 遵医嘱完成相关检查 □ 遵医嘱完成相关治疗 □ 给予饮食及运动指导 □ 心理护理
重点医嘱	□ 详见医嘱执行单	□ 详见医嘱执行单
病情变异记录	□ 无　□ 有，原因： 1. 2.	□ 无　□ 有，原因： 1. 2.
护士签名		

时间	住院第 8~13 天	出院日
健康宣教	□ 糖尿病及其并发症宣教 □ 药物宣教 □ 教会胰岛素治疗患者正确的注射胰岛素方法 □ 正确的血糖测定方法及记录方法 □ 告知低血糖的可能原因及处理原则	□ 出院宣教（复查时间、服药方法、指导饮食、运动等） □ 指导办理出院手续
护理处置	□ 协助医师完成相关检查 □ 协助医师完成相关治疗	□ 办理出院手续 □ 书写出院小结
基础护理	□ 晨晚间护理	□ 晨晚间护理
专科护理	□ 病情观察 □ 血糖监测、饮食及运动观察等 □ 遵医嘱完成相关检查 □ 遵医嘱完成相关治疗 □ 给予饮食及运动指导 □ 心理护理	□ 病情观察 □ 血糖监测、饮食及运动观察等 □ 出院指导 □ 心理护理
重点医嘱	□ 详见医嘱执行单	□ 详见医嘱执行单
病情变异记录	□ 无 □ 有，原因： 1. 2.	□ 无 □ 有，原因： 1. 2.
护士签名		

（三）患者表单

2 型糖尿病（伴高危因素）临床路径患者表单

适用对象：第一诊断为 2 型糖尿病（ICD-10：E11.2-E11.9）伴有高危因素，住院进行高血糖控制及并发症筛查的患者

患者姓名：	性别：　　年龄：　　门诊号：	住院号：
住院日期：　　年　月　日	出院日期：　　年　月　日	标准住院日：≤14

时间	住院第 1~2 天	住院第 3~7 天
医患配合	□ 配合询问病史、收集资料，请务必详细告知既往史、用药史、过敏史 □ 配合进行体格检查 □ 有任何不适请告知医师	□ 配合完善相关检查、化验 □ 配合完成相关治疗 □ 有任何不适请告知医师
护患配合	□ 配合测量体温、脉搏、呼吸 3 次、血压、体重 1 次 □ 配合完成入院护理评估（简单询问病史、过敏史、用药史） □ 接受入院宣教（环境介绍、病室规定、订餐制度、贵重物品保管等） □ 配合执行探视和陪伴制度 □ 有任何不适请告知护士	□ 配合完成血糖监测等病情观察 □ 配合完成病房管理 □ 接受糖尿病健康宣教 □ 接受营养和运动治疗指导 □ 接受药物宣教 □ 有任何不适请告知护士
饮食	□ 根据医嘱进行糖尿病饮食配合	□ 根据医嘱进行糖尿病饮食配合
活动	□ 根据医嘱进行运动	□ 根据医嘱进行运动

时间	住院第 8~13 天	出院日
医患配合	□ 配合完善相关检查、化验 □ 配合完成相关治疗 □ 有任何不适请告知医师	□ 接受出院前指导 □ 了解复查程序 □ 获取出院诊断书
护患配合	□ 配合完成血糖监测等病情观察 □ 配合完成病房管理 □ 接受糖尿病健康宣教 □ 接受营养和运动治疗指导 □ 接受药物宣教 □ 有任何不适请告知护士	□ 接受出院宣教 □ 办理出院手续 □ 获取出院带药 □ 了解服药方法、作用、注意事项 □ 了解复印病历程序
饮食	□ 根据医嘱进行糖尿病饮食配合	□ 根据医嘱进行糖尿病饮食配合
活动	□ 根据医嘱进行运动	□ 根据医嘱进行运动

附：原表单（2016 年版）

糖尿病（高危患者）临床路径表单

适用对象：第一诊断为糖尿病（ICD-10：E10、E11 和 E14）

患者姓名：	性别：　　年龄：　　门诊号：	住院号：
住院日期：　　年　月　日	**出院日期：**　　年　月　日	**标准住院日：14**

时间	住院第 1~2 天	住院第 3~-7 天
主要诊疗工作	□ 询问病史与体格检查、完成病历书写 □ 血糖监测 □ 完善项目检查 □ 糖尿病健康教育 □ 营养治疗和运动治疗 □ 药物治疗 □ 上级医师查房，确定进一步诊疗方案	□ 上级医师查房，确定进一步的检查和治疗 □ 完成上级医师查房记录 □ 调整降糖治疗方案 □ 根据相应回报的检查结果调整或维持降压、调脂治疗方案 □ 并发症相关检查与治疗
重点医嘱	**长期医嘱：** □ 护理常规：内科护理常规 □ 护理级别：一/二级护理 □ 饮食：糖尿病饮食 □ 血糖监测：毛细血管血糖测定×（4~7）次/天 □ 降糖方案 □ 其他治疗 **临时医嘱：** □ 血常规、尿常规（包括酮体）、大便常规 □ 血糖谱、肝肾功能、凝血功能、血脂、电解质、HbA1c、术前免疫八项、尿微量白蛋白排泄率 □ 心电图、X 线胸片、腹部 B 超 □ 并发症相关检查 □ 根据情况进行胰岛细胞自身抗体、动态血糖、血压监测等检查项目 □ 对症处理 □ 必要时请相关科室会诊	**长期医嘱：** □ 同前 □ 根据情况调整护理级别 □ 口服降糖药或胰岛素的调整 □ 降压药、调脂药及其他药物（必要时）调整 **临时医嘱：** □ 根据病情复查相应检查 □ 并发症的相关检查 □ 根据病情补充相关治疗 □ 糖耐量试验和同步胰岛素或 C 肽释放试验
主要护理工作	□ 入院宣教，介绍病房环境、设施和设备 □ 执行医嘱，协助患者完成各种检查，观察药物疗效和副作用 □ 观察病情并及时向医师汇报 □ 入院护理评估	□ 执行医嘱 □ 糖尿病及其并发症宣教 □ 各种培训 □ 病情观察
病情变异记录	□ 无　□ 有，原因： 1. 2.	□ 无　□ 有，原因： 1. 2.
护士签名		
医师签名		

时间	住院第 8~14 天	出院日
主要诊疗工作	□ 上级医师查房：并发症、治疗效果、治疗方案评估，完成疾病诊断、下一步治疗对策和方案的调整 □ 调整治疗方案 □ 请相关科室协助治疗 □ 评估患者是否达到出院标准	□ 通知患者及其家属出院 □ 向患者交代出院后的注意事项 □ 预约复诊日期 □ 完成出院病程记录、出院总结等病历书写
重点医嘱	**长期医嘱：** □ 护理常规：二级护理 □ 降糖治疗 □ 并发症、合并症治疗 **临时医嘱：** □ 并发症、合并症的进一步检查	**出院医嘱：** □ 出院带药 □ 门诊随诊
主要护理工作	□ 病情观察 □ 进行胰岛素治疗者教会患者正确的注射方法 □ 正确的血糖测定方法及记录方法 □ 告知患者低血糖的可能原因及处理原则	□ 协助患者办理出院手续 □ 出院指导：Ⅱ级预防教育，复诊时间及注意事项
病情变异记录	□ 无 □ 有，原因： 1. 2.	□ 无 □ 有，原因： 1. 2.
护士签名		
医师签名		

第三章

2 型糖尿病伴多并发症临床路径释义

一、2 型糖尿病伴多并发症编码

1. 卫计委原编码

疾病名称及编码：2 型糖尿病伴多慢性并发症（ICD-10：E11.700）

2. 修改编码

疾病名称及编码：2 型糖尿病伴多并发症 E11.7

二、临床路径检索方法

E11.7

三、2 型糖尿病伴多并发症临床路径标准住院流程

（一）适用对象

第一诊断为 2 型糖尿病伴多慢性并发症（ICD-10：E11.700）进行高血糖控制及并发症治疗。

释义

■ 适用对象编码参见第一部分。

■ 本路径适用对象为临床诊断为 2 型糖尿病，同时伴有糖尿病肾病、糖尿病视网膜病变、糖尿病周围神经病变等多种慢性并发症中的两种或两种以上的患者。如伴有糖尿病酮症酸中毒、高血糖高渗综合征、乳酸性酸中毒、低血糖昏迷等急性并发症的患者，或糖尿病足患者，或只伴有一种慢性并发症患者需进入其他相应路径。

（二）诊断依据

根据《WHO 1999 年糖尿病诊断标准》《2013 年版中国 2 型糖尿病防治指南》（中华医学会糖尿病学分会，2013 年）、《糖尿病肾病防治专家共识》（中华医学会糖尿病学分会微血管并发症学组，2014 年）、《2013 年糖尿病周围神经病诊断和治疗共识》（中华医学会神经病学分会肌电图与临床神经电生理学组，中华医学会神经病学分会神经肌肉病学组 2013 年）、《我国糖尿病视网膜病变临床诊疗指南（2014 年）》（中华医学会眼科学会眼底病学组，2014 年）、《2 型糖尿病早期大血管病变无创性检查的专家共识》（中国医师协会内分泌代谢科医师分会，2014 年）。

明确 2 型糖尿病诊断。

有以下 2 种或 2 种以上并发症者。

1. 出现以下任何一条通常考虑其肾脏损伤是由糖尿病引起的

（1）蛋白尿。

（2）肌酐（或 EGRF）升高。

（3）糖尿病视网膜病变伴任何一期慢性肾脏病。

2. 出现以下任何一条考虑其视网膜病变是由糖尿病引起的 微血管瘤、视网膜内出血、硬性渗出、棉绒斑、视网膜内微血管异常、静脉串珠、新生血管、玻璃体积血、视网膜前出血、纤维增生等。

3. 出现以下任何一条考虑其周围神经病变是由糖尿病引起的 存在周围神经病变的临床和（或）电生理的依据；排除导致周围神经病变的其他原因（慢性炎性脱髓鞘性多发性神经根周围神经病、营养缺乏、中毒、异常球蛋白血症、恶性肿瘤、结缔组织病等）。

4. 出现以下任何一条考虑其周围血管病变是由糖尿病引起的

（1）①有代谢性高血压：其特点是糖代谢紊乱先于高血压；②心脏表现：出现胸闷、活动后气喘，心脏扩大，心率增快并固定，心音低钝、颈静脉充盈，端坐呼吸，唇指发绀，肝脾肿大等，严重者表现为心力衰竭、无痛性心肌梗死、心律失常甚至猝死；③下肢血管表现：患者皮肤温度降低，皮肤颜色改变，动脉搏动减弱或消失、下肢溃疡或坏死，行走不能持久，行走时乏力感加重，休息 2~3 分钟后可缓解，逐渐可出现间歇性跛行。随着病变的进展出现静息痛和肢体疼痛。

（2）或有体格检查、辅助检查显示血管病变：①动脉血管内膜中层厚度增厚、动脉粥样硬化、动脉管腔狭窄或闭塞；②多普勒踝动脉/踝肱指数/经皮氧分压提示缺血或低灌注；③CT/MRI 检查提示缺血或出血，CTA 或 MRA 提示有血管病变；④指压试验阳性，肢体抬高试验阳性。

释义

■ 本路径的制订主要参考国际通行的诊断标准、国内权威的诊疗指南和专家共识。

■ 糖尿病肾病的诊断依据：通过全面考虑患者糖尿病病程、血糖控制情况、肾脏损害和肾脏功能下降程度、是否合并糖尿病视网膜病变、是否存在非糖尿病导致的其他慢性肾脏病等情况进行综合评估，可做出临床拟诊的诊断。肾脏穿刺活检及病理学检查虽然有助于明确诊断，但属于有创性检查。

■ 糖尿病视网膜病变的诊断依据：结合患者糖尿病病程、血糖控制情况，并且伴有视物模糊、飞蚊症等临床表现，通过眼底检查可以明确诊断。

■ 糖尿病周围神经病变的诊断依据：结合患者糖尿病病程、血糖控制情况，并且伴有双下肢麻木感、蚁行感、脚踩棉花感、烧灼痛、静息痛等临床表现，神经系统查体提示压力觉、温度觉、振动觉、针刺觉等异常，或神经电生理检查提示神经传导速度异常，同时需要排除其他原因所致神经病变。

■ 周围血管病变的诊断依据：病史和临床症状是诊断周围血管病变的初步依据，进一步通过查体和辅助检查可以帮助明确诊断。

■ 临床表现不典型，但是查体或辅助检查明确诊断的患者，也应进入路径。

（三）治疗方案的选择及依据

根据《2013 年版中国 2 型糖尿病防治指南》（中华医学会糖尿病学分会，2013 年）、《糖尿病肾病防治专家共识》（中华医学会糖尿病学分会微血管并发症学组，2014 年）、《2013 年糖尿病周围神经病诊断和治疗共识》（中华医学会神经病学分会肌电图与临床神经电生理学组，中华医学会神经病学分会神经肌肉病学组 2013 年）、《我国糖尿病视网膜病变临床诊疗指南（2014 年）》（中华医学会眼科学会眼底病学组，2014 年）、《2 型糖尿病早期大血管病变无创性检查的专家共识》（中国医师协会内分泌代谢科医师分会，2014 年）等。

1. 一般治疗

（1）糖尿病知识教育。

（2）饮食治疗。

（3）运动疗法。

2. 药物治疗

（1）口服降糖药和（或）胰岛素治疗控制血糖。

（2）控制血压且需达到控制目标值。

（3）生活方式干预及调脂药物治疗纠正脂质代谢紊乱。

（4）抗血小板药物治疗，改善血凝，血管重建改善血供。

（5）控制蛋白尿，透析治疗和移植。

（6）抗血管内皮生长因子，必要时激光光凝治疗。

（7）抗氧化应激、改善代谢紊乱类药物、改善微循环药、营养神经药物及改善神经痛药物等治疗。

3. 其他治疗　必要时行周围血管介入治疗。

释义

■ 临床诊断确立后即应开始进行综合性治疗，包括内科基本治疗和药物治疗，目的在于控制血糖、缓解临床症状、延缓并发症进展，做好糖尿病三级预防，有助于减少患者致残和死亡风险。

■ 内科基本治疗包括糖尿病的健康宣教，制订糖尿病饮食（每日总热量的设定，碳水化合物、脂肪、蛋白质等营养素的每日摄入量分配，每日进餐次数等），指导运动（每日运动次数、时间、运动量），控制体重，监测血糖，正确看待糖尿病，缓解紧张焦虑情绪等。

■ 具体药物治疗方案的选择需要进行个体化推荐，降糖药物的选择主要依据国内相关糖尿病指南中的药物治疗路径，同时需要结合患者年龄、糖尿病病程、并发症严重程度、血糖控制情况、低血糖风险、肝肾功能、依从性、耐受性、经济能力等因素。降压、调脂、抗血小板聚集、保护肾脏、营养神经等其他治疗药物的选择，需要结合相关临床指南、专家共识，必要时请相关专业科室进行会诊。

（四）标准住院日

一般为≤18 天。

释义

■ 对于怀疑伴有 2 型糖尿病伴多并发症的患者，入院后 3~9 天通过必要的辅助检查可明确诊断，之后开始药物治疗，主要观察临床症状的缓解情况、有无药物治疗的副作用等，总住院时间不超过 18 天符合本路径要求。

（五）进入路径标准

1. 第一诊断必须符合 2 型糖尿病伴多并发症 ICD-10：E11.700 疾病编码。

2. 除外1型糖尿病、妊娠糖尿病、其他特殊类型糖尿病及其他因素所导致的血糖升高；除外非糖尿病性肾脏疾病、非糖尿病性视网膜病变、非糖尿病性周围神经病变、非糖尿病性周围血管病变等。
3. 达到住院标准　符合2型糖尿病伴多并发症诊断标准，并经临床专科医师判断需要住院治疗。
4. 当患者同时具有其他疾病诊断，如在住院期间不需特殊处理也不影响第一诊断的临床路径流程实施时，可以进入路径。

释义

■ 进入本路径患者的第一诊断应为2型糖尿病伴多并发症，并且排除其他类型糖尿病，除外非糖尿病所致的肾脏病、视网膜病变、周围神经病变、周围血管病变等。

■ 如果患者血糖控制不佳，或多并发症的临床症状较重，相关查体和辅助检查提示异常，由临床专科医师判断符合住院标准者，应入院进一步诊疗。

■ 既往或入院后常规检查发现患者同时伴有其他基础疾病，如高血压、冠状动脉粥样硬化性心脏病、肝功能不全、严重肾功能不全、严重心衰、心律失常、消化系统疾病等，经系统评估后对2型糖尿病伴多合并症诊断和治疗无特殊影响者，仍可进入本路径，但这可能会导致医疗费用增加、住院时间延长。

（六）住院期间检查项目

1. 入院后所必需进行的检查项目
（1）血常规、尿常规（包括酮体）、大便常规。
（2）全天毛细血管血糖谱（三餐前、三餐后2小时、睡前、必要时0am、3am等），动态血糖监测［血糖未达标和（或）血糖波动较大者］。
（3）肝肾功能、血脂分析、电解质、血黏度。
（4）糖化血红蛋白（HbA1c）和糖化血清蛋白（或果糖胺）。
（5）口服糖耐量试验，馒头餐、正常餐试验和同步胰岛素或C肽释放试验。
（6）X线胸片、心电图、腹部彩超。
2. 并发症相关检查　尿蛋白/肌酐、尿微量白蛋白排泄率、24小时尿蛋白定量、预估肾小球滤过率、眼底检查、震动觉和温度觉测定、10g尼龙丝压力检查、心脏超声、颈动脉和下肢血管彩超等。
3. 根据患者病情还要增加以下检查项目
（1）ICA、IAA、GAD、IA-2自身抗体测定，血乳酸。
（2）24小时动态血压监测、24小时动态心电图、运动平板试验、心肌核素检查、冠脉CTA或冠状动脉造影、头颅MRI+MRA。
（3）神经传导速度、踝肱比（必要时趾肱比）检查。
（4）必要时行血管CTA或MRA检查。
（5）肾脏活检及病理。
（6）肿瘤指标筛查，感染性疾病筛查；必要时可行病原学检查及药物敏感性检测。

释义

■ 血常规、尿常规（包含尿酮体）、大便常规是最基本的三大常规检查，进入路径的患者均需完成。尿酮体检查有助于判断患者是否伴有糖尿病酮症或酮症酸中毒这种急性并发症。全天毛细血管血糖谱可以了解患者血糖的控制情况和变化特点，血糖波动大的患者可以进行动态血糖监测。肝肾功能、电解质、血糖、血黏度、心电图、X线胸片、腹部超声等检查有助于评估是否伴有其他基础疾病，是否存在影响住院时间、费用及治疗预后的不利因素。糖化血红蛋白或糖化血清白蛋白可以了解患者一段时间内的平均血糖浓度，有助于评估患者总体血糖控制水平。口服葡萄糖耐量试验、馒头餐试验、正常餐试验及同步进行的胰岛素或C肽释放试验等有助于了解患者的糖代谢异常和胰岛功能状态，为确定糖尿病及其分型、指导药物治疗方案的选择提供依据。

■ 尿白蛋白/肌酐比值、尿白蛋白排泄率、24小时尿蛋白定量、预估肾小球滤过率、眼底检查、神经传导速度、心脏超声、颈动脉和下肢血管彩超、震动觉和温度觉测定、10g尼龙丝压力检查等检查，有助于明确糖尿病并发症的诊断及其严重程度，若无禁忌，均应进行相关检查和评估。

■ 2型糖尿病需与1型糖尿病、其他特殊类型糖尿病相鉴别时，应行ICA、IAA、GAD、IA-2自身抗体测定。如果伴有糖尿病酮症或糖尿病酮症酸中毒、感染等时，应进行血乳酸检测。如果患者合并或怀疑患有冠心病、心律失常、心功能不全、脑血管疾病时，还应进行24小时动态血压监测、24小时动态心电图、运动平板试验、心肌核素检查、冠脉CTA或冠状动脉造影、头颅MRI+MRA。如果患者具有周围血管病变的相关临床表现或血管超声提示异常，则应进一步行血管CTA或MRA检查。如果患者的糖尿病肾病诊断不能完全确定，或疑似合并其他肾脏疾病时，肾脏穿刺活检及病理学检查可帮助明确诊断。此外，糖尿病患者是恶性肿瘤的高危人群，并且容易合并感染。因此，对于疑似具有相关临床表现的患者，应进行肿瘤指标筛查、感染性疾病筛查，必要时可进行病原学检查及药物敏感性检测。

（七）选择用药

1. 降血糖药物　口服降糖药、胰岛素、胰岛素类似物或其他种类降糖药物。
2. 控制血压药物　单独或联合用药。
3. 对症治疗药物　调脂药、控制尿蛋白、抗血小板聚集、改善微循环药物、抗氧化应激、改善代谢紊乱、神经营养修复药物及中成药等。
4. 肾脏替代治疗　根据患者情况选择血液透析、腹膜透析、肾脏移植等。

释义

■ 根据《中国2型糖尿病防治指南（2013年版）》中有关2型糖尿病高血糖治疗路径、2型糖尿病胰岛素治疗路径选择治疗药物。常用口服降糖药包括二甲双胍、磺脲类药物、格列奈类药物、α糖苷酶抑制剂、噻唑烷二酮类药物、DPP-4抑制剂、钠-葡萄糖协同转运蛋白-2等。2型糖尿病药物治疗首选是二甲双胍。若无禁忌证，二甲双胍应一直保留在糖尿病的治疗方案中。不适合二甲双胍治疗者可选择α-糖苷酶抑制剂或胰岛素促泌剂。如单独使用二甲双胍治疗而血糖仍未达标，则可加用胰岛素促泌剂、α-糖苷酶抑制剂、DPP-Ⅳ抑制剂或噻唑烷二酮药物（二线治疗）。磺脲类药物、格列奈类药物和DPP-Ⅳ抑制剂均为胰岛素促泌剂，磺脲类药物可使HbA1c降低1.0%~1.5%，是控制2型糖尿病患者高血糖的主要用药，国内上市有格列喹酮、格列美脲等，有肾功能轻度不全的患者宜选择格列喹酮。胰岛素治疗方案包括基础胰岛素治疗、预混胰岛素治疗、基础-餐时胰岛素治疗、胰岛素泵等。此外，GLP-1受体激动剂也是药物治疗的一种重要选择。其中，2型糖尿病患者控制高血糖的一线用药和药物联合治疗中的基础用药为二甲双胍。当口服药物控制不佳或存在严重糖尿病并发症时，应及时启始胰岛素治疗。

■ 根据《中国2型糖尿病防治指南（2013年版）》中有关2型糖尿病降压药、调脂药、抗血小板聚集标准治疗的筛查和临床决策路径指导用药。ACEI或ARB类降压药可作为控制高血压的首选治疗，既能够控制血压，亦可以控制尿蛋白。若单药降压效果不佳，则应该与其他不同种类降压药物联合治疗，如钙离子拮抗剂、利尿剂、β受体阻断剂等。调脂药则应首选他汀类药物，根据个体危险分层决定降脂治疗的力度，建议依据血脂基线水平起始应用中等强度他汀，如辛伐他汀分散片，一般不推荐他汀类与贝特类或烟酸类药物联合治疗。根据《中国成人血脂异常防治指南（2016年修订版）》，天然调脂药如脂必泰与他汀类药物联用可降低他汀类药物的用量，还可降低转氨酶升高等不良反应的发生风险。对于他汀类药物不能耐受，包括肝酶和肌酶升高的血脂异常患者，亦可单独使用脂必泰进行调脂治疗。抗血小板聚集治疗首选阿司匹林，常用剂量为75~100mg/d。若无明显禁忌，建议降压、调脂、抗血小板治疗应该长期用药。

■ 神经营养修复药物主要通过增加神经细胞内核酸、蛋白质及磷脂的合成，刺激轴突再生，促进神经修复，常用药物包括甲钴胺等。抗氧化应激药物可通过抑制脂质过氧化、增加神经滋养血管的血流量、增加神经细胞Na^+-K^+-ATP酶活性，保护血管内皮功能，常用药物包括硫辛酸，静脉用药疗程为10~14天。改善微循环药物可通过扩张血管、改善微循环和血液高凝状态提高神经细胞的血氧供应，从而改善临床症状，常用药物有前列腺素E、贝前列腺素钠、西洛他唑、己酮可可碱、胰激肽酶原、钙拮抗剂、活血化瘀类中药等。改善代谢紊乱药物可通过抑制醛糖还原酶活性、蛋白质非酶糖基化、蛋白激酶C活性、氨基己糖通路激活、血管紧张素转换酶活性等机制而发挥作用，如醛糖还原酶抑制剂依帕司他等。其他药物还包括神经营养因子、肌醇、神经节苷脂、亚麻酸及中成药等，如参芪降糖片可有效控制血糖改善患者症状，亦对控制尿蛋白、降血脂等有一定效果，可用于糖尿病血管并发症的防治。上述口服药物治疗可长期用药。此外，抗惊厥药物、抗抑郁药物、阿片类药物、辣椒素等可作为糖尿病痛性神经病变的对症治疗药物。

■ 对于糖尿病肾病患者，在常规治疗基础上可考虑联用有高级别循证医学证据的中成药治疗，如黄葵胶囊，进一步降低尿蛋白、血肌酐水平，改善肾功能。金水宝所含成分参与机体超氧化物歧化酶等代谢，防止肾小球毛细血管内皮损伤，改善肾血流和肾功能。对于糖尿病肾病出现肾衰竭的患者，透析或移植治疗应该尽早开始准备。透析方式包括血液透析和腹膜透析。若条件允许，还可以考虑肾移植或胰-肾联合移植。

（八）出院标准

1. 患者得到基本技能培训并学会自我血糖监测。
2. 降糖治疗方案确定，血糖控制达标或血糖趋于稳定，无低血糖事件发生；降压治疗方案确定，血压控制达标或血压趋于稳定。
3. 完成糖尿病伴并发症相关检查并开始对症治疗。
4. 没有需要住院处理的其他并发症和（或）合并症。

释义

■ 出院前，患者应该完成所有必要的检查项目，初步掌握糖尿病基本常识，学会自我血糖监测，制订饮食、运动计划，制订随访计划。

■ 根据患者的具体情况，选择个体化治疗方案和血糖控制目标。已经开始进行降糖药物治疗的患者，出院前血糖应该趋于稳定，且无严重低血糖事件发生。制订降压、调脂、抗血小板聚集等综合治疗方案。接受降压治疗的患者，出院前血压应达标或者趋于稳定。

■ 出院前，应明确患者2型糖尿病伴多并发症的诊断，明确具体并发症的程度或分期，并制订合理的治疗方案。其他并发症或合并症情况稳定，无须在医院内进行处理。

■ 观察临床症状是否减轻或消失，有无药物治疗相关的副作用。

（九）变异及原因分析

1. 出现急性并发症（低血糖昏迷、高渗性昏迷、酮症酸中毒、乳酸酸中毒等），则按相应路径或指南进行救治，退出本路径。
2. 合并妊娠或伴有增加控制血糖难度的合并症，延长住院时间，则按相应路径或指南进行治疗。
3. 若必须同时服用对血糖或降糖药物有影响的药物，或患者对胰岛素制剂、降糖药物有过敏情况时，导致住院时间延长、住院费用增加。
4. 出现其他严重的糖尿病慢性并发症（眼部、心血管、神经系统并发症、皮肤病变、糖尿病足），或合并感染，导致住院时间延长、住院费用增加。

释义

■ 患者住院期间，出现糖尿病急性并发症（酮症酸中毒、高渗性昏迷、乳酸性酸中毒、低血糖昏迷等），则按相应路径或指南进行救治，退出本路径。发现其他严重基础疾病，需调整药物治疗方案，或需要针对其他基础疾病进行重点治疗，则中止本路径。合并妊娠、血糖波动大、药物过敏、慢性并发症严重、合并感染、伴有增加控制血糖难度的合并症，可导致住院时间延长、住院费用增加，则按相应路径或指南进行治疗。

■ 认可的变异原因主要是指患者入选本路径后，在检查和治疗过程中发现患者存在事前未预知的、对本路径可能产生明显影响的情况，需要中止执行本路径，或延长住院时间、增加住院费用。医师需在表单中明确说明。

■ 因患者方面的主观原因导致执行本路径出现变异，医师也需在表单中予以说明。

四、推荐表单

（一）医师表单

2 型糖尿病伴多并发症临床路径医师表单

适用对象：第一诊断为 2 型糖尿病伴多并发症（ICD-10：E11.700）

患者姓名：	性别：　　年龄：　　门诊号：	住院号：
住院日期：　　年　月　日	出院日期：　　年　月　日	标准住院日：≤18

时间	住院第 1~3 天	住院第 3~9 天
主要诊疗工作	□ 询问病史与体格检查、完成病历书写 □ 血糖监测 □ 完善项目检查 □ 糖尿病健康教育 □ 营养治疗和运动治疗 □ 药物治疗 □ 上级医师查房，确定进一步诊疗方案 □ 向患者家属初步交代病情	□ 上级医师查房，确定进一步的检查和治疗 □ 完成上级医师查房记录 □ 调整降糖治疗方案 □ 根据相应回报的检查结果调整或维持降压、降尿蛋白、调脂治疗方案 □ 并发症相关检查与治疗
重点医嘱	**长期医嘱：** □ 内科疾病护理常规/糖尿病护理常规 □ 一/二级护理 □ 糖尿病饮食 □ 糖尿病健康宣教 □ 指尖快速血糖监测 4 次/天或 7 次/天 □ 有急性并发症者 □ 记 24 小时出入量 □ 每 1~2 个小时测血糖 □ 建立静脉通道 □ 吸氧、重症监护（必要时） **临时医嘱：** □ 血常规、尿常规（包括尿酮体）、大便常规 □ 血糖、肝肾功能、血脂、电解质、血黏度、尿白蛋白/肌酐比值或尿白蛋白排泄率或 24h 尿蛋白定量、糖化血红蛋白、糖化血清蛋白（或果糖胺）、糖耐量试验和同步的胰岛素或 C 肽释放试验 □ 心电图、X 线胸片、腹部彩超 □ 并发症相关检查 □ 根据情况进行动态血糖监测、动态血压监测等检查项目 □ 静脉补液（必要时） □ 对症处理 □ 必要时请相关科室会诊	**长期医嘱：** □ 糖尿病护理常规 □ 根据情况调整护理级别 □ 糖尿病饮食 □ 口服降糖药或胰岛素的调整 □ 降压药、调脂药、降尿蛋白药及其他药物（必要时）调整 □ 并发症相关检查和治疗 **临时医嘱：** □ 根据病情复查相应检查项目
病情变异记录	□ 无　□ 有，原因： 1. 2.	□ 无　□ 有，原因： 1. 2.
医师签名		

时间	住院第 9～15 天	住院第 15～18 天 （出院日）
主要诊疗工作	□ 上级医师查房：复查相关指标，治疗效果、治疗方案评估，完成疾病诊断，下一步治疗对策和方案的调整 □ 完成上级医师查房记录 □ 请相关科室协助治疗 □ 确定出院日期	□ 通知出院处 □ 通知患者及其家属出院 □ 向患者交代出院后的注意事项，血糖和血压的监测频率，血糖、血压、饮食、运动情况及记录方法，预约复诊日期 □ 将出院总结交给患者 □ 如果患者不能出院，在病程记录中说明原因和继续治疗的方案
重点医嘱	**长期医嘱：** □ 糖尿病护理常规 □ 二/三级护理 □ 运动和饮食治疗 □ 降糖药物的调整 □ 降压、调脂、抗血小板等药物的应用及调整 □ 并发症治疗方案及药物的调整 **临时医嘱：** □ 根据病情下达	**出院医嘱：** □ 出院带药 □ 门诊随诊
病情变异记录	□ 无　□ 有，原因： 1. 2.	□ 无　□ 有，原因： 1. 2.
医师签名		

（二）护士表单

2 型糖尿病伴并多发症临床路径护士表单

适用对象：第一诊断为 2 型糖尿病伴多并发症（ICD-10：E11.700）

患者姓名：	性别： 年龄：	住院号：
住院日期： 年 月 日	出院日期： 年 月 日	标准住院日：≤18

时间	住院第 1~3 天	住院第 3~9 天
健康宣教	□ 入院宣教 □ 介绍主管医师、护士 □ 介绍环境、设施 □ 介绍住院注意事项 □ 介绍探视和陪伴制度 □ 介绍贵重物品保管制度 □ 介绍活动安全注意事项 □ 介绍优质护理服务病房和护理级别 □ 专科知识宣教 □ 介绍低血糖症状及处理措施 □ 药物宣教 □ 检查宣教	□ 药物宣教 □ 检查宣教 □ 糖尿病自我管理宣教 □ 饮食宣教 □ 运动宣教 □ 血糖控制目标 □ 糖尿病常见并发症
护理处置	□ 核对患者，佩戴腕带 □ 测量入院随机血糖 □ 测量身高、体重 □ 进行入院护理评估 □ 完成入院护理病历 □ 放置护理安全标示 □ 协助患者留取各种标本 □ 危重病人的特殊处理 □ 按要求完成护理记录书写	□ 协助医师完成相关化验检查 □ 血糖监测 □ 遵医嘱给予药物治疗 □ 按要求完成护理记录书写
基础护理	□ 一/二级护理 □ 晨晚间护理 □ 按自理能力情况给予生活协助 □ 排泄管理 □ 患者安全管理	□ 一/二级护理 □ 晨晚间护理 □ 按自理能力情况给予生活协助 □ 排泄管理 □ 患者安全管理
专科护理	□ 护理查体 □ 病情观察 □ 血糖的观察 □ 不适主诉的观察 □ 阳性症状、体征的护理观察 □ 按要求完成跌倒、压疮、ADL、静脉血栓、营养状况等内容的评分表 □ 按要求制订护理级别 □ 需要时，请家属陪伴 □ 确定饮食种类 □ 心理护理	□ 病情观察 □ 血糖的观察 □ 不适主诉的观察 □ 阳性症状、体征的护理观察 □ 遵医嘱完成相关检查 □ 按要求完成跌倒、压疮、ADL 静脉血栓、营养状况等内容的评分表 □ 按要求调整护理级别 □ 心理护理

续　表

时间	住院第1~3天	住院第3~9天
重点医嘱	□ 详见医嘱执行单	□ 详见医嘱执行单
病情变异记录	□ 无　□ 有，原因： 1. 2.	□ 无　□ 有，原因： 1. 2.
护士签名		

时间	住院第 9~15 天	住院第 15~18 天 （出院日）
健康宣教	□ 药物宣教 □ 检查宣教 □ 糖尿病自我管理宣教 □ 血糖监测宣教 □ 其他自我监测方式宣教 □ 低血糖宣教（常见诱因及处理原则） □ 糖尿病患者日常生活注意事项 □ 足部护理 □ 对使用胰岛素治疗的患者给予胰岛素注射方法的指导	□ 出院宣教 □ 复诊时间 □ 服药方法 □ 活动休息 □ 指导饮食 □ 指导办理出院手续
护理处置	□ 协助医师完成相关化验检查 □ 血糖监测 □ 遵医嘱给予药物治疗 □ 正确执行医嘱 □ 按要求完成护理记录书写	□ 办理出院手续 □ 书写出院小结
基础护理	□ 一/二级护理 □ 晨晚间护理 □ 按自理能力情况给予生活协助 □ 排泄管理 □ 患者安全管理	□ 一/二级护理 □ 晨晚间护理 □ 按自理能力情况给予生活协助 □ 排泄管理 □ 患者安全管理
专科护理	□ 病情观察 □ 血糖的观察 □ 不适主诉的观察 □ 阳性症状、体征的观察 □ 遵医嘱完成相关检查 □ 按要求完成跌倒、压疮、ADL 静脉血栓、营养状况等内容的评分表 □ 按要求调整护理级别 □ 心理护理	□ 按要求完成跌倒、压疮、ADL 静脉血栓、营养状况等内容的评分表 □ 按要求调整护理级别 □ 心理护理 □ 出院指导（出院带药、复诊时间及注意事项、饮食、运动、血糖监测）
重点医嘱	□ 详见医嘱执行单	□ 详见医嘱执行单
病情变异记录	□ 无 □ 有，原因： 1. 2.	□ 无 □ 有，原因： 1. 2.
护士签名		

（三）患者表单

2 型糖尿病伴多并发症临床路径患者表单

适用对象：第一诊断为 2 型糖尿病伴多并发症（ICD-10：E11.700）

患者姓名：	性别：　年龄：　门诊号：	住院号：
住院日期：　年　月　日	**出院日期：**　年　月　日	**标准住院日：≤18**

时间	住院第 1~3 天	住院第 3~9 天
医患配合	□ 配合询问病史、收集资料，请务必详细告知既往史、用药史、过敏史 □ 配合进行体格检查 □ 有任何不适请告知医师	□ 配合完善相关检查、化验，如采血、留尿、心电图、X 线胸片、超声等 □ 医师与患者及家属介绍病情
护患配合	□ 配合入院测量生命体征、身高、体重，询问大便次数 □ 配合每日生命体征测量及排泄评估 □ 配合完成入院护理评估（简单询问病史、过敏史、用药史、个人史等） □ 配合完成 ADL、跌倒、压疮、静脉血栓、营养等评分表 □ 接受入院宣教（环境介绍、病室规定、订餐制度、贵重物品保管、活动安全注意事项等） □ 接受疾病相关专科知识宣教（低血糖症状及处理措施、药物宣教、检查注意事项宣教等） □ 配合执行探视和陪伴制度 □ 有任何不适请告知护士	□ 配合每日生命体征测量及排泄评估 □ 接受糖尿病自我管理宣教 □ 饮食宣教 □ 运动宣教 □ 血糖控制目标 □ 糖尿病常见并发症 □ 接受药物宣教 □ 接受特殊化验、检查宣教
饮食	□ 遵医嘱饮食	□ 遵医嘱饮食
排泄	□ 正常排尿便	□ 正常排尿便
活动	□ 正常活动	□ 正常活动

时间	住院第9~15天	住院第15~18天 （出院日）
医患配合	□ 配合完善相关检查、化验，如采血、留尿	□ 接受出院前指导 □ 知晓复诊程序 □ 获取出院诊断书
护患配合	□ 配合每日生命体征测量及排泄评估 □ 配合执行探视和陪伴制度 □ 配合跌倒、压疮、ADL 静脉血栓、营养状况等内容的评估 □ 注意活动安全，避免坠床或跌倒 □ 按照医嘱要求接受药物治疗 □ 配合完成临床化验检查 □ 接受药物宣教 □ 接受特殊化验、检查宣教 □ 接受糖尿病自我管理宣教 □ 血糖监测宣教 □ 其他自我监测方式宣教 □ 低血糖宣教（常见诱因及处理原则） □ 糖尿病患者日常生活注意事项 □ 足部护理 □ 使用胰岛素治疗的患者接受胰岛素注射方法的指导	□ 配合完成跌倒、压疮、ADL 静脉血栓、营养状况等内容的评估 □ 接受出院宣教 □ 办理出院手续 □ 复查时间 □ 知晓复印病历程序 □ 服药方法、作用、注意事项 □ 活动休息 □ 饮食 □ 获取出院带药
饮食	□ 遵医嘱饮食	□ 遵医嘱饮食
排泄	□ 正常排尿便	□ 正常排尿便
活动	□ 正常适度活动，避免疲劳	□ 正常适度活动，避免疲劳

附：原表单（2016年版）

2型糖尿病伴多并发症临床路径表单

适用对象：第一诊断为2型糖尿病性肾病（ICD-10：E11.200+）

患者姓名：	性别： 年龄： 门诊号：	住院号：
住院日期： 年 月 日	**出院日期：** 年 月 日	**标准住院日：≤18**

时间	住院第1~3天	住院第3~9天
主要诊疗工作	□ 询问病史与体格检查、完成病历书写 □ 血糖监测 □ 完善项目检查 □ 糖尿病健康教育 □ 营养治疗和运动治疗 □ 药物治疗 □ 上级医师查房，确定进一步诊疗方案 □ 向患者家属初步交代病情	□ 上级医师查房，确定进一步的检查和治疗 □ 完成上级医师查房记录 □ 调整降糖治疗方案 □ 根据相应回报的检查结果调整或维持降压、降尿蛋白、调脂治疗方案 □ 并发症相关检查与治疗
重点医嘱	**长期医嘱：** □ 内科疾病护理常规/糖尿病护理常规 □ 一/二级护理 □ 糖尿病饮食 □ 糖尿病健康宣教 □ 电脑血糖测定4次/天或7次/天 □ 有急性并发症者 □ 记24小时出入量 □ 每1~2个小时测血糖 □ 建立静脉通道 □ 吸氧、重症监护（必要时） **临床医嘱：** □ 血常规、尿常规（包括酮体）、大便常规 □ 血糖谱、肝肾功能、血脂、电解质、血黏度、HbA1c、尿白蛋白测定、糖化血清蛋白或果糖胺、糖耐量试验和同步胰岛素或C肽释放试验 □ 心电图、X线胸片、腹部彩超 □ 并发症相关检查 □ 根据情况进行动态血糖、血压监测等检查项目 □ 静脉补液（必要时） □ 对症处理 □ 必要时请相关科室会诊	**长期医嘱：** □ 糖尿病护理常规 □ 根据情况调整护理级别 □ 糖尿病饮食 □ 口服降糖药或胰岛素的调整 □ 降压药、降尿蛋白药、调脂药及其他药物（必要时）调整 □ 并发症相关检查与治疗 **临床医嘱：** □ 根据病情复查相应检查
主要护理工作	□ 协助患者或其家属完成住院程序，入院宣教 □ 执行医嘱 □ 观察病情并及时向医师汇报 □ 危重病人的特殊处理	□ 糖尿病护理常规 □ 执行医嘱

续 表

时间	住院第 1~3 天	住院第 3~9 天
病情变异记录	□无 □有，原因： 1. 2.	□无 □有，原因： 1. 2.
护士签名		
医师签名		

时间	住院第 9~13 天	住院第 13~15 天 （出院日）
主要诊疗工作	□ 上级医师查房：复查相关指标、治疗效果、治疗方案评估，完成疾病诊断、下一步治疗对策和方案的调整 □ 完成上级医师查房记录 □ 请相关科室协助治疗 □ 确定出院日期	□ 通知出院处 □ 通知患者及其家属出院 □ 向患者交代出院后的注意事项，血糖血压的监测频率，血糖血压及饮食运动情况及记录方法，预约复诊日期 □ 将“出院总结”交给患者 □ 如果患者不能出院，在“病程记录”中说明原因和继续治疗的方案
重点医嘱	**长期医嘱：** □ 糖尿病护理常规 □ 二/三级护理 □ 运动及饮食治疗 □ 降糖药物的调整 □ 改善循环、降脂降压等药物的应用及调整 □ 并发症治疗方案及药物的调整 **长期医嘱：** □ 根据病情下达	**出院医嘱：** □ 出院带药 □ 门诊随诊
主要护理工作	□ 糖尿病护理常规 □ 执行医嘱 □ Ⅱ级预防教育 □ 进行胰岛素治疗者教会患者正确的注射方法 □ 正确的血糖测定方法及记录方法 □ 告知患者低血糖的可能原因及处理原则	□ 协助患者办理出院手续 □ 出院指导：Ⅱ级预防教育，复诊时间及注意事项
病情变异记录	□ 无　□ 有，原因： 1. 2.	□ 无　□ 有，原因： 1. 2.
护士签名		
医师签名		

第四章

糖尿病性周围神经病变临床路径释义

一、糖尿病性周围神经病变编码

1. 卫计委原编码

疾病名称及编码：糖尿病周围神经病变（ICD-10：E14.423+G63.2）

2. 修改编码

疾病名称及编码：糖尿病性周围神经病变（ICD-10：E10.4†/E11.4†/E12.4†/E13.4†/E14.4†）

二、临床路径检索方法

E10.4†/E11.4†/E12.4†/E13.4†/E14.4†

三、糖尿病性周围神经病变标准住院流程

（一）适用对象

适用对象：第一诊断为糖尿病周围神经病变（ICD-10：E14.423+G63.2）。

释义

■ 适用对象编码参见第一部分。

■ 本路径适用对象为临床诊断为糖尿病周围神经病变的患者，如合并糖尿病（颈、胸、腰与骶）根丛神经病变、糖尿病伴中枢神经系统慢性并发症等，需进入其他相应路径。

（二）诊断依据

明确糖尿病病史；在诊断糖尿病时或之后出现的神经病变，临床症状与体征和糖尿病周围神经病变的表现相符；并且以下4项检查中如果任1项异常则诊断为糖尿病周围神经病变；踝反射异常（或踝反射正常、膝反射异常）；针刺痛觉异常；振动觉异常；压力觉异常。

需排除其他病因引起的神经病变，如颈腰椎病变（神经根压迫、椎管狭窄、颈腰椎退行性变）、脑梗死、吉兰-巴雷综合征，排除严重动静脉血管性病变（静脉栓塞、淋巴管炎）等，尚需鉴别药物尤其是化疗药物引起的神经毒性作用以及肾功能不全引起的代谢毒物对神经的损伤。如根据以上检查仍不能确诊，需要进行鉴别诊断的患者，可做神经肌电图检查。

释义

■ 根据《内分泌学高级教程》（宁光，母义明·中华医学会组织．人民军医出版社），《内科学（第3版）》（王辰，王建安·人民卫生出版社）等国内、外临床诊疗指南。

■ 本路径的制定主要参考国内权威参考书籍和诊疗指南。

■ 病史和临床症状是诊断糖尿病周围神经病变的初步依据，但多数患者临床表现呈高度异质性，与所受累的神经纤维和种类有关。自主神经、躯体感觉神经和运动神经均可以受累，由于所累及神经种类、部位、片段、功能与程度不同而临床症状表现有所差异，如弥漫性对称性多神经病变、单神经病变与自主神经病变。临床上多数表现为弥漫性对称性多神经病变，弥漫性多神经病变又分为近端运动神经病变和远端对称性多神经病变。

√近端运动神经病变典型者又称为糖尿病性肌萎缩，见于老年2型糖尿病患者，常表现为严重的神经疼痛，可累及单侧或双侧肢体，缓慢或突然起病，以大腿、髋或骨盆疼痛为主诉，伴下肢近端肌无力，不能从坐姿站立，疼痛常在夜间加重并影响睡眠，运动神经症状如近端大腿无力和肌萎缩伴明显的体重下降，常与远端对称性多神经病变并存，可见自发性或叩诊诱发肌束收缩。

√远端对称性多神经病变为临床最常见的糖尿病神经病变，隐匿起病，也可急性起病，既包括了感觉神经病变，也包括运动神经病变；既可累及神经的小纤维，也可累及大纤维，但以小纤维功能异常较早出现。患者主观疼痛剧烈，除电生理检查异常外，多无阳性体征发现。

√糖尿病自主神经病变可累及全身各器官系统，是糖尿病神经病变中最复杂的一种类型，通过仔细询问病史及自主神经功能检查来发现，其症状也易与其他疾病混淆。主要影响心血管系统、消化系统、泌尿生殖系统、汗腺和瞳孔等。

√单神经病变大多由神经的缺血、梗死或压迫所引起。单根脑神经病变较少见，占糖尿病神经病变1%以下，最常累及第3对脑神经（动眼神经），动眼神经病变的典型临床表现为突然出现复视和眼睑下垂，瞳孔对光反射消失伴有同侧头痛；其次是第6对脑神经（外展神经）易受损。单根脑神经病变的诊断需排除其他潜在而严重的可引起神经病变的因素。

■ 辅助检查对诊断糖尿病周围神经病变有重要参考价值。多以感觉、运动与自主神经功能试验来确定。①感觉神经功能检查：振动觉、触觉、温度感觉、电生理检查等；②运动神经功能检查：腱反射、肢体活动与步态、肌肉有无萎缩及肌电图检查运动神经传导速度及潜伏期；③自主神经功能的检查；④神经活检和（或）肌肉活检病理检查对鉴别诊断有一定的参考价值。

■ 在询问病史、临床症状和体格检查，辅助以感觉、运动与自主神经功能检查后多数可明确诊断。在病史明确、但部分患者临床表现与辅助检查不典型者，亦可进入路径

（三）进入路径标准

1. 第一诊断必须符合糖尿病性周围神经病变（ICD-10：E14.423+G63.2）。

2. 当患者同时具有其他疾病诊断，但在住院期间不需要特殊处理也不影响第一诊断的临床路径流程实施时，可以进入路径。

释义

■ 进入本路径的患者为第一诊断为糖尿病周围神经病变，需除外糖尿病（颈、胸、腰与骶）根丛神经病变以及糖尿病伴中枢神经系统慢性并发症等。

■ 入院后常规检查发现糖尿病微血管病变（视网膜病变、糖尿病肾病）、大中血管病变（高血压、冠状动脉粥样硬化性心脏病、缺血性脑血管病变与下肢周围血管病等）以及其他并发症者，经系统评估后对糖尿病周围神经病变诊断治疗无特殊影响者，亦可进入路径。但可能会增加医疗费用，延长住院时间。

（四）标准住院日

标准住院日≤14 天。

释义

■ 疑诊为糖尿病神经病变的患者入院后，根据病史与临床症状即可进行对症药物治疗 1~2 天，同时进行糖脂代谢、血压的控制与各种心脑血管危险因素的评估，第 2~3 天有关糖尿病周围神经病变的辅助检查完成后，开始对因药物系统治疗，主要观察糖脂代谢控制情况与糖尿病神经病变临床症状的缓解情况以及药物的副作用，总住院时间不超过 14 天符合本路径要求。在获得临床症状初步缓解后出院门诊随诊，建议在门诊进行序贯治疗以巩固疗效。

（五）住院期间的检查项目

1. 必需的检查项目

（1）血常规、尿常规、大便常规。

（2）全天毛细血管血糖谱（三餐前、三餐后、睡前、必要时 0：00am、3：00am 等）。

（3）HbA1c、血浆血糖、肝肾功能、电解质、血脂、血浆蛋白水平、C 反应蛋白、红细胞沉降率。

（4）X 线胸片、心电图、腹部 B 超。

（5）并发症相关检查：尿蛋白/肌酐、24 小时尿蛋白定量、眼底检查、超声心动图、颈动脉、双下肢动脉血管彩超等。

2. 根据患者病情进行的检查项目　双足多普勒血流图测定踝肱比值；肌电图测定神经传导速度、外周神经感觉测定；双下肢 TcPO。

释义

■ 在“1. 必需的检查项目”条款中所列出的项目是最基本的常规检查，进入本路径的糖尿病患者均需完成。血常规、尿常规、大便常规与全天毛细血管血糖谱（三餐前、三餐后、睡前、必要时 0：00am、3：00am 等）可了解糖尿病患者最基本的概况。HbA1c、血浆血糖、肝肾功能、电解质、血脂、血浆蛋白水平、红细胞沉降率、C 反应蛋白等可了解近期（120 天）糖代谢控制情况与评估机体总体情况。X

线胸片、心电图、腹部B超；并发症相关检查：尿蛋白/肌酐、24小时尿蛋白定量、眼底检查、超声心动图、颈动脉、双下肢动脉血管彩超等可评价糖尿病伴发症，以及糖尿病微血管病变、大中血管病变的情况，可用于判断是否影响总体住院时间、费用及其治疗预后。

■ 在“2. 根据患者病情进行的检查项目”中，双足多普勒血流图测定踝肱比值，肌电图测定神经传导速度、外周感觉神经功能测定，双下肢TcPO等项目可用于评价糖尿病患者下肢动脉粥样硬化性闭塞症与糖尿病周围神经病变的相关性以及神经病变的严重程度，亦可用于判断是否影响总体住院时间、费用及其治疗预后等。

（六）治疗方案的选择

选择用药

1. 血糖控制　选择适当的口服降糖药物或胰岛素治疗方案。
2. 神经病变治疗　神经修复；抗氧化应激；改善微循环；改善代谢紊乱；营养神经。
3. 对症治疗　传统抗惊厥药、新一代抗惊厥药、度洛西汀、三环类抗抑郁药物。

释义

■ 糖代谢的控制：“选择适当的口服降糖药物或胰岛素治疗方案”。高血糖毒性与包括糖尿病神经病变在内的微血管并发症关系密切，循证医学业已证实严格控制血糖可有效地降低糖尿病微血管并发症的发病率，糖尿病控制与并发症研究（DCCT）发现，严格血糖控制的糖尿病患者糖尿病神经病变的发生率下降60%，英国前瞻性糖尿病研究（UKPDS）亦证实，良好的血糖控制可以阻止微血管并发症的进展。因此，糖尿病周围神经病变的治疗需要首先达到血糖的良好控制。根据国际和国内糖尿病防治指南，结合患者的血糖水平、并发症和伴发症情况以及机体状态，确定适宜的个体化血糖控制目标和降糖治疗方案。目前大多国际或区域性糖尿病组织多将血糖控制的靶目标推荐为HbA1c< 6.5%。对于糖尿病症状较严重，且空腹血浆血糖波动在13.9~16.7mmol/L、HbA1c>9.0%、伴有体重下降和微血管并发症（如视网膜病变和糖尿病肾病）的糖尿病神经病变患者，早期开始使用胰岛素治疗是较安全和有效的治疗策略。

■ 神经病变的对因治疗：“神经修复；抗氧化应激；改善微循环；改善代谢紊乱；营养神经”等措施大多针对糖尿病神经病变的对因治疗手段。

√糖尿病神经病变与氧化应激关系密切：氧化应激导致神经损伤是糖尿病神经病变发病机制之一。抗氧化应激治疗药物可通过减少循环中氧化应激的产物，改善神经组织的缺血缺氧等机制而起到病因治疗的作用。抗氧化应激治疗药物α-硫辛酸已被多项循证医学临床研究荟萃分析证明可明显改善糖尿病周围神经病变的临床症状，增加神经传导速度。

√神经营养与修复治疗：甲钴胺和维生素 B_{12} 是主要的神经营养修复治疗药物。甲钴胺是蛋氨酸合成酶的辅酶，较非活性维生素 B_{12} 更易进入神经细胞内。蛋氨酸合成酶促进髓鞘的主要成分卵磷脂的合成，与髓鞘、核糖体膜、线粒体膜、突触及受体等的功能有关，可促进神经元内核酸和蛋白质的合成，改善神经元和施万细胞的代谢合成，促进神经元轴突的生长，使轴突分叉增多，有助于恢复郎飞结结间长度，促进轴浆的传递速度，改善神经传导速度。甲钴胺还可以增加乙酰胆碱等神经递质的代谢活性，恢复被减少的神经传递物质。同时可考虑联用脑苷肌肽，协助神经的修复与再生，提高神经病变治疗效率。

√醛糖还原酶抑制剂治疗：醛糖还原酶抑制剂通过可逆性抑制醛糖还原酶而发挥作用。醛糖还原酶的活性减少后可以降低山梨醇和果糖在神经细胞内的堆积，恢复肌醇及钠-钾 ATP 酶活性，抑制蛋白激酶 C 信号通路、增加内皮细胞一氧化氮的生成，抑制高糖介导的中性粒细胞、内皮细胞黏附及内皮黏附因子的表达，减少糖尿病患者羧甲基赖氨酸产物及其前体物质水平。现阶段我国在应用的醛糖还原酶抑制剂是依贝司他。

√改善微循环治疗：改善微循环药物可以提高神经细胞的供血供氧。常用药物为前列腺素 E 及其类似物（如前列地尔注射液）、己酮可可碱、西洛他唑、胰激肽释放酶、山莨菪碱和活血化瘀类中成药如木丹颗粒、血塞通软胶囊（含三七总皂苷 60mg）等。但各种药物的作用机制、用法及副作用不同，可酌情选用。

■ 神经病变的对症治疗：包括“传统抗惊厥药、新一代抗惊厥药、三环类抗抑郁药物、新型抗抑郁药”等。抗抑郁药用于对症治疗糖尿病痛性神经病变的作用机制是通过抑制神经突触前膜对去甲肾上腺素和（或）5-羟色胺的再摄取，使突触后受体部位有效神经递质的浓度增加以及对 N-甲基-D-天冬氨酸（NMDA）受体的拮抗作用，影响内啡肽介导的疼痛调节通路，激活内源性镇痛系统，提高疼痛的阈值，从而缓解疼痛。这类药物除缓解疼痛外，还改善糖尿病痛性神经病变患者的抑郁情绪。

√三环类抗抑郁药物：包括阿米替林、丙米嗪等，目前有些国家和地区仍把三环类抗抑郁药作为糖尿病神经病变的对症治疗一线药物。较适用于夜间痛觉过敏、失眠的患者。主要副作用为抗胆碱能和抗组胺副作用，如嗜睡、口干、视物模糊、便秘、直立性低血压、心律不齐等。需强调的是：三环类抗抑郁药并不作为首选，需个体化，小剂量开始，需要权衡副作用与治疗获益间的关系。

√新型抗抑郁药：新型的抗抑郁药对于除 5-羟色胺以外的其他受体几乎没有影响，因而避免了很多不良反应，副作用较三环类抗抑郁药少，无心脏毒性和抗胆碱效应。常见的新型抗抑郁药有帕罗西汀、文拉法辛、度洛西汀、西肽普兰、氟西汀等，均能不同程度地缓解糖尿病痛性神经病变的疼痛症状，但起效慢，需 3~4 周，适用于伴有焦虑症的糖尿病神经病变慢性疼痛，目前有循证医学证据表明文拉法辛可改善糖尿病痛性神经病变的疼痛症状。

√细胞膜稳定药：此类药物通过阻断钠离子通道而稳定神经细胞膜，减少损伤细胞的异常放电，减弱痛觉受体的敏感性，降低中枢神经系统的兴奋性。常用的细胞膜稳定药有利多卡因、美西律、苯妥英钠、卡马西平、加巴喷丁、普瑞巴林等。对痛超敏的锐痛、灼痛、触电样痛的治疗有效。细胞膜稳定药对神经源性疼痛的治疗效果优于阿片类药物。

（七）出院标准

1. 临床病情已稳定　血糖控制达标。
2. 院外能够监护和治疗者。
3. 良好的后续计划，包括调节血糖指导和门诊能适当随访者。

释义

■ 患者出院前应完成所有必需检查项目，且开始对症与对因药物治疗，采用疼痛数字量表判断糖尿病神经病变的临床症状是否减轻或明显改善，有无明显药物不良反应。出院后除监控血糖等糖尿病综合控制指标的达标外，应继续进行有关糖尿病周围神经病变的对因药物序贯治疗以维持疗效和改善生活质量。

（八）变异及原因分析

1. 出现急性并发症（低血糖昏迷、高渗性昏迷、酮症酸中毒、乳酸酸中毒等），则按相应路径或指南进行救治，退出本路径。
2. 出现急性合并症（合并急性心肌梗死、急性脑梗死、下肢动脉栓塞、肺栓塞、重症肺炎等），则按相应路径或指南进行治疗，退出本路径。
3. 出现严重的糖尿病慢性并发症（糖尿病肾病，眼部、心血管、神经系统并发症，皮肤病变）或合并其他感染，导致住院时间延长、住院费用增加。

释义

■ 按本路径标准治疗方案如患者糖尿病周围神经病变症状改善不明显，临床检查发现同时合并糖尿病急性并发症和或出现急性合并症（如低血糖昏迷、高渗性昏迷、酮症酸中毒、乳酸酸中毒等和或合并急性心肌梗死、急性脑梗死、下肢动脉栓塞、肺栓塞、重症肺炎等），需立即调整治疗方案，则退出本路径，按糖尿病急性并发症和或急性合并症相应路径或指南进行治疗。

■ 如按本路径标准治疗方案，即使患者周围神经病变症状已获得明显改善，但临床检查发现合并存在严重的糖尿病慢性并发症（如糖尿病肾病、视网膜病变、心血管及中枢神经系统并发症、皮肤病变）或合并其他感染，需调整治疗方案，则退出本路径，按糖尿病慢性并发症相应路径或指南进行治疗。

■ 认可的变异原因主要是指患者入选本路径后，在检查及治疗过程中发现患者合并存在事前未预知的、对本路径治疗可能产生影响的情况，需要中止执行路径或延长治疗时间、增加治疗费用。医师需在表单中明确说明。

■ 因患者方面的主观原因导致执行路径出现变异，需医师在表单中予以说明。

四、糖尿病周围神经病变临床路径给药方案

【用药选择】

1. 糖尿病神经病变的对症治疗药物　常用的对症治疗药物有抗抑郁药、抗惊厥药、罂粟碱类镇痛药、局麻药等。

（1）三环类抗抑郁药：阿米替林、丙米嗪等，常需 2~3 周起效，有效药物剂量因人而异，

有效剂量多为 25~150mg/d。为避免不良反应发生，通常从小剂量 12.5mg/d，睡前服用开始，逐渐加量至有效剂量，分 2~3 次服用。

（2）新型抗抑郁药：帕罗西汀、文拉法辛、度洛西汀、西肽普兰、氟西汀等均能不同程度地缓解 PDN 疼痛，但起效慢，需 3~4 周，每日 1 次，或在临床心理科医师指导下使用。

（3）细胞膜稳定药：利多卡因、美西律、苯妥英钠、卡马西平、加巴喷丁、普瑞巴林等。卡马西平 0.1~0.2g 每日 2 次；加巴喷丁有效缓解疼痛及减少睡眠障碍的有效剂量为 1800~3600mg/d；利多卡因 50~100mg/h 静脉持续泵入或静滴［5~10mg/（kg·h），血药浓度 1~3ng/L，可获得显著镇痛效果］，4~6 小时缓解后可改结构和作用类似的慢心律（美西律）口服，150mg/d 起始，最大剂量 450mg/d，分 3 次口服。

（4）罂粟碱类镇痛药：常见的有曲马多、可待因、羟考酮、美沙酮等，须慎重选择且个体化使用。

（5）局部镇痛治疗药物：常用外用局部镇痛药物有硝酸异山梨酯喷雾剂、三硝酸甘油酯贴膜剂、5%的利多卡因贴片；辣椒素用法是取 1~3 茶勺辣椒粉与一罐冷奶油混合后涂在疼痛皮肤表面（或 0.075%辣椒素），开始时症状可能加重，但 2~3 周后即可缓解。

2. 糖尿病神经病变的对因治疗药物

（1）抗氧化应激治疗药物：α-硫辛酸 600mg/d，静脉滴注，共 1~2 周，出院后再继续序贯口服α-硫辛酸 600mg，3 次/天，1~2 个月，或个体化治疗。

（2）神经营养与修复治疗：甲钴胺可采用静滴、肌注、口服序贯治疗。静脉滴注，500~1000μg/d，14 天为一疗程；肌内注射，500μg/d，14 天或更长为一疗程；最后改为口服 500μg，3 次/天；1~2 个月，或个体化治疗。脑苷肌肽可采用静脉滴注、肌内注射治疗。静脉滴注，一次 5~20ml/d，14 天为一疗程；肌内注射，4~8ml/d。

（3）醛糖还原酶抑制剂：依帕司他 50mg 口服，3 次/日，1~2 个月，或个体化治疗。

（4）改善微循环药物：前列地尔注射液，用法 10μg 稀释后静滴或入壶静注，1 次/天，14 天为一疗程。其他如己酮可可碱、阿司匹林、噻氯匹定、西洛他唑、胰激肽释放酶、山莨菪碱、活血化瘀中成药等可酌情选用，如血塞通软胶囊（含三七总皂苷 60mg）。

【药学提示】

1. 三环类抗抑郁药的主要副作用为抗胆碱能和抗组胺副作用，如嗜睡、口干、视物模糊、便秘、直立性低血压、心律不齐等。需强调的是：三环类抗抑郁药并不作为首选，需个体化，小剂量开始，需要权衡副作用与治疗获益间的关系。禁忌证有心脏疾病或心律不齐、青光眼、前列腺增生、惊厥和自杀倾向等。

2. 加巴喷丁的应用目前临床报道较多，其有效缓解疼痛及减少睡眠障碍的有效剂量为 1800~3600mg/d，副作用主要是头晕、嗜睡、头痛、腹泻、恶心等。卡马西平的主要副作用为药物过敏、严重者可出现剥脱性皮炎等严重不良反应，还可以出现白细胞/粒细胞减少、肝功能受损等，需常复查血常规、肝功能等。

3. 利多卡因需要心电图持续监护和血浆药物浓度监测以减少药物毒性，P-R 间期和 QRS 延长为首要毒性体征，有心电传导异常者禁用。

4. 罂粟碱类镇痛药的最常见副作用是镇静、便秘、恶心和呕吐及药物成瘾。一般在非鸦片类药物治疗失败后才可酌情考虑应用阿片类药物或临时应用于间断性剧烈疼痛的糖尿病痛性神经病变者，需个体化。须签署知情同意书。

5. 局部镇痛治疗药物治疗时应戴手套避免与口、眼、外生殖道黏膜接触。主要用于疼痛部位相对比较局限时，如小纤维受损表现为局部表浅、呈烧灼样、刀割样剧疼。可高度选择性地作用于感觉神经元无髓鞘细胞纤维及具有极薄髓鞘的神经纤维，缓解从周围神经传向中枢神经的疼痛刺激，减少疼痛物质的释放。

6. α-硫辛酸不良反应主要为剂量依赖性的恶心，治疗期间需密切监测糖尿病患者的临床症状变化，在最初输注时需密切观察药物过敏等不良反应，有患者对 α-硫辛酸注射液中赋形剂过敏，可出现心悸、胸闷、出汗、呼吸困难等症状，严重者可出现过敏性休克症状，需高度重视。前列地尔注射液的主要副作用也为药物过敏性等不良反应，输注过程中应关注可能出现的任何临床症状。

7. 抗血小板聚集及血管扩张药物主要副作用为出血、消化系统症状如恶心等不适。

8. 依帕司他主要副作用为消化系统症状如恶心等不适。

【注意事项】

1. α-硫辛酸与甲钴胺的在药物配伍与输注全过程中药物须避光处理。

2. 应注意对症与对因药物治疗有效的基础是糖尿病高血糖毒性的有效控制以及糖尿病基础疾病综合达标。

五、推荐表单

（一）医师表单

糖尿病性周围神经病变医师表单

适用对象：第一诊断为糖尿病性周围神经病变（ICD-10：E14.423+G63.2）

患者姓名：	性别：　　年龄：　　门诊号：	住院号：
住院日期：　　年　月　日	出院日期：　　年　月　日	标准住院日：≤14

时间	住院第1天	住院第2~11天	住院第12~14天 （出院日）
主要诊疗工作	□ 询问病史及体格检查 □ 完成病历书写 □ 完善检查 □ 神经病变体征（感觉/运动/自主神经病变）的观察 □ 疼痛数字量表的测定 □ 上级医师查房与病情评估 □ 初步确定治疗方案	□ 上级医师查房 □ 明确诊断 □ 完成必要的相关科室会诊 □ 复查相关异常检查 □ 注意病情变化 □ 神经病变体征（感觉/运动/自主神经病变）的观察 □ 疼痛数字量表的测定 □ 调整治疗	□ 上级医师查房，明确是否出院 □ 神经病变体征（感觉/运动/自主神经病变）的观察 □ 疼痛数字量表的测定 □ 完成出院记录、病案首页、出院证明书等 □ 向患者交代出院后的注意事项
重点医嘱	**长期医嘱：** □ 内科护理常规 □ 二级护理 □ 糖尿病饮食 □ 毛细血管5~7点血糖谱、必要时监测0am和凌晨3am血糖 □ 胰岛素治疗 □ 口服降血糖药物治疗 □ 周围神经病变用药 □ 对症用药 **临时医嘱：** □ 血常规、尿常规、大便常规 □ 肝肾功能、血浆白蛋白、电解质、血糖、血脂、血沉、C反应蛋白 □ HbA1c □ 尿白蛋白肌酐比值、24小时尿蛋白 □ 腹部B超 □ 周围血管（动脉、静脉B超） □ X线胸片、心电图、心动超声 □ 眼底检查 □ 可选项目：双足多普勒血流图测定踝肱比值、肌电图测定神经传导速度、外周神经感觉测定、双下肢TcPO	**长期医嘱：** □ 内科护理常规 □ 二级护理 □ 糖尿病饮食 □ 调整胰岛素治疗 □ 口服降血糖药物剂量和（或）种类的调整 □ 周围神经病变药物剂量和（或）种类的调整 □ 对症用药 **临时医嘱：** □ 根据病情补充相关检测 □ 根据病情补充相关治疗	**出院医嘱：** □ 出院带药 □ 门诊随访与预约复诊

续　表

时间	住院第 1 天	住院第 2～11 天	住院第 12～14 天 （出院日）
主要护理工作	□ 介绍病房环境、设施和设备 □ 入院护理评估	□ 病情观察 □ 观察治疗反应	□ 指导患者办理出院手续
病情变异记录	□ 无　□ 有，原因： 1. 2.	□ 无　□ 有，原因： 1. 2.	□ 无　□ 有，原因： 1. 2.
护士签名			
医师签名			

（二）护士表单

糖尿病周围神经病变临床路径护士表单

适用对象：第一诊断为糖尿病性周围神经病变（ICD-10：E14.423+G63.2）（无并发症患者）

患者姓名：	性别：　年龄：　门诊号：	住院号：
住院日期：　年　月　日	**出院日期：**　年　月　日	**标准住院日：≤14**

时间	住院第1天	住院第2~11天	住院第12~14天（出院日）
健康宣教	□ 入院宣教 □ 介绍主管医师、护士 □ 介绍环境、设施 □ 介绍住院注意事项 □ 介绍探视和陪伴制度 □ 介绍贵重物品制度	□ 糖尿病与治疗药物宣教 □ 糖尿病慢性并发症专科检查前宣教 □ 宣教检查前准备及检查后注意事项 □ 告知检查后饮食 □ 告知患者在检查中配合医师 □ 主管护士与患者沟通，消除患者紧张情绪 □ 告知检查后可能出现的情况及应对方式 □ 告知各种药物治疗的注意事项与可能副作用	□ 出院宣教 □ 复查时间 □ 服药方法 □ 指导糖尿病饮食与运动 □ 指导办理出院手续
护理处置	□ 核对患者，佩戴腕带 □ 建立入院护理病历 □ 协助患者留取各种标本 □ 测量体重	□ 协助医生完成糖尿病慢性并发症检查前的相关化验 □ 检查前准备 □ 禁食禁水	□ 办理出院手续 □ 书写出院小结
基础护理	□ 三级护理 □ 晨晚间护理 □ 血糖血压管理 □ 患者安全管理	□ 三级护理 □ 晨晚间护理 □ 血糖血压管理 □ 患者安全管理	□ 三级护理 □ 晨晚间护理 □ 协助或指导糖尿病饮食 □ 协助或指导活动 □ 患者安全管理
专科护理	□ 护理查体 □ 病情观察 □ 需要时，填写跌倒及压疮防范表 □ 需要时，请家属陪伴 □ 确定糖尿病饮食种类 □ 心理护理	□ 病情观察 □ 神经病变症状的观察 □ 神经病变体征（感觉/运动/自主神经病变）的观察 □ 疼痛数字量表的测定 □ 血糖血压管理 □ 遵医嘱完成相关检查 □ 心理护理	□ 病情观察 □ 神经病变症状的观察 □ 神经病变体征（感觉/运动/自主神经病变）的观察 □ 疼痛数字量表的测定 □ 血糖血压管理 □ 出院指导（需要治疗后复查神经病变相关检查） □ 心理护理

续 表

时间	住院第 1 天	住院第 2~11 天	住院第 12~14 天 （出院日）
重点医嘱	□ 详见医嘱执行单	□ 详见医嘱执行单	□ 详见医嘱执行单
病情变异记录	□ 无 □ 有，原因： 1. 2.	□ 无 □ 有，原因： 1. 2.	□ 无 □ 有，原因： 1. 2.
护士签名			

（三）患者表单

糖尿病周围神经病变临床路径患者表单

适用对象：第一诊断为糖尿病性周围神经病变（ICD-10：E14.423+G63.2）（无并发症患者）

患者姓名：	性别：　　年龄：　　门诊号：	住院号：
住院日期：　　年　月　日	出院日期：　　年　月　日	标准住院日：≤14

时间	住院第1天	住院第2~11天	住院第12~14天 （出院日）
医患配合	□ 配合询问病史、收集资料，请务必详细告知既往史、用药史、过敏史 □ 配合进行体格检查 □ 有任何不适请告知医师 □ 遵医嘱配合相关药物治疗	□ 配合完善糖尿病与糖尿病慢性并发症相关检查、如采血、留尿、心电图、X线胸片、B超等 □ 医师与您及家属介绍病情及各种检查谈话、相关检查前签字 □ 遵医嘱配合相关药物治疗、体格检查、疼痛数字量表测定 □ 有任何不适请告知医师	□ 医师与患者及家属介绍病情控制情况及各种检查结果 □ 医师与患者及家属介绍病情预后和出院后注意事项 □ 医师与患者及家属安排预约复诊 □ 继续遵医嘱配合相关药物治疗、体格检查、疼痛数字量表测定 □ 有任何不适请告知医师
护患配合	□ 配合测量体温、脉搏、呼吸3次，血压、体重1次 □ 配合完成入院护理评估（简单询问病史、过敏史、用药史） □ 接受入院宣教（环境介绍、病室规定、订餐制度、贵重物品保管等） □ 配合执行探视和陪伴制度 □ 有任何不适请告知护士 □ 遵医嘱配合相关药物治疗	□ 配合测量体温、脉搏、呼吸3次，询问大便1次 □ 接受检查前宣教 □ 接受饮食与运动健康宣教 □ 接受药物宣教 □ 遵医嘱配合相关药物治疗与检查 □ 有任何不适请告知医师/护士	□ 配合测量体温、脉搏、呼吸3次，询问大便1次 □ 配合出院指导（预约复查与神经病变相关检查） □ 有任何不适请告知护士
饮食与嗜好	□ 遵医嘱糖尿病饮食 □ 禁烟 □ 禁酒	□ 遵医嘱糖尿病饮食 □ 禁烟 □ 禁酒	□ 遵医嘱糖尿病饮食 □ 禁烟 □ 禁酒
排泄	□ 正常排尿便	□ 正常排尿便	□ 正常排尿便
活动	□ 医护指导下正常活动	□ 医护指导下正常活动	□ 医护指导下正常活动

附：原表单（2016年版）

糖尿病性神经周围神经病变临床路径表单

适用对象：第一诊断为糖尿病性周围神经病变（ICD-10：E14.423+G63.2）

患者姓名：	性别：　　年龄：　　门诊号：	住院号：
住院日期：　　年　月　日	出院日期：　　年　月　日	标准住院日：≤14

时间	住院第1天	住院第2~11天	住院第12~14天 （出院日）
主要诊疗工作	□ 询问病史及体格检查 □ 完成病历书写 □ 完善检查 □ 上级医师查房与病情评估 □ 初步确定治疗方案	□ 上级医师查房 □ 明确诊断 □ 完成必要的相关科室会诊 □ 复查相关异常检查 □ 注意病情变化 □ 调整治疗	□ 上级医师查房，明确是否出院 □ 完成出院记录、病案首页、出院证明书等 □ 向患者交代出院后的注意事项
重点医嘱	**长期医嘱：** □ 内科护理常规 □ 二级护理 □ 糖尿病饮食 □ 毛细血管5~7点血糖谱、必要时监测0am和凌晨3am血糖 □ 胰岛素治疗 □ 口服降血糖药物治疗（必要时） □ 周围神经病变用药 □ 对症用药 **临时医嘱：** □ 血常规、尿常规、大便常规 □ 肝肾功能、血浆蛋白、电解质、血糖、血脂、血沉、C反应蛋白 □ HbA1c □ 尿蛋白肌苷比值、24小时尿蛋白 □ 腹部B超 □ 周围血管（动脉、静脉B超） □ X线胸片、心电图、心动超声 □ 眼底检查 □ 可选项目：双足多普勒血流图测定踝肱比值、肌电图测定神经传导速度、外周神经感觉测定、双下肢TcPO	**长期医嘱：** □ 内科护理常规 □ 二级护理 □ 糖尿病饮食 □ 调整胰岛素治疗 □ 口服降血糖药物剂量和（或）种类的调整 □ 周围神经病变药物剂量和（或）种类的调整 □ 对症用药 **临时医嘱：** □ 根据病情补充相关检测 □ 根据病情补充相关治疗	**出院医嘱：** □ 出院带药 □ 门诊随访

续 表

时间	住院第1天	住院第2~11天	住院第12~14天 (出院日)
主要护理工作	□ 介绍病房环境、设施和设备 □ 入院护理评估	□ 病情观察 □ 观察治疗反应	□ 指导患者办理出院手续
病情变异记录	□ 无 □ 有，原因： 1. 2.	□ 无 □ 有，原因： 1. 2.	□ 无 □ 有，原因： 1. 2.
护士签名			
医师签名			

第五章

糖尿病足病临床路径释义

一、糖尿病足病编码

1. 卫计委原编码

疾病名称与编码：糖尿病足病（ICD. 10：E14. 601）

2. 修改编码

疾病名称与编码：糖尿病足病（ICD-10：E10. 503-E10. 505、E11. 503-E11. 505）

二、临床路径检索方法

E10. 503/ E10. 504/E10. 505/E11. 503/ E11. 504/E11. 505

三、糖尿病足病标准住院流程

（一）适用对象

适用对象：第一诊断为糖尿病足病（ICD-10：E14. 601）。

释义

■ 适用对象编码参见第一部分。

■ 本路径适用对象为临床诊断为糖尿病足的患者，如合并心功能不全、急性或亚急性心肌梗死、急性或亚急性脑梗死等合并症，需进入其他相应路径。

（二）诊断依据

根据《糖尿病足国际临床指南》（国际糖尿病足工作组，2003 年、2011 年）、《临床治疗指南·内分泌及代谢性疾病分册》（中华医学会，人民卫生出版社，2009 年）、《临床技术操作规范·内分泌及代谢性疾病分册》（中华医学会，人民军医出版社，2009 年）、《糖尿病足感染诊断和治疗的临床实用指南》（美国感染疾病协会，2012 年）、《糖尿病诊疗标准（2012）版》（美国糖尿病协会，2015 年）。

1. 有糖尿病病史。

2. 具备糖尿病足病的特点　既往有溃疡、截肢、持续治疗等病史（包括血管重建）；下肢远端神经异常；不同程度的周围血管病变；足部感染、溃疡和（或）深层组织坏。感染的诊断应根据炎症的临床表现，而不仅仅依靠培养的结果。应在去除胼胝和坏死组织后。根据创面的范围和深度以及全身情况评价感染的严重程度。

释义

■ 本路径的制订主要参考国内外权威参考书籍和诊疗指南。

■ 病史和临床症状是诊断糖尿病足的初步依据，为发生于糖尿病患者局部神经异常、下肢远端外周血管病变相关的足感染、溃疡和（或）深层组织破坏。临床常见表现为蜂窝织炎、浅表感染、深部感染、骨髓炎、溃疡和（或）坏疽等。

（三）治疗方案的选择

根据《糖尿病足国际临床指南》（国际糖尿病足工作组，2003 年、2011 年）、《临床治疗指南·内分泌及代谢性疾病分册》（中华医学会，人民卫生出版社，2009 年）、《临床技术操作规范·内分泌及代谢性疾病分册》（中华医学会，人民军医出版社，2009 年）、《糖尿病足感染诊断和治疗的临床实用指南》（美国感染疾病协会，2012 年）、《糖尿病诊疗标准（2012）版》（美国糖尿病协会，2015 年）。

1. 基本治疗　糖尿病饮食调整，停止吸烟、减轻压力和溃疡保护等。
2. 药物治疗　根据病情选择胰岛素和其他口服或注射降糖药物、抗生素、扩张血管改善血液循环和抗凝抗血小板药物、神经病变治疗药物以及降压、调脂等合并症药物等。
3. 足部局部处理　切开引流、物理及生物清创、换药、负压吸引治疗等。
4. 必要时下肢动脉介入治疗。
5. 必要时足部清创手术治疗。

释义

■ 本病确诊后即应开始综合性治疗，包括内科基本治疗、药物治疗及足部局部创面处理，目的在于减少危险因素、控制感染、促进创面愈合、防止足病复发。

■ 内科一般治疗包括生活方式调整：患足减压制动，糖尿病饮食，戒烟戒酒。

■ 药物治疗主要包括胰岛素控制血糖、阿司匹林抗血小板、前列地尔改善循环以及抗感染治疗等，具体治疗方案参见“（七）药物治疗方案”。

（四）标准住院日

标准住院日为≤28 天。

（五）进入路径标准

1. 第一诊断必须符合糖尿病足病疾病编码（ICD-10：E14.601）。
2. 当患者同时具有其他疾病诊断，但在住院期间不需要特殊处理也不影响第一诊断的临床路径流程实施时，可以进入路径。

释义

■ 进入本路径的患者为第一诊断为糖尿病足，需除外合并心功能不全、急性或亚急性心肌梗死、急性或亚急性脑梗死等严重合并症。

■ 入院后常规检查发现有基础疾病，如高血压、冠状动脉粥样硬化性心脏病、肝肾功能不全等，经系统评估后对糖尿病足病诊断治疗无特殊影响者可进入路径。但可能增加医疗费用、延长住院时间。

（六）住院期间的检查项目

1. 必需的检查项目

（1）血常规、尿常规、大便常规。

（2）全天毛细血管血糖谱（三餐前、三餐后、睡前、必要时 0am、3am）。

（3）血糖、肝肾功能、电解质、血脂谱、血浆蛋白水平、C 反应蛋白、红细胞沉降率、降钙素原。

（4）糖化血红蛋白。

（5）足溃疡创面细菌培养+药物敏感试验。

（6）双足 X 线片、X 线胸片、心电图、腹部超声。

（7）并发症相关检查：尿白蛋白/肌酐、24 小时尿蛋白定量、眼底检查、超声心动图、下肢动脉血管彩超、颈动脉血管彩超等。

2. 根据患者病情进行的检查项目

（1）双足多普勒血流图测定踝肱比值。

（2）肌电图测定神经传导速度、外周神经感觉测定。

（3）双下肢 $TcPO_2$ 测定。

（4）血培养+药物敏感试验。

（5）双足磁共振（MRI）。

（6）双下肢动脉多排螺旋 CT 血管成像（CTA）或磁共振血管成像（MRA）。

（七）药物治疗方案

1. 降糖药物治疗方案选择及剂量调整　根据病情选择胰岛素和其他口服或注射降糖药物。

2. 抗生素使用方案的选择　根据病情选择适当的抗生素。

3. 扩张血管抗凝抗血小板药物使用方案的选择　针对动脉血管闭塞应用扩张血管改善血液循环和抗凝药物。

4. 神经病变治疗药物。

5. 常见伴随疾病的药物治疗（如高血压、冠心病、陈旧脑梗死等）　根据伴随疾病情况选择适当的药物及治疗方案。

释义

■ 糖尿病足的病理生理变化包括肢端缺血、神经病变、微循环障碍、伤口和感染，故而糖尿病足的治疗是综合性的治疗，要做好对血糖的控制、血液循环的改善、下肢血运重建、感染的控制、溃疡修复的治疗。

■ 国内研究发现：糖尿病足是以混合型为主，其次为缺血型，而单纯神经型比较少见。对于神经病变目前尚缺乏有效的治疗手段，而对于缺血型病变则可以通过重建下肢血流，大多数患者可以达到一定疗效；即使混合型病变，如果血流重建成功，其神经病变也可得到部分缓解。

■ 糖尿病下肢缺血患者中有不少血液高凝状态，可以采用抗凝措施，以防止血栓形成。低分子量肝素可以灭活凝血酶，促进血管内皮释放组织型纤溶酶原激活物（t-PA），增强纤溶活性，也有抑制血小板活性作用，抑制血栓形成，但不影响血小板聚集和凝血因子Ⅰ与血小板的结合，在控制血栓形成方面效果显著。

■ 抗血小板治疗：阻止血小板聚集，预防血栓形成。常用药物有阿司匹林、西洛他唑、沙格雷酯、硫酸氢氯吡格雷片等。

■ 扩血管药物：扩血管的目的是降低外周血管阻力，有延长移植血管、PTA 或（和）支架的通畅时间，并有利于干细胞的分化。前列腺素 E_1（前列地尔）能够迅速改善糖尿病患者周围血管管径、血流量和相关症状，有良好治疗作用。10μg/d 静脉输注，20 天为一个疗程。

■ 抗生素使用首先选择合适抗菌药物，根据微生物的实验室结果调整治疗，骨活检和培养是重要的根据。抗菌药物的疗程、种类和应用途径要根据患者情况决定，并且需要评价是否存在耐药菌的存在。对于局部应用抗菌药物治疗仍然未能够被指南采用。抗菌药物治疗中提倡必要的药学监测。如抗菌药物应用时要根据药物特点选择应用次数。如亚胺培南/西司他丁钠为时间依赖性药，要每天多次用药，保持合理滴注时间。尤其是要根据肾脏功能给予个体化治疗方案。

（八）出院标准

1. 临床病情已稳定。
2. 局部清创已经完成。
3. 血糖控制达标。
4. 后续治疗计划明确。

释义

■ 患者出院前应完成所有必需检查项目，且经药物治疗后，血糖控制良好，感染控制，观察糖尿病足创面是否愈合或稳定，有无明显药物相关不良反应。

（九）变异及原因分析

1. 出现急性并发症（低血糖昏迷、高渗性高血糖昏迷、酮症酸中毒、乳酸酸中毒等），退出本路径。
2. 出现急性合并症（合并急性心肌梗死、急性脑梗死、下肢动脉栓塞、肺栓塞、重症肺炎等），退出本路径。
3. 出现严重的糖尿病慢性并发症（糖尿病肾病、增殖期视网膜病变、心血管、神经系统并发症、皮肤病变）或合并其他感染，导致住院时间延长、住院费用增加。

释义

■ 按标准治疗方案如患者发现其他严重基础疾病，需调整药物治疗或继续其他基础疾病的治疗，则中止本路径；治疗过程中出现急性心脑血管意外、感染性休克、消化道出血、缺血坏死性肠炎等并发症时，需转入相应路径。

■ 认可的变异原因主要是指患者入选路径后，在检查及治疗过程中发现患者合并存在事前未预知的、对本路径治疗可能产生影响的情况，需要中止执行路径或延长治疗时间、增加治疗费用。医师需在表单中明确说明。

■ 因患者方面的主观原因导致执行路径出现变异，需医师在表单中予以说明。

（十）参考费用标准

糖尿病足病患者个体差异性较大，住院费用差异也较大。糖尿病病程长短，足部溃疡深度、感染及缺血程度，以及并发症严重程度均明显影响住院时间及住院费用。

四、糖尿病足病给药方案

【用药选择】

1. 降糖药物治疗方案　①三餐前短效（或速效）和睡前中效（长效或长效类似物）胰岛素方案；②三餐前短效和早晚餐前中效胰岛素方案；③预混胰岛素注射方案；④胰岛素泵持续皮下胰岛素注射（糖尿病足感染期间建议使用）。

2. 抗生素使用方案的选择　有皮肤感染的表浅溃疡，经验性口服针对金黄色葡萄球菌、链球菌的抗生素。深部（可能威胁肢体）感染的溃疡，初始经验性静脉使用广谱抗生素治疗，针对革兰阳性菌和革兰阴性细菌，包括厌氧菌。骨髓炎治疗：起始静脉抗生素治疗，例如，氨苄西林+头孢哌酮、替卡西林+克拉维酸、阿莫西林+克拉维酸、克林霉素+一种喹诺酮、克林霉素+第二代或第三代头孢类抗生素、甲硝唑+一种喹诺酮。静脉用抗生素持续到炎症反应的临床体征减少，接着口服抗生素。有不可清除的感染组织情况下，口服服抗生素应持续 3~6 个月。

3. 抗凝药物使用方案的选择　血管重建后，大多数患者选择使用华法林、阿司匹林等药物抗凝、抗血小板治疗来保持血管的通畅，重建近远期用药不同，遵血管重建后用药指南使用。

【药学提示】

1. 胰岛素　副作用相对较少，主要包括低血糖、过敏、水肿、体重增加。

2. 阿司匹林　常见的不良反应为胃肠道反应，如腹痛和胃肠道轻微出血，偶尔出现恶心、呕吐和腹泻。小剂量阿司匹林能减少尿酸的排泄，对易感者可引起痛风发作。极少数病例在长期服用阿司匹林肠溶片后由于胃肠道隐匿性出血导致贫血，出现黑便（严重胃出血的症状），出现眩晕和耳鸣（特别是儿童和老人）可能为严重的中毒症状。一旦出现副作用，应立即停药并通知医生，以便医生能判断副作用的程度并采取必要的措施。

3. 克林霉素　最常见的不良反应是胃肠道反应，假膜性肠炎是最严重的并发症。偶可发生白细胞减少、中性粒细胞减少、嗜酸性粒细胞增多和血小板计数减少等；罕见再生障碍性贫血。另外还可发生皮疹、荨麻疹、瘙痒，高过敏反应。少数患者在应用克林霉素后会出现血清转氨酶升高及黄疸，多数为一过性，停药后即可消失。长期静脉滴注可能会引起血栓性静脉炎。

4. 喹诺酮类　全身性损害为报道最多的不良反应。在严重病例中，全身性损害主要表现为过敏样反应和过敏性休克，其他包括发热、寒战、多汗、乏力、水肿等。另外还包括腱断裂或者肌腱炎，主动脉夹层和主动脉瘤，肾损害，肝损害，精神/神经系统损害，光敏反应等。司帕沙星较常见出现光敏反应。莫西沙星的肝损害更为多见。另外喹诺酮类药物可能引起血糖异常，加替沙星引起血糖异常等不良反应已分别在《药品不良反应信息通报》中进行了警示，该产品已禁用于糖尿病患者。皮肤损害包括剥脱性皮炎、多形性红斑、大疱性皮疹、光敏性皮炎等。环丙沙星、氧氟沙星、诺氟沙星、罗氟沙星的血尿报道较多，帕珠沙星的肾功能衰竭病例所占比例相对较高。

【注意事项】

1. 胰岛素治疗剂量的个体差异很大，确定治疗剂量及剂量的调整均应遵循个体化原则。初始剂量宜小，此后根据多次血糖测定结果调整用量。如果每天胰岛素的注射剂量超过 36U，胰岛素应当分为一天两次或 3 次注射，以避免在每次注射时给予某种胰岛素的剂量过高而引起低血糖的发生。

2. 老年人肾功能呈生理性减退，按一般常用量接受主要经肾排出的抗菌药物时，由于药物自肾排出减少，导致在体内积蓄，血药浓度增高，容易产生药物不良反应。因此老年患者，尤其是高龄患者接受主要自肾排出的抗菌药物时，应按轻度肾功能减退情况减量给药。

3. 糖尿病足大部分轻度和中度感染只需 1~2 周抗生素疗程。大部分重度感染和部分中度感染需经静脉用抗生素，当抗感染效果良好时可转为口服抗生素。糖尿病足骨髓炎、感染骨组织未经去除者，推荐使用 6 周抗生素。当感染骨组织去除后，抗生素治疗不超过 1 周。对于严重缺血的溃疡，抗生素应该一直应用到溃疡愈合。如果感染控制不佳，则应该调整药物以覆盖所有分离出来的致病菌。如果感染不断加重，则需要考虑是否有培养出的细菌不包括已存在的致病菌，或外科治疗不当。

五、推荐表单

（一）医师表单

糖尿病足病临床路径医师表单

适用对象：第一诊断为糖尿病足病（ICD-10：E14.601）

患者姓名：	性别：　年龄：　门诊号：	住院号：
住院日期：　年　月　日	**出院日期：**　年　月　日	**标准住院日：≤28**

时间	住院第1天	住院第2~7天	住院第8~14天
主要诊疗工作	□ 询问病史及体格检查 □ 完成病历书写 □ 完善检查 □ 血糖监测 □ 上级医师查房与病情评估 □ 初步确定治疗方案 □ 糖尿病足教育 □ 局部创面评估，根据创面情况行足部局部换药、清创或切开引流治疗 □ 向患者家属初步交代病情及告知风险	□ 上级医师查房 □ 明确诊断 □ 确定进一步检查及治疗方案 □ 完成上级医师查房记录 □ 药物治疗调整 □ 相关并发症检查及治疗 □ 根据足部系统检查结果明确是否需要行手术治疗 □ 进一步足部清创、换药处理，如需手术为择期手术行术前准备 □ 完成必要的相关科室会诊	□ 上级医师查房，治疗效果评估，完成疾病诊断、下一步治疗方案的调整 □ 足部感染控制后请相关科室协助治疗 □ 如手术后促进创面愈合可给予负压吸引治疗 □ 如缝合创面换药时密切观察缝合处有无渗出及坏死
重点医嘱	**长期医嘱：** □ 糖尿病护理常规 □ 一/二级护理 □ 糖尿病饮食 □ 毛细血管5~7点血糖谱、必要时监测0am和凌晨3am血糖 □ 胰岛素治疗 □ 口服降血糖药物治疗（必要时） □ 周围神经病变用药 □ 扩张血管抗凝药物 □ 抗生素应用 □ 对症用药 □ 糖尿病足换药1次/日或1次/隔日 □ 有急性并发症者 □ 记24小时出入量 □ 每1~2小时监测血糖 □ 建立静脉通道 □ 吸氧、重症监护（必要时） **临时医嘱：** □ 血常规、尿常规、大便常规 □ 肝肾功能、血浆蛋白、电解质、血糖、血脂、血沉、C反应蛋白、降钙素原、HbA1c	**长期医嘱：** □ 糖尿病护理常规 □ 根据病情调整护理级别 □ 糖尿病饮食 □ 胰岛素剂量和（或）方案调整 □ 口服降血糖药物剂量和（或）种类的调整 □ 周围神经病变药物剂量和（或）种类的调整 □ 扩张血管抗凝药物调整 □ 抗生素应用调整 □ 降压、调脂药物及其他药物进一步调整（必要时） □ 对症用药 **临时医嘱：** □ 根据病情补充相关检测 □ 根据病情补充相关治疗 □ 创面的进一步处理（物理清创、生物清创治疗等），如需手术完善术前准备（血型、传染指标、备血等）	**长期医嘱：** □ 糖尿病护理常规 □ 二级护理 □ 降糖方案的调整 □ 并发症治疗方案及其他药物的调整 □ 如行手术给予负压吸引 □ 缝合创面隔日换药1次 **临时医嘱：** □ 异常化验指标复查，复查血常规、血沉、C反应蛋白、降钙素原等 □ 根据情况调整治疗

续 表

时间	住院第 1 天	住院第 2~7 天	住院第 8~14 天
重点医嘱	□ 足分泌物培养+药物敏感试验 □ 尿微量蛋白肌酐比值、24h 尿蛋白 □ 腹部超声 □ 周围血管（动脉超声） □ 足 X 线片、X 线胸片、心电图、心动超声 □ 眼底检查 □ 创面清创治疗（必要时） □ 可选项目：双足多普勒血流图测定踝肱比值、肌电图测定神经传导速度、外周神经感觉测定、双下肢 TcPO、血培养+药物敏感试验、双足磁共振（MRI）、双下肢动脉多排螺旋 CT 血管成像（CTA）或磁共振血管成像（MRA）		
主要护理工作	□ 协助患者或其家属完成住院程序，入院宣教 □ 介绍病房环境、设施和设备 □ 入院护理评估 □ 执行医嘱 □ 观察病情并及时向医师汇报 □ 危重患者的特殊处理	□ 糖尿病护理常规 □ 病情观察 □ 观察治疗反应	□ 糖尿病护理常规 □ 执行医嘱 □ Ⅱ级预防教育 □ 观察病情并及时向医师汇报 □ 术后的特殊处理
病情变异记录	□ 无 □ 有，原因： 1. 2.	□ 无 □ 有，原因： 1. 2.	□ 无 □ 有，原因： 1. 2.
护士签名			
医师签名			

时间	住院第 15~21 天	住院第 22~28 天（出院日）	创面愈合后复诊（1~3 个月）
主要诊疗工作	□ 上级医师查房：创面愈合情况评估，避免术后相关并发症的出现，调整下一步治疗方案 □ 如负压吸引完毕，创面新鲜可考虑缝合创面，如创面过大考虑植皮闭合创面 □ 感染控制后停用静脉抗生素，给予口服抗生素维持治疗	□ 上级医师查房确定能否出院 □ 通知出院处 □ 通知患者及其家属出院 □ 向患者交代出院后的注意事项，预约复诊日期 □ 将“出院记录”“出院介绍信”交给患者 □ 如果患者不能出院，在“病程记录”中说明原因和继续治疗的方案 □ 如创面仍处于愈合期需换药处理，门诊换药隔日 1 次	□ 足部愈合后减压处理（预防再次形成糖尿病足）（非负重状态、治疗性鞋袜、保护性鞋袜、鞋垫、正畸） □ 四肢多普勒血流图的复查（ABI） □ 糖化血红蛋白、尿微量白蛋白复查 □ 必要时降糖方案调整
重点医嘱	**长期医嘱：** □ 糖尿病护理常规 □ 二级护理 □ 调整抗感染药物方案（停用静脉抗生素、给予口服抗生素维持治疗） □ 继续保持换药，观察创面变化 **临时医嘱：** □ 复查异常检验指标、肝肾功能、电解质、血常规、C 反应蛋白、红细胞沉降率等	**出院医嘱：** □ 出院带药 □ 门诊随诊	**院外医嘱：** □ 糖尿病饮食，足部溃疡愈合后适量运动 □ 保持血糖达标 □ 观察足部有无新发溃疡 □ 定期进行胼胝削除 □ 通过严格使用拐杖、轮椅、支具或其他矫正装置，使足承重区域不再负重 □ 治疗性鞋袜，用来降低压力性溃疡的足底压力 □ 密切随诊
主要护理工作	□ 糖尿病护理常规 □ 执行医嘱 □ 观察病情并及时向医师汇报 □ Ⅱ级预防教育	□ 协助患者办理出院手续 □ 出院指导：Ⅱ级预防教育。复诊时间及注意事项，进行胰岛素治疗者教会患者正确的注射方法 □ 告知患者糖尿病足的预防	□ 教育患者及其家属，识别高危患者［有溃疡或截肢史、极少与社会接触、缺乏教育、保护性感觉受损（尼龙丝检查）、振动感觉受损、跟腱反射缺如、胼胝、足畸形、不适当的鞋袜、足背动脉搏动消失］协助患者办理出院手续
病情变异记录	□ 无 □ 有，原因： 1. 2.	□ 无 □ 有，原因： 1. 2.	□ 无 □ 有，原因： 1. 2.
护士签名			
医师签名			

（二）护士表单

糖尿病足临床路径护士表单

适用对象：第一诊断为糖尿病足病（ICD-10：E14.601）

患者姓名：	性别： 年龄： 门诊号：	住院号：
住院日期： 年 月 日	出院日期： 年 月 日	标准住院日：≤28

时间	住院第1天	住院第2~7天	住院第8~14天
健康宣教	□ 入院宣教 □ 介绍主管医师、护士 □ 介绍环境、设施 □ 介绍住院注意事项 □ 介绍探视和陪伴制度 □ 介绍贵重物品制度	□ 饮食宣教 □ 糖尿病饮食 □ 下肢增强动脉造影后告知患者多饮水 □ 药物宣教 □ 低血糖症状及应对措施宣教 □ 宣教患足制动及保护 □ 告知患者在检查中配合医师 □ 主管护士与患者沟通，消除患者紧张情绪	□ Ⅱ级预防教育
护理处置	□ 核对患者，佩戴腕带 □ 建立入院护理病历 □ 协助患者留取各种标本 □ 测量体重	□ 协助医师完成足部创面局部换药或清创处理 □ 下肢增强动脉造影前准备	□ 协助医师完成足部换药
基础护理	□ 一/二级护理 □ 晨晚间护理 □ 患者安全管理	□ 一/二级护理 □ 晨晚间护理 □ 患者安全管理	□ 二级护理 □ 晨晚间护理 □ 患者安全管理
专科护理	□ 护理查体 □ 病情观察 □ 体温、呼吸、脉搏、血压、出入量的观察 □ 血糖的观察 □ 足部疼痛、渗出、皮肤颜色温度、肿胀程度的观察 □ 需要时，填写跌倒及压疮防范表 □ 需要时，请家属陪伴 □ 确定饮食种类 □ 心理护理	□ 病情观察 □ 体温、呼吸、脉搏、血压、出入量的观察 □ 血糖的观察 □ 足部疼痛、渗出、皮肤颜色温度、肿胀程度的观察 □ 遵医嘱完成相关检查 □ 心理护理	□ 病情观察 □ 创面及患足红肿程度、皮肤温度、疼痛缓解情况观察 □ 负压吸引装置是否通畅观察 □ 负压吸引冲洗、引流液观察 □ 心理护理
重点医嘱	□ 详见医嘱执行单	□ 详见医嘱执行单	□ 详见医嘱执行单
病情变异记录	□ 无 □ 有，原因： 1. 2.	□ 无 □ 有，原因： 1. 2.	□ 无 □ 有，原因： 1. 2.
护士签名			

时间	住院第 15~21 天	住院第 22~28 天 （出院日）
健康宣教	□ 糖尿病饮食、运动指导	□ 教育患者及其家属，识别高危患者［有溃疡或截肢史、极少与社会接触、缺乏教育、保护性感觉受损（尼龙丝检查）、振动感觉受损、跟腱反射缺如、胼胝、足畸形、不适当的鞋袜、足背动脉搏动消失］ □ 复查时间 □ 服药方法 □ 指导饮食、运动 □ 指导办理出院手续
护理处置	□ 遵医嘱完成相关检查	□ 办理出院手续 □ 书写出院小结
基础护理	□ 二级护理 □ 晨晚间护理 □ 排泄管理 □ 患者安全管理	□ 三级护理 □ 晨晚间护理 □ 指导活动 □ 患者安全管理
专科护理	□ 病情观察 □ 观察患足皮肤颜色、温度、水肿情况 □ 观察创面颜色、渗出、面积 □ 心理护理	□ 病情观察 □ 观察患足皮肤颜色、温度、水肿情况 □ 观察创面颜色、渗出、面积 □ 出院指导 □ 心理护理
重点医嘱	□ 详见医嘱执行单	□ 详见医嘱执行单
病情变异记录	□ 无　□ 有，原因： 1. 2.	□ 无　□ 有，原因： 1. 2.
护士签名		

（三）患者表单

糖尿病足临床路径患者表单

适用对象：第一诊断为糖尿病足病（ICD-10：E14.601）

患者姓名：	性别： 年龄： 门诊号：	住院号：
住院日期： 年 月 日	出院日期： 年 月 日	标准住院日：≤28

时间	入院	住院第2~7天	住院第8~14天
医患配合	□ 配合询问病史、收集资料，请务必详细告知既往史、用药史、过敏史 □ 配合进行体格检查 □ 有任何不适请告知医师	□ 配合完善相关检查、化验 □ 医师与您及家属介绍病情，风险告知书签字 □ 下肢增强动脉造影、足部清创等知情同意书签字 □ 配合完成足部局部清创或换药	□ 配合完成清创手术及足部局部换药 □ 配合完成血小板凝胶、负压吸引等治疗
护患配合	□ 配合测量体温、脉搏、呼吸2~6次、血压、体重1次、出入量1~6次 □ 配合完成入院护理评估（简单询问病史、过敏史、用药史） □ 接受入院宣教（环境介绍、病室规定、订餐制度、贵重物品保管等） □ 配合执行探视和陪伴制度 □ 有任何不适请告知护士	□ 配合测量体温、脉搏、呼吸2~6次、询问大便1次、出入量1~6次 □ 接受糖尿病饮食、糖尿病足溃疡保护、低血糖相关症状及处理措施宣教 □ 接受药物宣教	□ 配合测量体温、脉搏、呼吸2次、询问大便1次 □ 清创手术返回病房后，配合接受生命体征的测量 □ 配合缓解疼痛 □ 接受胃镜检查后宣教 □ 接受药物宣教 □ 有任何不适请告知护士
饮食	□ 遵医嘱饮食	□ 遵医嘱饮食 □ 下肢增强动脉造影后增加饮水	□ 遵医嘱饮食 □ 清创手术前8小时禁食水
排泄	□ 正常排尿、便	□ 正常排尿、便	□ 正常排尿、便
活动	□ 患足减压制动	□ 患足减压制动	□ 患足减压制动

时间	住院第 15~28 天	出院
医患配合	□ 配合足部换药 □ 配合完善术后检查：如采血、留尿便等	□ 接受出院前指导 □ 知道复查程序 □ 获取出院诊断书
护患配合	□ 配合定时测量生命体征、每日询问大便 □ 配合足部创面情况观察 □ 接受输液、服药等治疗 □ 接受进食、进水、排便等生活护理 □ 配合活动，预防皮肤压伤 □ 注意活动安全，避免坠床或跌倒 □ 配合执行探视及陪伴	□ 接受出院宣教 □ 办理出院手续 □ 获取出院带药 □ 知道服药方法、作用、注意事项 □ 知道复印病历程序
饮食	□ 遵医嘱饮食	□ 遵医嘱饮食
排泄	□ 正常排尿、便	□ 正常排尿、便
活动	□ 患足减压制动	□ 患足减压制动 □ 在支具辅助下适当行走

附：原表单（2016 年版）

糖尿病足病临床路径表单

适用对象：第一诊断为糖尿病足病（ICD-10：E14.601）

患者姓名：	性别： 年龄： 门诊号：		住院号：
住院日期： 年 月 日	**出院日期：** 年 月 日		**标准住院日：≤28**

时间	住院第 1 天	住院第 2~26 天	住院第 27~28 天（出院日）
主要诊疗工作	□ 询问病史及体格检查 □ 完成病历书写 □ 完善检查 □ 上级医师查房与病情评估 □ 初步确定治疗方案	□ 上级医师查房 □ 明确诊断 □ 完成必要的相关科室会诊 □ 复查相关异常检查 □ 注意病情变化 □ 调整治疗	□ 上级医师查房，明确是否出院 □ 完成出院记录、病案首页、出院证明书等 □ 向患者交代出院后的注意事项
重点医嘱	**长期医嘱：** □ 内科护理常规 □ 二级护理 □ 糖尿病饮食 □ 毛细血管 5~7 点血糖谱、必要时监测凌晨 0am 和凌晨 3am 血糖 □ 胰岛素治疗 □ 口服降血糖药物治疗（必要时） □ 周围神经病变用药 □ 扩张血管抗凝药物 □ 抗生素应用 □ 对症用药 **临时医嘱：** □ 血常规、尿常规、大便常规 □ 肝肾功能、血浆白蛋白、电解质、血糖、血脂、血沉、C 反应蛋白 □ HbA1c □ 尿微量蛋白肌酐比值、24 小时尿蛋白 □ 腹部超声 □ 周围血管（动脉超声） □ X 线胸片、心电图、心动超声 □ 眼底检查 □ 可选项目：双足多普勒血流图测定踝肱比值、肌电图测定神经传导速度、外周神经感觉测定、双下肢 TcPO、血培养+药物敏感试验、双足磁共振（MRI）、双下肢动脉多排螺旋 CT 血管成像（CTA）或磁共振血管成像（MRA）	**长期医嘱：** □ 内科护理常规 □ 二级护理 □ 糖尿病饮食 □ 调整胰岛素治疗 □ 口服降血糖药物剂量和（或）种类的调整 □ 周围神经病变药物剂量和（或）种类的调整 □ 扩张血管抗凝药物调整 □ 抗生素应用调整 □ 对症用药 **临时医嘱：** □ 根据病情补充相关检测 □ 根据病情补充相关治疗	**出院医嘱：** □ 出院带药 □ 门诊随访

续　表

时间	住院第 1 天	住院第 2～26 天	住院第 27～28 天（出院日）
主要护理工作	□ 介绍病房环境、设施和设备 □ 入院护理评估	□ 病情观察 □ 观察治疗反应	□ 指导患者办理出院手续
病情变异记录	□ 无　□ 有，原因： 1. 2.	□ 无　□ 有，原因： 1. 2.	□ 无　□ 有，原因： 1. 2.
护士签名			
医师签名			

第六章

低血糖症临床路径释义

一、低血糖症编码

疾病名称及编码：低血糖症（ICD-10：E16.2）

二、临床路径检索方法

E16.2

三、低血糖症标准住院流程

（一）适用对象

临床考虑为反复发作低血糖患者。

释义

■ 适用对象编码参见第一部分。

■ 本路径适用对象为临床考虑为反复发作低血糖症的患者，如为已知明确原因的低血糖症，比如糖尿病治疗不当所引起的反复低血糖、恶性肿瘤所致的反复低血糖等，需进入其他相应路径。

（二）诊断依据

Whipple 三联征

1. 禁食或活动后诱发低血糖发作。
2. 低血糖症状可用葡萄糖迅速缓解。
3. 发作时成人血糖低于 2.8mmol/L。

释义

■ 本路径的制订主要是明确发作时肯定存在有低血糖，低血糖的诊断标准为血糖低于 2.8mmol/L。

■ Whipple 三联征是诊断低血糖的重要依据，反复发作的低血糖多数在相同的时间和（或）条件下发生，比如禁食或运动后。某些疾病发作时的表现可能与低血糖的临床表现类似，在发作时及时给予口服或静脉葡萄糖后能迅速缓解，是诊断低血糖症的重要支持点。最终确诊为低血糖症需要靠发作时的血糖检测，发作时静脉血糖低于 2.8mmol/L。

（三）进入路径标准

反复院外低血糖而原因未明者。

释义

■ 本路径的适用对象为反复在院外发作低血糖，并且在门诊或其他医院进行相应的检查，未发现低血糖原因者。

（四）标准住院日

标准住院日为 7~14 天。

释义

■ 怀疑反复发作低血糖的患者入院后，第 1~3 天进行常规检查，如肝肾功能、垂体前叶功能、5 小时 OGTT 试验（同时检测血糖、胰岛素、C 肽、胰岛素原）、肿瘤标志物、腹部超声、胸正侧位 X 线片等；同时进行血糖监测，一旦出现低血糖发作时或指血血糖低于 2.8mmol/L，及时取血测定静脉血糖、胰岛素、C 肽、胰岛素原、泌乳素、生长激素、皮质醇、甲状腺激素等。根据第 1~3 天是否出现低血糖，分为两种情况：

情况 1：如第 1~3 天发现有低血糖，且完成上述检查，则第 4~6 天追前述检查结果，明确是否为高胰岛素血症性低血糖，如为高胰岛素血症性低血糖，需要检测胰岛素自身抗体，预约胰腺 CT 或 MRI 等影像学检查，必要时还需要进行胃肠道准备，预约经胃镜超声等检查。如为非高胰岛素血症性低血糖，则需进一步排除恶性肿瘤。

情况 2：如第 1~3 天未出现低血糖发作且血糖监测亦未发现低血糖，第 4~6 天可根据患者的具体情况行饥饿试验，期间注意监测血糖及尿酮体，明确饥饿试验 72 小时是否为阳性。如饥饿试验阳性，则根据饥饿试验低血糖时胰岛素、C 肽、胰岛素原等的检测结果，明确是否为高胰岛素血症性低血糖，进一步进行情况 1 中描述的检查。如为饥饿试验阴性，则需要考虑功能性低血糖的可能性，可根据患者的病史、家族性史、查体及入院后所接受的检查结果，决定是否让患者出院随诊。

总住院时间 7~14 天符合本路径要求。

（五）住院期间的检查项目

1. 必需的检查项目

（1）血常规、尿常规、大便常规。

（2）血糖、胰岛素、C 肽、糖化血红蛋白、糖化白蛋白、甲状腺激素、血性激素全项、ACTH-皮质醇节律、24 小时尿游离皮质醇、24 小时尿 VMA、血胰岛素样生长因子-1，低血糖发作时静脉血糖、胰岛素、C 肽，胰岛素自身抗体、肝肾功能、电解质、出凝血功能及 24 小时尿电解质。

（3）胰腺 CT（平扫+增强）或磁共振、AFP、CEA、CA199。

释义

■ 血常规、尿常规、便常规+隐血是最基本的三大常规检查，进入路径的患者均需完成。

■ 本病诊断流程第一位是要明确是否存在低血糖，因此血糖检测必不可少，且有可能需要进行多次检测。测定糖化血红蛋白和糖化白蛋白是为了评估反复低血糖发作的病程长短。其次是要明确是否为高胰岛素血症性的低血糖，因此在低血糖时需要测定胰岛素、C肽。如为高胰岛素血症性低血糖，需要进一步检查胰岛素自身抗体。低血糖的原因有很多种，如果是由于垂体前叶功能减退所致，需要检测甲状腺功能、性激素全项、ACTH-皮质醇节律、24小时尿游离皮质醇、IGF-1。肝肾功能、电解质、凝血功能及24小时尿电解质一方面用于低血糖原因的鉴别诊断，另一方面为下一步可能进行的有创检查如经胃镜超声前准备。

■ 如为高胰岛素血症性低血糖，需要进一步进行胰腺CT（平扫+增强）和（或）MRI检查，寻找有无胰岛素瘤征象，同时进行胃肠道肿瘤标志物CA199、CEA和AFP的检查。

2. 根据患者病情进行的检查项目 PTH、胃泌素、血胰岛素样生长因子结合蛋白、血胰高糖素检查，经食管胰腺彩超、甲状腺彩超、胰腺彩超、奥曲肽显像、胰高糖素样肽受体显像技术。必要时行OGTT延长法、饥饿试验。

释义

■ 低血糖的病因有多种，因此临床上需要根据前述检查结果回报后再决定下一步的检查方案。如临床上根据前述检查结果，考虑胰岛素瘤可能性大，因胰岛素瘤可能是多发性内分泌腺瘤病（MEN）的一个临床表现，故需要进一步行MEN相关检查，如PTH（协助诊断或排除甲状旁腺功能亢进症）、胃泌素（协助诊断或排除胃泌素瘤）、血胰岛素样生长因子结合蛋白（协助诊断或排除生长激素瘤）、胰高糖素（协助诊断或排除胰高糖素瘤）检查。如前述检查结果阳性，则需要进一步行定位检查，如甲状腺彩超、胰腺彩超、奥曲肽显像胰高糖素样肽受体显像技术。

■ 如患者在入院后未再出现低血糖，需要进行OGTT延长法、饥饿试验等诱发低血糖，在低血糖发生时检测血糖、胰岛素、C肽等明确是否为高胰岛素血症性低血糖。

（六）治疗方案的选择

1. 手术或者药物治疗。
2. 对应升糖激素替代。
3. 治疗原发病（肿瘤切除）。

释义

■ 治疗方案的选择主要是针对病因治疗。

■ 根据2009年发表在J Clin Endocrinol Metab上的美国内分泌学会临床指南中所推荐：防止低血糖的复发需要纠正或规避导致低血糖的原因，如停止使用相关药物或减少剂量，治疗潜在的严重疾病，补充皮质醇；对于非胰岛素瘤，即使不能治愈，仍可用手术、放疗和化疗使肿瘤缩小；也可给予糖皮质激素、生长激素或奥曲肽，两种方法均可减轻患者的低血糖症状。良性胰岛素瘤在手术切除后可痊愈。对于不能切除的胰岛素瘤和非肿瘤性β细胞疾病，可能需要切除部分胰腺，并可用二氮嗪、奥曲肽或合用二者来治疗。自身免疫性低血糖的治疗（如用糖皮质激素或其他免疫抑制剂）比较困难，但这类疾病至少在亚洲人中有自限性。对于NIPHs或胃旁路术后低血糖患者，多次进食、α-葡萄糖苷酶抑制剂、二氮嗪和奥曲肽在少数情况下有效。胰腺部分切除常可使病情减轻。如上述方法无效，则可能需用大量未经烹煮的玉米淀粉作为外源性葡萄糖，甚或胃内灌注葡萄糖进行治疗。

（七）预防性抗菌药物选择与使用时机

合并感染时。

释义

■ 须在有感染证据时使用抗菌药物，在用药前尽可能采集病原学证据，为以后抗菌药物的选择提供依据。

（八）出院标准

1. 明确病因建议下一步外科治疗，或制订药物治疗方案。
2. 出院时监测无低血糖发作。

释义

■ 患者在住院期间发现低血糖的病因为肿瘤，如胰岛素瘤、非胰岛素瘤等，下一步治疗首选手术，则建议患者出院，下一步外科治疗。

■ 患者在住院期间发现低血糖的病因为非肿瘤，如NIPHs或胃旁路术后低血糖、自身免疫性低血糖等；或者病因虽为肿瘤，但患者暂时由于身体等各种原因不能接受手术治疗，则应根据具体病因制订药物治疗方案，出院前开始药物治疗，观察临床症状是否减轻或消失，有无明显药物相关不良反应。

（九）变异及原因分析

明确低血糖是非胰岛素瘤原因造成，可接受增加住院天数。因低血糖发生心脑血管急性并发症可增加住院天数。

释义

■ 患者入院后经过相应的检查，发现低血糖的原因是非胰岛素瘤造成，并且还不能完全明确低血糖的病因，可增加住院天数，以便能再行相关检查，明确低血糖的病因。

■ 患者在患病过程中因低血糖发生心脑血管急性并发症，需要进行相关检查治疗，可增加住院天数。

■ 认可的变异原因主要是指患者入选路径后，在检查及治疗过程中发现患者合并存在事前未预知的、对本路径治疗可能产生影响的情况，需要中止执行路径或延长治疗时间、增加治疗费用。医师需在表单中明确说明。

■ 因患者方面的主观原因导致执行路径出现变异，需医师在表单中予以说明。

四、推荐表单

（一）医师表单

低血糖症临床路径医师表单

适用对象：第一诊断为反复发作低血糖患者

患者姓名：	性别：　　年龄：　　门诊号：	住院号：
住院日期：　　年　月　日	**出院日期：**　　年　月　日	**标准住院日：7~14**

时间	住院第1天	住院第2~3天	住院第4~6天
主要诊疗工作	□ 完成询问病史和体格检查，按要求完成病历书写 □ 监测血糖，一旦出现低血糖，同时采血查血糖、胰岛素、C肽 □ 安排完善常规检查	□ 上级医师查房 □ 明确下一步诊疗计划 □ 完成三级医师查房记录 □ 安排5小时糖耐量试验	□ 上级医师查房 □ 完成三级查房记录 □ 如第1~3天出现低血糖，且结果提示为高胰岛素血症性低血糖，安排胰岛素自身抗体检查、胰腺CT或磁共振检查 □ 如第1~3天出现低血糖，且结果提示为非高胰岛素血症性低血糖，则应安排相应检查寻找恶性肿瘤依据 □ 如第1~3天未出现低血糖，则应根据病人情况安排饥饿试验
重点医嘱	**长期医嘱：** □ 内分泌科护理常规 □ 二级护理 □ 对症治疗 **临时医嘱：** □ 血、尿、便常规+隐血 □ 肝肾功能、电解质、血糖、凝血功能、血型、RH因子、感染性疾病筛查 □ 心电图、X线胸片 □ 血糖、胰岛素、C肽 □ 指血血糖每4~6小时测1次 □ 其他检查：垂体前叶功能、糖化血红蛋白、糖化白蛋白、IGF-1	**长期医嘱：** □ 内分泌科护理常规 □ 二级护理 □ 对症治疗 **临时医嘱：** □ 5小时糖耐量试验	**长期医嘱：** □ 消化内科护理常规 □ 二级护理 □ 禁食（可选）或根据5小时糖耐量结果决定是否为普食还是糖尿病饮食 □ 监测血糖，每2~4小时1次 □ 其他对症治疗 **临时医嘱：**（可选填） □ 胰岛素自身抗体 □ 胰腺CT或磁共振 □ 肿瘤标志物 □ 饥饿试验
病情变异记录	□ 无　□ 有，原因： 1. 2.	□ 无　□ 有，原因： 1. 2.	□ 无　□ 有，原因： 1. 2.
医师签名			

时间	住院第 7~13 天	住院第 7~14 天 （出院日）
主要诊疗工作	□ 上级医师查房及诊疗评估 □ 完成查房记录 □ 饥饿试验如为阳性，追结果；如为高胰岛素血症性低血糖，则安排胰岛素自身抗体检查、胰腺 CT 或磁共振检查 □ 饥饿试验如为阴性，则应安排相应检查寻找恶性肿瘤依据	□ 上级医师查房，确定能否出院 □ 通知出院处 □ 通知患者及家属准备出院 □ 向患者及家属交代出院后注意事项，预约复诊时间，定期检测血糖 □ 将出院记录的副本交给患者 □ 如果患者不能出院，在病程记录中说明原因和继续治疗的方案
重点医嘱	**长期医嘱：** □ 内分泌科护理常规 □ 二级护理 □ 根据 5 小时糖耐量结果决定是否为普食还是糖尿病饮食 **临时医嘱：** □ 胰岛素自身抗体、胰腺 CT 或磁共振检查（可选） □ 其他寻找病因的检查	**临时医嘱：** □ 出院带药（根据入院检查结果决定有无出院带药） □ 门诊随诊
病情变异记录	□ 无 □ 有，原因： 1. 2.	□ 无 □ 有，原因： 1. 2.
医师签名		

（二）护士表单

低血糖症临床路径护士表单

适用对象：第一诊断为反复发作低血糖患者

患者姓名：	性别：　　年龄：	住院号：
住院日期：　　年　月　日	**出院日期：**　　年　月　日	**标准住院日：7~14**

时间	住院第1天	住院第2~3天	住院第4~6天
健康宣教	□ 入院宣教 □ 介绍主管医师、护士 □ 介绍环境、设施 □ 介绍住院注意事项 □ 介绍探视和陪伴制度 □ 介绍贵重物品制度	□ 糖耐量试验宣教	□ 饥饿试验宣教 □ 告知饮食、体位要求 □ 给予患者及家属心理支持 □ 再次明确探视陪伴须知
护理处置	□ 核对患者，佩戴腕带 □ 建立入院护理病历 □ 协助患者留取各种标本 □ 测量体重	□ 完成5小时糖耐量试验采血	
基础护理	□ 三级护理 □ 晨晚间护理 □ 排泄管理 □ 患者安全管理	□ 三级护理 □ 晨晚间护理 □ 排泄管理 □ 患者安全管理	□ 二/一级护理 □ 晨晚间护理 □ 患者安全管理
专科护理	□ 护理查体 □ 病情观察 □ 低血糖反应的观察 □ 神经症状体征的观察 □ 需要时，填写跌倒及压疮防范表 □ 需要时，请家属陪伴 □ 确定饮食种类 □ 心理护理	□ 病情观察 □ 低血糖反应的观察 □ 神经症状体征的观察 □ 遵医嘱完成相关检查 □ 心理护理	□ 遵医嘱进行相关检查 □ 病情观察 □ 低血糖反应的观察 □ 神经症状体征的观察 □ 心理护理
重点医嘱	□ 详见医嘱执行单	□ 详见医嘱执行单	□ 详见医嘱执行单
病情变异记录	□ 无　□ 有，原因： 1. 2.	□ 无　□ 有，原因： 1. 2.	□ 无　□ 有，原因： 1. 2.
护士签名			

时间	住院第7~13天	住院第7~14天 （出院日）
健康宣教	□ 药物作用及频率 □ 饮食、活动指导	□ 出院宣教 □ 复查时间 □ 服药方法 □ 活动休息 □ 指导饮食 □ 指导办理出院手续
护理处置	□ 遵医嘱完成相关检查	□ 办理出院手续 □ 书写出院小结
基础护理	□ 二级护理 □ 晨晚间护理 □ 排泄管理 □ 患者安全管理	□ 三级护理 □ 晨晚间护理 □ 协助或指进食、水 □ 协助或指导活动 □ 患者安全管理
专科护理	□ 病情观察 □ 监测生命体征 □ 低血糖反应的观察 □ 神经症状体征的观察 □ 心理护理	□ 病情观察 □ 监测生命体征 □ 低血糖反应的观察 □ 神经症状体征的观察 □ 出院指导（加餐、饮食、随访） □ 心理护理
重点医嘱	□ 详见医嘱执行单	□ 详见医嘱执行单
病情变异记录	□ 无 □ 有，原因： 1. 2.	□ 无 □ 有，原因： 1. 2.
护士签名		

（三）患者表单

低血糖症临床路径患者表单

适用对象：第一诊断为反复发作低血糖患者

患者姓名：	性别： 年龄： 门诊号：	住院号：
住院日期： 年 月 日	出院日期： 年 月 日	标准住院日：7~14

时间	入院	饥饿试验前	饥饿试验3天内
医患配合	□ 配合询问病史、收集资料，请务必详细告知既往史、用药史、过敏史 □ 配合进行体格检查 □ 有任何不适请告知医师	□ 配合完善相关检查、化验，如采血、留尿、心电图、X线胸片 □ 医师与患者及家属介绍病情及饥饿试验	□ 配合完善相关检查、化验 □ 如采血、留尿 □ 配合医师禁食不禁水
护患配合	□ 配合测量体温、脉搏、呼吸3次、血压、体重1次 □ 配合完成入院护理评估（简单询问病史、过敏史、用药史） □ 接受入院宣教（环境介绍、病室规定、订餐制度、贵重物品保管等） □ 配合执行探视和陪伴制度 □ 有任何不适请告知护士	□ 配合测量体温、脉搏、呼吸3次、询问大便1次 □ 接受饥饿试验前宣教 □ 接受饮食宣教 □ 接受药物宣教	□ 配合测量体温、脉搏、呼吸3次、询问大便1次 □ 配合接受生命体征的测量 □ 有任何不适请告知护士
饮食	□ 遵医嘱饮食	□ 遵医嘱饮食	□ 禁食不禁水
排泄	□ 正常排尿、便	□ 正常排尿、便	□ 正常排尿、便
活动	□ 正常活动	□ 正常活动	□ 正常活动

时间	出院
医患配合	□ 接受出院前指导 □ 知道复查程序 □ 获取出院诊断书
护患配合	□ 接受出院宣教 □ 办理出院手续 □ 获取出院带药 □ 知道服药方法、作用、注意事项 □ 知道复印病历程序
饮食	□ 遵医嘱饮食
排泄	□ 正常排尿、便
活动	□ 正常适度活动，避免疲劳

附：原表单（2016年版）

低血糖症临床路径表单

适用对象：第一诊断为低血糖症待查（ICD-10：E16.2）；行________________术

患者姓名：	性别：　　年龄：　　门诊号：	住院号：
住院日期：　　年　月　日	出院日期：　　年　月　日	标准住院日：___

时间	住院第1天	住院第2~6天	住院第7~14天
诊疗工作	□ 检查评估 □ 护理常规：内科 □ 护理级别：一/二级护理 □ 普食 □ 合并症治疗 □ 监护	□ 检查评估 □ 血糖、胰岛素、C肽、糖化血红蛋白、甲状腺激素、血性激素全项、ACTH-皮质醇节律、24小时尿游离皮质醇、24小时尿VMA、血胰岛素样生长因子-1 □ 低血糖发作时静脉血糖、胰岛素、C肽，胰岛素自身抗体、电解质A+B、出凝血功能、胰腺CT（平扫+增强）或磁共振、AFP、CEA、CA199 □ 经食管胰腺彩超、甲状腺彩超、PTH、胃泌素、胰腺彩超、必要时行OGTT延长法、饥饿试验 □ 奥曲肽显像、胰高糖素样肽受体显像技术	□ 检查评估 □ 确定治疗方案 □ 如拟手术制订术前准备方案
重点医嘱	**长期医嘱：** □ 对症处理 □ 监测血糖 **临时医嘱：** □ 完善低血糖相关检查 □ 血、尿、粪便常规+潜血检查 □ 肝肾功能、电解质、血脂、心肌酶、糖化血红蛋白 □ AFP、CEA、CA199	**长期医嘱：** □ 对症处理 □ 监测血糖 **临时医嘱：** □ 完善低血糖相关检查	**长期医嘱：** □ 对症处理 □ 监测血糖 **临时医嘱：** □ 完善低血糖相关检查
护理工作	□ 宣教		□ 出院宣教
病情变异记录	□ 无　□ 有，原因： 1. 2.	□ 无　□ 有，原因： 1. 2.	□ 无　□ 有，原因： 1. 2.
护士签名			
医师签名			

第七章

肥胖症临床路径释义

一、肥胖症编码

疾病名称及编码：肥胖症（ICD-10：E66）

二、临床路径检索方法

E66

三、肥胖症临床路径标准住院流程

（一）适用对象

体质指数（BMI）≥28的患者。

释义

■ 适用对象编码参见第一部分。

■ 本路径适用对象为第一诊断为肥胖症，并合并有肥胖症相关的代谢异常、并发症的患者，如糖尿病、高血压、高脂血症、高尿酸血症、非酒精性脂肪性肝炎、呼吸睡眠暂停低通气综合征、骨关节病以及多囊卵巢综合征等疾病患者。但本次住院是针对肥胖症的诊断、鉴别诊断和治疗方案的制订。

（二）诊断依据

BMI≥ 28，合并有代谢异常疾病（高血糖、高血压、高血脂等）。

释义

■ 根据《中国成人超重和肥胖预防与控制指南（试用）》（中华人民共和国卫生部疾病控制司编著，人民卫生出版社出版）。肥胖症是机体过多的热量以三酰甘油的形式储存起来，表现为脂肪体积和重量的异常增多；而BMI与机体脂肪的比例具有显著的正相关性，能够较好地反映机体的肥胖程度。临床上多采取BMI［体重（kg）/身高的平方（m^2）］作为肥胖症诊断的指标。根据“中国肥胖问题工作组”对24万人的数据分析，提出“BMI等于24是中国成人超重的界值，28为肥胖症的界值”。单纯性肥胖症是因为环境和基因的共同因素导致过多的热量储存，需除外继发性肥胖症和单基因缺陷导致的肥胖症，可导致体重显著增加的疾病包括各种原因导致的下丘脑损伤、高皮质醇血症、甲状腺功能减退、胰岛素瘤等；还有一些可导致体重显著增加的药物，包括超生理剂量的糖皮质激素、胰岛素、精神科用药等。因此在诊断和治疗肥胖症时应首先明确肥胖症的病因，疾病和药物导致的肥胖症通常通过治疗原发疾病和改用对体重影响小的药物就可以改善。

■ 肥胖症的诊断依靠 BMI，同时需要进行临床症状、病史和体征等信息的采集，部分患者还需要进行如皮质醇节律、小剂量地塞米松抑制试验、甲状腺功能等定性诊断试验以明确肥胖症的病因，继而确定治疗方案。

（三）治疗方案的选择

1. 健康教育，心理疏导和支持。
2. 低热卡饮食（每天总热量在 800~1200kcal）。
3. 运动疗法（建议每天进行 30~60 分钟中等强度的体力活动）。
4. 根据患者具体代谢异常情况及合并症决定治疗药物和方式。
5. 评估是否符合代谢手术。

释义

■ 根据《中国成人肥胖症防治专家共识》（中华医学会内分泌学分会肥胖学组）、《中华内分泌代谢杂志》［2011，27（9）：711-717］等国内、外临床诊疗指南。肥胖症治疗主要包括减轻和维持体重的措施和对伴发疾病及并发症的治疗。

■ 医学营养治疗：总体原则是根据个体化的原则减少总摄食量，降低总能量的摄入，避免暴饮暴食。平衡饮食中，蛋白质、碳水化合物和脂肪提供能量的比例分别为 15%~20%、60%~65%和 25%左右。

■ 体力活动：能够增加能量消耗和减少脂肪，增加肌肉等瘦组织，降低血压、血脂和血糖等肥胖相关代谢指标异常，增强体质并改善肥胖相关心理情绪异常。

■ 认知行为治疗：可改变肥胖症患者对肥胖和体重控制的观念，建立信心，强化自我管理认知。

■ 药物治疗：通过饮食控制、运动和行为认知治疗 3~6 个月，仍不能有效减重的患者可以考虑药物辅助减重治疗。目前在我国上市具有减重效果的药物包括非中枢性药物奥利司他。而部分降糖药物具有轻度的减重效果如二甲双胍和胰高糖素样肽-1（GLP-1）受体激动剂或钠-葡萄糖共转运蛋白 2（SGLT2）抑制剂。

■ 手术治疗：对于行为治疗和内科药物治疗仍不能减重的肥胖症患者，可以选择代谢手术减重治疗，根据《中国肥胖和 2 型糖尿病外科治疗指南（2014）》建议年龄为 16~65 岁的 BMI≥32.5 的肥胖症患者，或者合并血糖控制不佳的 BMI 在 27.5~32.5 的 2 型糖尿病患者可以进行代谢手术治疗，但围术期要进行内分泌、营养、并发症评估。

（四）标准住院日

标准住院日≤14 天。

释义

■ 肥胖症患者入院后开始进行肥胖相关病因和并发症的检查评估，在住院的 1~7 天开始进行心理疏导和支持、饮食运动指导，住院的 8~14 天进行综合管理代谢异常和代谢手术适应证和安全性评估。总住院天数不超过 14 天符合本路径要求。

（五）进入路径标准

1. 第一诊断必须符合 ICD-10：肥胖症的编码。
2. 当患者同时具有其他疾病诊断，但在住院期间不需要特殊处理也不影响第一诊断的临床路径流程实施时，可以进入路径。

释义

■ 进入本路径的患者为第一诊断为肥胖症，需除外继发性肥胖。

■ 入院后常规检查发现有严重并发症，如控制不佳的高血压、糖尿病、冠状动脉粥样硬化性心脏病、肝肾功能异常等，经系统评估后肥胖症的诊断治疗无特殊影响者，可进入路径。但可能增加医疗费用，延长住院时间。

（六）住院期间检查项目

1. 必需的检查项目　体格检查、三大常规、肝肾功能、电解质全套、血脂、出凝血功能、糖化血红蛋白、OGTT（视患者情况考虑延长试验）、胰岛素和 C 肽曲线、ACTH-皮质醇节律、24 小时尿游离皮质醇、24 小时尿电解质、甲状腺功能、性激素全套、生长激素、心肌标志物、骨代谢标志物、心电图、胸片、睡眠呼吸监测、颈动脉彩超、体脂成分测定、超声肝脏脂肪含量测定、血气分析、动态血压检测。
2. 根据患者病情进行的检查项目　动态血糖监测、肿瘤标志物、胃肠镜、肝脏 MRS、骨密度、子宫附件 B 超。

释义

■ 血常规、尿常规、便常规+潜血是最基本的三大常规检查，进入路径的患者均需完成。肝肾功能、电解质、血脂、糖化血红蛋白、OGTT 可以评价患者是否罹患肥胖症相关的非酒精性脂肪性肝炎、高脂血症、糖尿病、高胰岛素血症等代谢相关异常；性激素全套可以评价肥胖症患者生殖内分泌系统的异常；心电图、心肌标志物、颈动脉彩超、动态血压检查评价患者的心血管系统；睡眠呼吸监测和血气分析用于评价患者是否合并呼吸睡眠暂停低通气综合征等呼吸系统并发症。根据患者并发症以及可能需要的代谢手术治疗尚需进行动态血糖监测、肿瘤标志物、胃肠镜、肝脏 MRS、骨密度和子宫附件超声。

■ 本病需与其他继发性的体重增加相鉴别，例如高皮质醇血症，因此需进行 ACTH、皮质醇节律，一般需要进行午夜 1 毫克或小剂量地塞米松抑制试验。甲状腺功能减退的患者也可因基础代谢率的降低和黏液性水肿出现体重的增加。

（七）标准药物治疗方案

根据患者具体代谢异常情况及合并症决定治疗药物和方式。

释义

■ 药物治疗：通过饮食控制、运动和行为认知治疗3~6个月，仍不能有效减重的患者可以考虑药物辅助减重治疗。目前在我国上市具有减重效果的药物包括非中枢性药物奥利司他。而部分降糖药物具有轻度的减重效果如二甲双胍和胰高糖素样肽-1（GLP-1）受体激动剂或SGLT2抑制剂。

■ 奥利司他是非中枢作用的减重药物，竞争性的抑制胃肠道的胰脂肪酶，从而抑制食物中脂肪的吸收，减少热量的摄入，达到减重的作用。减肥药物的治疗通常在严格控制饮食和运动等行为治疗的基础上，如患者仍不能有效减重和改善代谢并发症，给予药物治疗。药物治疗时间通常需要3~6个月或以上，以期达到减重5%~10%，从而改善肥胖相关的并发症。

■ 二甲双胍适合肥胖的2型糖尿病患者，能够使患者体重得到不同程度的减轻。

■ 胰高糖素样肽-1（GLP-1）受体激动剂通过抑制食欲、减少摄食以及延缓胃排空等作用降低体重。但无论是艾塞那肽还是利拉鲁肽减轻体重的作用均有明显的剂量依赖性，而且在我国尚未批准该类药物用于单纯性肥胖症的适应证。SGLT2通过减少肾小管葡萄糖的回吸收，增加尿糖的排出、利尿等降低体重。

（八）出院标准

1. 病情评估完成。
2. 若需药物治疗或者手术，已明确方案。

释义

■ 患者出院前应完成所有必须检查项目，如开始药物治疗，观察药物相关的不良反应、体重的降低和相关并发症的改善情况。

四、肥胖症的给药方案

【用药选择】

1. 奥利司他：是一种胃肠道胰脂酶抑制剂，可特异的与胃肠道胰脂酶三酰甘油（triglyceride，TG）结合位点发生不可逆的结合，饮食中大约30%的TG不被分解和吸收，随粪便排出体外；同时TG的分解产物甘油、游离脂肪酸及甘油单脂的产生也相应减少；由于甘油、脂肪酸的存在对胆固醇的吸收有促进作用，故胆固醇在小肠的吸收亦相应减少，促进了能量负平衡从而达到减重效果。奥利司他使用剂量是120mg，每餐时服用。
2. 二甲双胍：能够增加胰岛素介导的葡萄糖利用，增加非胰岛素依赖组织的葡萄糖利用，抑制肝糖原异生，降低肝糖输出；抑制肠壁细胞摄取葡萄糖；抑制胆固醇的生物合成和储存。因此，超重或肥胖的患者，特别是合并有胰岛素抵抗、2型糖尿病患者使用双胍类药物可以在改善胰岛素抵抗的同时控制血糖，同时双胍类药物也可以轻度减轻体重。通畅建议剂量为0.25~0.5g每日3~4次服药。

【药学提示】

1. 奥利司他：不良反应主要是以胃肠道症状为主，包括带便性胃肠排气、油性斑点、大便紧急感、脂性便和大便次数增多。不推荐有胃肠道疾病、胆汁淤积症或进行过胃肠道手术的患者服用奥利司他。由于奥利司他可抑制脂肪的吸收，因此对脂溶性维生素的吸收情况得到关注。同时有报道奥利司他可能导致肥胖症患者肝功能的恶化，因此需监测肝功能。

2. 二甲双胍：对于肾功能有可能减退的老年患者，应注意在监测肾功能的同时慎用双胍类药物。对于肝、肾功能不全，严重心、肺疾病的患者，应禁用双胍类药物。双胍类药物的不良反应主要是在服药的开始阶段部分患者可出现消化道症状，包括腹泻、腹胀、恶心和食欲减退等。

五、推荐表单

（一）医师表单

肥胖症临床路径医师表单

适用对象：第一诊断为肥胖症（ICD-10：E66）

患者姓名：	性别：　　年龄：　　门诊号：	住院号：
住院日期：　　年　月　日	**出院日期：**　　年　月　日	**标准住院日：≤14**

时间	住院第1天	住院第2~7天	住院第8~14天
主要诊疗工作	□ 完成询问病史和体格检查，按要求完成病历书写 □ 安排入院常规检查 □ 上级医师查房及病情评估	□ 心理疏导和支持 □ 饮食运动指导 □ 各种检查评估 □ 上级医师查房，制订后续诊治方案	□ 代谢异常综合管理的效果评估及调整 □ 代谢手术评估 □ 上级医师查房，明确是否需要手术或出院 □ 完成出院记录、病案首页、出院证明书 □ 向患者及其家属交代出院后注意事项 □ 将出院小结及出院证明书交患者或其家属
重点医嘱	**长期医嘱：** □ 内科护理常规 □ 热卡制订 □ 营养师会诊 □ 对症治疗 **临时医嘱：** □ 开具各项检测项目	**长期医嘱：** □ 内科护理常规 □ 低热卡饮食 □ 对症处理 **临时医嘱：** □ 24小时血压监测 □ 睡眠呼吸监测	**长期医嘱：** □ 内科护理常规 □ 低热卡饮食 **临时医嘱：** □ 完善术前代谢状况评估
病情变异记录	□ 无　□ 有，原因： 1. 2.	□ 无　□ 有，原因： 1. 2.	□ 无　□ 有，原因： 1. 2.
医师签名			

（二）护士表单

肥胖症临床路径护士表单

适用对象：第一诊断为肥胖症（ICD-10：E66）

患者姓名：	性别：　　年龄：　　门诊号：	住院号：
住院日期：　　年　月　日	出院日期：　　年　月　日	标准住院日：14

时间	住院第 1 天	住院第 2~7 天	住院第 8~14 天
健康宣教	□ 入院宣教 □ 介绍主管医师、护士 □ 介绍环境、设施 □ 介绍住院注意事项 □ 介绍探视和陪伴制度 □ 介绍贵重物品制度	□ 健康宣教 □ 心理和生活护理 □ 观察患者病情变化	□ 饮食和运动宣教 □ 给予患者及家属心理支持 □ 再次明确探视陪伴须知 □ 出院日给予出院指导
护理处置	□ 核对患者，佩戴腕带 □ 建立入院护理病历 □ 协助患者留取各种标本 □ 测量体重	□ 监测患者体重 □ 血压测量 □ 血糖监测（必要时）	□ 监测患者体重 □ 血压测量 □ 血糖监测（必要时）
基础护理	□ 三级护理 □ 晨晚间护理 □ 患者安全管理	□ 三级护理 □ 晨晚间护理 □ 患者安全管理	□ 二/一级护理 □ 晨晚间护理 □ 患者安全管理
专科护理	□ 护理查体 □ 病情观察 □ 需要时，填写跌倒及压疮防范表 □ 需要时，请家属陪伴 □ 确定饮食种类 □ 心理护理	□ 病情观察 □ 遵医嘱完成相关检查 □ 心理护理	□ 病情观察 □ 遵医嘱完成相关检查 □ 心理护理
重点医嘱	□ 详见医嘱执行单	□ 详见医嘱执行单	□ 详见医嘱执行单
病情变异记录	□ 无　□ 有，原因： 1. 2.	□ 无　□ 有，原因： 1. 2.	□ 无　□ 有，原因： 1. 2.
护士签名			

（三）患者表单

肥胖症临床路径患者表单

适用对象：第一诊断为肥胖症患者（ICD-10：E66）

患者姓名：	性别： 年龄： 门诊号：	住院号：
住院日期： 年 月 日	出院日期： 年 月 日	标准住院日：14

时间	入院	2~7 天	8~14 天
医患配合	□ 配合询问病史、收集资料，请务必详细告知既往史、用药史、过敏史 □ 配合进行体格检查 □ 有任何不适请告知医师	□ 配合完善肥胖相关代谢并发症和系统并发症的相关检查 □ 配合开始饮食、运动治疗 □ 配合药物治疗（必要时）	□ 配合完善相关检查、化验 □ 配合饮食和运动治疗 □ 配合药物治疗（必要时） □ 接受出院指导
护患配合	□ 配合测量体温、脉搏、呼吸、血压、体重 □ 配合完成入院护理评估（简单 □ 询问病史、过敏史、用药史） □ 接受入院宣教（环境介绍、病室规定、订餐制度、贵重物品保管等） □ 配合执行探视和陪伴制度 □ 有任何不适请告知护士	□ 配合测量体温、脉搏、呼吸和体重 □ 接受行为治疗宣教 □ 接受饮食宣教 □ 接受药物宣教	□ 配合测量体温、脉搏、呼吸和体重 □ 接受行为治疗宣教 □ 接受饮食宣教 □ 接受药物宣教
饮食	□ 遵医嘱饮食	□ 遵医嘱饮食	□ 遵医嘱饮食
排泄	□ 正常排尿、便	□ 正常排尿、便	□ 正常排尿、便
活动	□ 正常活动	□ 正常活动	□ 正常活动

附：原表单（2009年版）

肥胖症临床路径表单

适用对象：第一诊断为肥胖症患者（ICD-10：E66）

患者姓名：	性别：　年龄：　门诊号：	住院号：
住院日期：　年　月　日	出院日期：　年　月　日	标准住院日：14

时间	住院第1天	住院第2~7天	住院第8~14天
诊疗工作	□ 询问病史及体格检查 □ 完成病历书写 □ 安排入院常规检查 □ 上级医师查房及病情评估	□ 心理疏导和支持 □ 饮食运动指导 □ 各种检查评估 □ 上级医师查房，制订后续诊治方案	□ 代谢异常综合管理的效果评估及调整 □ 代谢手术评估 □ 级医师查房，明确是否需要手术或出院 □ 完成出院记录、病案首页、出院证明书 □ 向患者及其家属交代出院后注意事项 □ 将出院小结及出院证明书交患者或其家属
重点医嘱	**长期医嘱：** □ 内科护理常规 □ 热卡制订 □ 营养师会诊 □ 对症处理 **临时医嘱：** □ 开具各种检测项目	**长期医嘱：** □ 内科护理常规 □ 低热卡饮食 □ 对症处理 **临时医嘱：** □ 24小时血压监测 □ 睡眠呼吸监测	**长期医嘱：** □ 内科护理常规 □ 低热卡饮食 **临时医嘱：** □ 完善术前代谢状况评估
护理工作	□ 介绍病房环境、设施和设备 □ 入院护理评估	□ 健康教育 □ 心理与生活护理 □ 观察患者病情变化	
病情变异情况	□ 无　□ 有，原因： 1. 2.	□ 无　□ 有，原因： 1. 2.	□ 无　□ 有，原因： 1. 2.
护士签名			
医师签名			

第八章

肢端肥大症临床路径释义

一、肢端肥大症编码

1. 卫计委原编码

疾病名称及编码：肢端肥大症（ICD-10：E22.003）

2. 修改编码

疾病名称及编码：肢端肥大症（ICD-10：E22.001）

二、临床路径检索方法

E22.001

三、肢端肥大症临床路径标准住院流程

（一）适用对象

第一诊断为肢端肥大症（ICD-10：E22.003），入院行定性、定位诊断。

释义

■ 适用对象编码参见第一部分。

■ 本路径适用对象为临床内源性生长激素或生长激素释放激素分泌异常增高的患者，如为外源性不当补充引起其增高，需进入其他相应路径。

■ 生长激素分泌过多也可能是多发内分泌腺瘤（MEN）的表现之一，其他腺瘤造成的疾病需要进入其他路径。

（二）诊断依据

根据《临床诊疗指南・内分泌及代谢性疾病分册》（中华医学会编著，人民卫生出版社，2016 年）；《中国肢端肥大症诊治指南》（中华医学会内分泌学分会，2013 版）。

1. 临床特征

（1）特殊面容和体态：皮肤变厚变粗，额部皱褶变深，眼睑肥厚，鼻大而宽厚，唇厚舌肥，声音低沉，颧骨、眶上嵴及下颌骨增大突出，牙缝增宽，咬合错位，四肢长骨变粗，手脚掌骨变宽、厚大。

（2）内分泌代谢紊乱：女性月经失调、闭经，男性乳房发育、溢乳、性功能减退。可伴有糖尿病或糖耐量异常。少数患者可合并甲状腺功能亢进和 1 型糖尿病。

（3）脏器肥大：常伴高血压、心脏肥大、左心室功能不全、冠状动脉粥样硬化等，晚期可出现心力衰竭。

（4）肿瘤压迫症状：头痛、视力减退、视野缺损等。

2. 检查

（1）生长激素（GH）测定。

（2）促甲状腺激素释放激素（TRH）兴奋试验。

(3) 胰岛素样生长因子-1 (IGF-1) 测定。
(4) 垂体前叶及靶腺其他激素测定:促肾上腺皮质激素(ACTH)、促甲状腺激素(TSH)、泌乳素、卵泡刺激素(FSH)、黄体生成素(LH)。
(5) 钙磷代谢。
(6) 可有葡萄糖代谢异常:OGTT 试验。
(7) 影像学:鞍区 CT 或者 MRI 可发现肿瘤。头颅 X 线检查可有骨板增厚、骨质增生等增生。
(8) 结肠镜检查:筛查是否存在结肠息肉或肿瘤。
(9) 阻塞性睡眠呼吸暂停的筛查。
(10) 其他:必要时 MEN 相关疾病的筛查。

释义

■ 本路径的制定主要参考国内外权威书籍和临床指南。

■ 本路径适用于临床内源性生长激素或生长激素释放激素分泌异常增高的患者,如为外源性不当补充引起其增高,需进入其他相应路径。此外,由于生长激素瘤常作为 MEN 的组成之一,诊断时还应进行全面筛查,排除其他内分泌腺瘤。考虑 MEN 的患者,需根据情况进入其他路径。

■ GH 及 IGF-1 分泌过多的临床表现多种多样,且病情发展缓慢,容貌改变、头痛和视力视野障碍等相关临床表现通常是肢端肥大症患者就诊的主要原因,肢端肥大症的诊断通常在收集相关临床信息后,通过血清 GH 和 IGF-1 测定、影像学检查以及相关并发症的检查最终明确。

■ 血清 GH 水平的测定:病情活动期的肢端肥大症患者血清 GH 水平持续升高且不被高血糖所抑制。因此肢端肥大症患者的诊断,不仅要看空腹或随机的 GH 水平,主要是通过用葡萄糖负荷后看血清 GH 水平是否被抑制到正常来判断。空腹或随机血清 GH 水平<2.5ng/ml 时可判断为 GH 正常;若≥2.5ng/ml 时需要进行口服葡萄糖耐量试验(OGTT)确定诊断。通常使用口服 75g 葡萄糖进行 OGTT。具体方案为口服 75g 葡萄糖进行 OGTT。分别在 0、30、60、90 及 120 分钟取血测定血糖及 GH 水平,如果 OGTT 试验中 GH 谷值水平<1ng/ml,判断为被正常抑制。

■ 血清 IGF-1 水平的测定:GH 的作用主要经 IGF-1 介导来完成。活动期肢端肥大症患者血清 IGF-1 水平升高。由于 IGF-1 水平的正常范围与年龄和性别显著相关,因此测定结果应与年龄和性别相匹配的正常值范围(正常均值±2 个标准差)对照。

■ 影像学检查:垂体生长激素瘤首选手术,因此影像学对于诊断和治疗意义重大。主要关注蝶鞍部的病变占位和骨质缺损。垂体瘤患者可见垂体柄偏移、蝶鞍扩大、鞍底骨质吸收或破坏、鞍底倾斜,肿瘤突入鞍上池、室间孔、第三脑室,侵入额叶、颞叶、蝶窦、筛窦、海绵窦、脚间池、桥前池等。

■ 其他垂体功能的评估:垂体生长激素瘤对垂体组织压迫,可引起多种激素缺乏,对于已确诊的肢端肥大症患者,应评估垂体瘤是否侵犯其他垂体组织,如垂体功能减退症。应进行血催乳素(PRL)、卵泡刺激素(FSH)、黄体生成激素(LH)、促甲状腺激素(TSH)、促肾上腺皮质激素(ACTH)水平及其相应靶腺功能测定。如患者有显著的多尿、烦渴多饮等症状,应评估垂体后叶功能。正常人注射 TRH 200~500μg 后无 GH 分泌反应,但肢端肥大症患者中 2/3 有反应,但 TRH 兴奋试验不能鉴别垂体生长激素腺瘤和异位生长激素释放激素腺瘤。

■ 肢端肥大症并发症的诊断：心血管和呼吸系统并发症是导致肢端肥大症患者死亡的两大重要并发症，结肠息肉或肿瘤风险明显增加。肢端肥大症患者定性诊断后应该进行血压、血脂、心电图、心脏彩超、呼吸睡眠功能的检测。

（三）进入路径标准

1. 第一诊断必须符合肢端肥大症（ICD-10：E22.003）疾病编码。
2. 当患者同时具有其他疾病诊断，但在住院期间不需要特殊处理也不影响第一诊断的临床路径流程实施时，可以进入路径。

释义

■ 临床第一诊断符合肢端肥大症，即血清 IGF-1 浓度升高（或可疑升高），行 OGTT 试验葡萄糖负荷后，GH 不能被充分抑制，可确诊肢端肥大症。不需要有典型的表型特征或 MRI 显示存在垂体肿瘤。

■ 但应注意根据年龄情况及是否合并其他疾病，如甲状腺功能减退症、营养不良、控制不佳的 1 型糖尿病、肝衰竭、肾衰竭以及口服雌激素等引起的假阴性。因老年及合并以上疾病时，血清 IGF-1 浓度会降低，故当血清 IGF-1 浓度检测正常时，应警惕假阴性可能。

■ 肢端肥大症除有肢端及面部的典型特征表现外，有时还可表现为心血管疾病、睡眠呼吸暂停、2 型糖尿病、关节病变、腕管综合征以及与垂体肿瘤大小直接相关的问题（头痛、视力丧失），结肠息肉或肿瘤，也可是 MEN。出现上述较严重器官系统症状，威胁患者的生命或严重影响患者的生活质量，应首先考虑对症治疗，此时可进入其他相应的临床路径诊治，暂不宜进入该路径，待患者情况稳定后，再进入该路径进行检查。

（四）标准住院日

一般≤10 天。

释义

■ 肢端肥大症患者入院后，在内分泌科进行检查明确定性诊断及定位诊断的时间约为 10 天。第 1~3 天可完善常规检查及定性检查（血清 IGF-1 及 OGTT 试验）。第 4~6 天可完善定位检查，如鞍区 MRI 等，绝大多数可发现垂体腺瘤，但仍有其他少见病因，如垂体生长激素癌、分泌 GHRH 的下丘脑肿瘤、分泌 GHRH 的非内分泌肿瘤、非内分泌肿瘤的 GH 异位分泌以及生长因子活性过强（类肢端肥大症）等，此时病因较疑难，垂体 MRI 无法识别，需适当延长住院时间完善检查，如进行腹部和胸部影像学检查寻找异位来源的激素分泌，在肿瘤区域行插管检查明确 GH 或 GHRH 的动静脉梯度等。对于存在垂体腺瘤的肢端肥大症患者，住院第 7~10 天可完善术前评估，转入神经外科行腺瘤切除手术，进入相应临床路径进行检查和治疗。对于无法行手术者，可加用长效生长抑素类似物如醋酸兰瑞肽治疗 2~3 天观察疗效。

（五）住院期间检查项目

1. 必需的检查项目

（1）血常规、尿常规、大便常规。

（2）肝肾功能、电解质、血糖、血脂。

（3）X线胸片、心电图、腹部B超。

（4）GH测定、口服葡萄糖耐量试验（OGTT、GH、IGF-1）。

（5）内分泌腺体功能评估：甲状腺、肾上腺、性腺、泌乳素。

（6）影像学相关检查：垂体CT或MRI。

（7）视力及视野检查。

（8）结肠镜检查。

2. 根据患者病情可选的检查项目

（1）TRH兴奋试验。

（2）IGF-1测定。

（3）血糖异常或糖尿病者：血糖监测、糖化血红蛋白、尿酮体，以及糖尿病相关并发症检查（眼底、周围血管病变、周围神经病变、尿微量白蛋白）。

（4）钙磷代谢异常者：尿钙、骨密度、甲状旁腺激素（PTH）等。

（5）心脏超声、睡眠呼吸监测。

（6）视力及视野检测。

释义

■ 必查项目不仅用于评价患者的一般状况，而且对肢端肥大症的诊断及确诊患者的生长激素水平控制情况、垂体前后叶功能、局部肿瘤进展、生长激素分泌过多导致的并发症进行了评价，如果患者有并发症，根据患者病情选择检查进一步评估，如有血糖或糖尿病者，监测血糖、糖化血红蛋白、尿酮体以及糖尿病相关并发症检查。

■ GH、IGF-1测定为筛查试验，口服葡萄糖耐量试验为确诊试验。GH水平受影响因素较多，血清IGF-1水平与肢端肥大症患者病情活动的相关性较血清GH更密切。IGF-1水平的正常范围与年龄和性别显著相关，因此测定结果应与年龄和性别相匹配的正常值范围（正常均值±2个标准差）对照。

■ 评估甲状腺、肾上腺、性腺激素水平可以判断垂体前叶功能。如患者有烦渴、多饮多尿，需要进一步评估血尿渗透压甚至禁水加压试验等判断垂体后叶功能，根据尿常规的尿比重可以初步判断。

■ 垂体MRI和CT扫描可了解垂体生长激素腺瘤大小、腺瘤与邻近组织关系及瘤内出血坏死，MRI优于CT。CT更适合判断鞍底骨质破坏情况，常用于术前评估。动态增强MRI扫描有助于垂体微腺瘤的检出。

■ 视力视野检查可以评估腺瘤对视交叉、视束压迫情况，可以判断病情进展和治疗效果。

■ TRH兴奋试验可见GH明显增高，峰值与基础值之差>10μg/ml。

■ 根据肢端肥大症患者病情，可以进一步检查并发症，包括血糖相关指标及糖尿病相关并发症检查（眼底、周围血管病变、周围神经病变、尿微量白蛋白）；骨代谢相关指标［尿钙、骨密度、甲状旁腺激素（PTH）等］；心脏超声、睡眠呼吸监测；肢端肥大症患者甲状腺癌、结直肠癌风险显著增加，可以根据临床检查甲状腺超声、结直肠镜等。

（六）选择治疗方案的选择

根据《临床诊疗指南·内分泌及代谢性疾病分册》（中华医学会编著，人民卫生出版社，2016年）；《中国肢端肥大症诊治指南》（中华医学会内分泌学分会，2013版）。

1. 手术治疗　是本病的主要治疗手段。
2. 放射治疗　术后1个月再行放射治疗效果佳，也可单独放射治疗。
3. 药物治疗。

释义

■ 手术治疗是垂体生长激素瘤患者的首选治疗方法。主要采取经鼻蝶窦腺瘤切除术，开颅手术只在少数情况下采用。

■ 放射治疗常用于术后病情缓解不全以及残留和复发肿瘤的辅助治疗。不能手术的患者，放疗也可作为选择之一。放疗分为传统分次放疗和大剂量定向放疗（单次或多次，伽马刀及X线刀、质子束）。放疗引起的并发症主要是垂体功能受损，罕见的包括视力受损、放射性脑坏死、放射野继发恶性肿瘤。

■ 药物治疗包括生长抑素类似物（SSA）、多巴胺受体激动剂（溴隐亭、卡麦角林等）、GH受体拮抗剂（培维索孟）。药物治疗可以用于术后疾病未缓解患者的辅助治疗，对于预期手术无法完全切除的大腺瘤且无肿瘤压迫症状的患者，术前不适合手术或不愿意手术患者可以首选药物治疗。部分患者可在术前使用生长抑素类似物治疗，帮助提高手术治愈率。

（七）选择用药

1. 垂体生长激素瘤

（1）多巴胺受体激动剂。

（2）生长抑素类似物。

（3）其他：左旋多巴、甲氧氯普胺、赛庚啶、氯丙嗪等。

2. 糖尿病　结合病情，胰岛素治疗。
3. 垂体前叶功能减退　根据病情进行激素替代治疗。
4. 对症治疗。

释义

■ 肢端肥大症患者的药物治疗包括针对垂体生长激素瘤的治疗，以及同时合并的其他疾病的治疗，如糖尿病、高血压、垂体前叶功能障碍、合并其他肿瘤的药物治疗。

■ 肢端肥大症的药物治疗包括生长抑素受体配基（SRL）即生长抑素类似物（SSA）、多巴胺受体激动剂（DA）、GH受体拮抗剂。生长抑素（SST）由前体加工成两种生物活性形式，即生长抑素-14和生长抑素-28。天然的SST其血浆半衰期不足3min，合成的生长抑素类似物（奥曲肽、兰瑞肽）可以模拟SST的生理作用、抑制GH过度分泌。SSA是药物治疗中的首选，能够有效控制多数肢端肥大症患者GH和IGF-I的过度分泌以及肿瘤的生长，研究显示，初治患者使用兰瑞肽可以达到70%的疾病控制率，22%的患者肿瘤缩小，耐受性好。兰瑞肽初始剂量可以每2周40mg，如果效果不佳，可以增加至每10天肌注40mg。长效奥曲肽每月肌注1次，最初的剂量推荐每月20mg，如果血清IGF-1在2个月内不降至正常，剂量可以增加至每月30mg。SSA的不良反应主要为注射部位反应和胃肠道症状，一般为轻至中度，因不良反应停止用药的比例非常小，10%~20%患者注射局部出现不适、红斑或肿胀、疼痛和瘙痒。5%~15%患者有胃肠道症状，腹泻、腹痛、腹胀、脂肪泻、恶心和呕吐，但通常是一过性的。长期使用SSA可以使胆囊淤泥或胆结石发病率增加，通常没有症状，没有显著临床意义，一般不需要手术干预，可定期超声检测。少见的不良反应还包括脱发、心动过缓和便秘。

■ 多巴胺受体激动剂可以通过下丘脑的多巴胺受体而抑制GH的释放。常用的多巴胺受体激动剂包括麦角衍生物溴隐亭和卡麦角林，其最大优点是可以口服，并且相对便宜。目前国内仅有第一代多巴胺受体激动剂溴隐亭，该药适合用于GH水平轻度升高而由于其他原因未能使用SSA的患者。GH水平轻中度升高的患者使用这类药物后，有10%~20%的患者GH和IGF-1水平降至满意水平。其剂量是治疗PRL瘤的2~4倍。多巴胺受体激动剂的副作用包括胃肠道不适、直立性低血压、头痛、鼻塞和便秘等。

■ 生长激素受体拮抗剂：培维索孟，56.6%的患者治疗1年后IGF-1水平降至正常。但是并不降低GH水平，而且肿瘤缩小并不明显。培维索孟目前没有在国内上市。

■ 另外左旋多巴、甲氧氯普胺、赛庚啶、氯丙嗪已经不用于肢端肥大症的治疗。

■ 联合使用作用机制不同的药物，可能会起到协同作用。对SSA治疗有部分反应的患者，联合多巴胺受体激动剂治疗可以进一步降低GH或IGF-I水平。

■ 药物治疗主要用于术后疾病未缓解患者的辅助治疗。或者因各种原因无法手术患者的首选治疗。有研究显示，术前应用生长抑素类似物可以提高Knosp分级1~3级患者的手术切除率，并降低总体治疗费用。接受放疗的患者在放疗起效前，也需要药物过渡治疗。

■ 合并症的治疗：如同时合并高血压、糖尿病，可予相应的降压、降糖治疗。

■ 垂体生长激素大腺瘤可能同时合并其他内分泌轴功能障碍，入院筛查肾上腺皮质功能、甲状腺功能、性腺功能，如有功能低减，可予相应补充。

■ 对症治疗：肢端肥大症可能同时合并睡眠呼吸暂停、组织水肿、头痛、关节痛等症状，可予对症处理。如果通过有效的药物、手术和放疗，GH和IGF-1能得到控制，这些症状也能相应缓解，但是骨骼、下颌、关节的改变不能恢复。

（八）出院标准

1. 明确肢端肥大症的病因诊断。
2. 病情需要转外科或放疗科进一步治疗。
3. 血糖、电解质、内分泌腺体功能好转、稳定。

释义

■ 明确肢端肥大症的病因诊断指容貌改变、头痛和视力视野障碍等相关临床表现，通过血清 GH 和 IGF-1 测定、影像学检查以及相关并发症的检查最终明确。极少数肢端肥大症患者是由于单基因缺陷等导致，如 MEN-Ⅰ型、McCune-Albright 综合征和 Carney 综合征等，需要进一步对相关并发疾病进行筛查和诊断。对于引起异位生长激素、GHRH 分泌的肿瘤，如胰岛细胞瘤、淋巴瘤、下丘脑错构瘤、胶质瘤、星形细胞瘤、支气管类癌、小细胞肺癌、肾上腺腺瘤、甲状腺髓样癌、嗜铬细胞瘤等完善相关检查确诊。

■ 病情需要转外科进一步治疗指对于垂体微腺瘤患者，以及局灶生长有严重急性肿瘤压迫症状（如视功能进行性下降、复视、头痛）、具有潜在手术治愈可能（如未侵犯海绵窦）的垂体大腺瘤患者，推荐将手术作为一线治疗方案，因为手术可以长期有效控制肿瘤，并使相关的生化指标正常化。

■ 放疗最常用于术后病情缓解不全以及残留和复发肿瘤的辅助治疗。手术后仍存在 GH 高分泌状态的患者及不能手术的患者可以放射治疗。

■ 对于下丘脑原位肿瘤或其他内脏的肿瘤引起生长激素异位分泌的肿瘤，完善术前检查，转入相应外科手术治疗。

（九）变异及原因分析

出现急性危及生命的并发症，如垂体卒中、垂体危象、合并感染、糖尿病酮症或者酮症酸中毒、结肠疾病等，则按相应路径或指南进行救治，退出本路径。

释义

■ 垂体危象指垂体前叶功能减退时，肾上腺皮质激素和甲状腺激素缺乏，机体应激能力下降，在感染、呕吐、腹泻、脱水、寒冷、饥饿等情况下及应用安眠药或麻醉剂而诱发危象。常表现为昏迷。

■ 垂体卒中指垂体肿瘤突发瘤内出血、梗死、坏死，致瘤体膨大，引起的急性神经内分泌病变。表现为突然发生颅压增高的症状，蝶鞍邻近组织压迫的症状（如向上压迫视觉通路、间脑和中脑，引起视力下降、视野缺损及生命体征改变；向下压迫丘脑引起血压、体温、呼吸及心律紊乱；压迫侧面进入海绵窦引起眼外肌麻痹、三叉神经症状及静脉回流障碍），下丘脑-垂体功能减退的症状，尚有不少垂体卒中患者缺乏原有垂体腺瘤的症状。因此，遇到原因不明的突发颅压增高，尤其伴视力障碍、眼肌麻痹等压迫症状者，应警惕垂体卒中。

■ 肢端肥大症患者可能会合并严重感染、糖尿病酮症或者酮症酸中毒等，若存在这些严重合并症则需要对合并症进行相应的治疗。与肢端肥大症患者相比，治疗合并症的费用和所需要的时间均明显延长，会导致患者住院时间和费用超过临床路径的规定。

■ 少数垂体瘤患者合并存在 MEN，且多为 MEN-Ⅰ型，除了垂体瘤以外，患者还可能表现为原发性甲状旁腺功能亢进症、胰腺神经内分泌肿瘤、肾上腺腺瘤等，此时进行的检查需涵盖多个内分泌腺体，而治疗的选择又根据各个累及的腺体病情的轻重不同而先后次序不同，故此处变异较大，应在临床表单中注明。

■ 医师认可的变异原因主要指患者入选路径后，医师在检查及治疗过程中发现患者合并存在一些事前无法预知的对本路径治疗可能产生影响的情况，需要终止执行路径或者是延长治疗时间、增加治疗费用。医师需要在表单中明确说明。

四、推荐表单

（一）医师表单

肢端肥大症临床路径医师表单

适用对象：**第一诊断为**肢端肥大症（ICD-10：E22.003）

患者姓名：	性别：　　年龄：　　门诊号：	住院号：
住院日期：　　年　月　日	**出院日期：**　　年　月　日	**标准住院日：≤10 天**

时间	住院第 1 天	住院第 2~8 天	住院第 9~10 天 （出院日）
主要诊疗工作	□ 询问病史及体格检查 □ 完成病历书写 □ 完善检查 □ 上级医师查房	□ 上级医师查房 □ 明确下一步诊疗计划 □ 完成三级医师查房记录 □ 根据病情，相关药物治疗	□ 上级医师查房，明确是否转科或出院 □ 向患者及家属交代病情，根据疾病不同发病原因，可以准备转科（外科或放疗科）或出院 □ 完成出院记录、病案首页、出院证明书等，向患者交代转科或出院后的注意事项
重点医嘱	**长期医嘱：** □ 内分泌科护理常规 □ 二级护理 □ 饮食 **临时医嘱：** □ 血常规、尿常规、大便常规+隐血 □ 肝肾功能、电解质、血糖、血脂 □ X 线胸片、心电图、腹部 B 超 □ GH 、IGF-1 测定 □ 内分泌腺体激素检查：甲状腺激素、肾上腺激素、性腺激素、PRL □ 预约垂体 CT/MRI □ 结肠镜检查 □ OSA 筛查 □ MEN 筛查	**长期医嘱：** □ 同前 □ 生长抑素类似物 □ 多巴胺受体激动剂（必要时） □ 靶腺激素替代治疗（必要时） □ 药物控制血糖（必要时） **临时医嘱：** □ 口服葡萄糖耐量试验（OGTT、GH） □ TRH 兴奋试验（必要时） □ 血糖异常或糖尿病者：血糖监测、糖化血红蛋白、尿酮体，以及糖尿病相关并发症检查（必要时） □ 钙磷代谢异常：尿钙、骨密度、甲状旁腺激素等（必要时） □ 心脏超声、睡眠呼吸监测 □ 视力及视野检查	**出院医嘱：** □ 转科（外科或放疗科） □ 出院带药（根据入院检查结果决定有无出院带药） □ 嘱患者门诊复诊及复诊时间
病情变异记录	□ 无　□ 有，原因： 1. 2.	□ 无　□ 有，原因： 1. 2.	□ 无　□ 有，原因： 1. 2.
医师签名			

（二）护士表单

肢端肥大症临床路径护士表单

适用对象：**第一诊断为**肢端肥大症（ICD-10：E22.003）

患者姓名：	性别： 年龄： 门诊号：	住院号：
住院日期： 年 月 日	**出院日期：** 年 月 日	**标准住院日：≤10天**

时间	住院第1天	住院第2~8天	住院第9~10天（出院日）
健康宣教	□ 入院宣教 □ 介绍主管医师、护士 □ 介绍环境、设施 □ 介绍住院注意事项 □ 介绍探视和陪伴制度 □ 介绍贵重物品制度	□ 糖耐量试验（OGTT、GH）宣教 □ TRH兴奋试验宣教（必要时） □ 特殊检查或会诊宣教	□ 转科/出院宣教 □ 复查时间 □ 服药方法 □ 活动休息 □ 指导饮食 □ 指导办理出院手续
护理处置	□ 核对患者，佩戴腕带 □ 建立入院护理病历 □ 协助患者留取各种标本 □ 测量体重	□ 完成口服葡萄糖耐量试验（OGTT、GH）采血 □ 完成TRH兴奋试验采血（必要时） □ 完成血糖监测、糖化血红蛋白、尿酮体标本采取（必要时） □ 完成尿钙、甲状旁腺激素等标本采取（必要时） □ 指导特殊检查或会诊完成	□ 办理转科/出院手续 □ 书写转科/出院小结
基础护理	□ 二级护理 □ 晨晚间护理 □ 排泄管理 □ 患者安全管理 □ 患者既往基础用药	□ 二级护理 □ 晨晚间护理 □ 排泄管理 □ 患者安全管理 □ 协助或指导进食、进水 □ 协助或指导活动 □ 继续患者基础用药	□ 二级护理 □ 晨晚间护理 □ 患者安全管理 □ 继续患者基础用药
专科护理	□ 护理查体 □ 病情观察 □ 如行动不能自理、情绪异常或者跌倒高风险需要请家属陪伴 □ 确定饮食种类 □ 心理护理	□ 病情观察：观察病情变化、监测生命体征、预防跌倒、感染等意外 □ 遵医嘱完成相关检查 □ 心理护理	□ 急性病情观察：观察病情变化、监测生命体征 □ 转科或出院指导（加餐、饮食、随访） □ 心理护理
重点医嘱	□ 详见医嘱执行	□ 详见医嘱执行单	□ 详见医嘱执行单
病情变异记录	□ 无 □ 有，原因： 1. 2.	□ 无 □ 有，原因： 1. 2.	□ 无 □ 有，原因： 1. 2.
护士签名			

（三）患者表单

肢端肥大症临床路径患者表单

适用对象：**第一诊断为**肢端肥大症（ICD-10：E22.003）

患者姓名：	性别：　年龄：　门诊号：	住院号：
住院日期：　年　月　日	**出院日期：**　年　月　日	**标准住院日：≤10 天**

时间	入院	住院第 2~8 天	住院第 9~10 天 （出院日）
医患配合	□ 配合询问病史、收集资料，务必详细告知既往史、用药史、过敏史 □ 配合进行体格检查 □ 有任何不适告知医师	□ 配合完善相关检查，如采血、留尿、心电图、X 线胸片 □ 医师与您及家属介绍病情及饥饿试验 □ 配合完善相关检查，如采血、留尿 □ 配合医师禁食、不禁水	□ 配合转科或者出院 □ 配合出院后随诊 □ 获取出院诊断书
护患配合	□ 配合测量体温、脉搏、呼吸 3 次，血压、体重 1 次 □ 配合完成入院护理评估（简单询问病史、过敏史、用药史） □ 接受入院宣教（环境介绍、病室规定、订餐制度、贵重物品保管等） □ 配合执行探视和陪伴制度 □ 有任何不适告知护士	□ 配合测量体温、脉搏、呼吸 3 次，询问大便 1 次 □ 接受饥饿试验前宣教 □ 接受饮食宣教 □ 接受药物宣教 □ 配合接受生命体征的测量 □ 有任何不适告知护士	□ 接受转科/出院宣教 □ 办理转科/出院手续 □ 取出院带药 □ 知道服药方法、作用、注意事项 □ 知道复印病历程序
饮食	□ 遵医嘱饮食	□ 遵医嘱饮食	□ 遵医嘱饮食
排泄	□ 正常排尿便	□ 正常排尿便	□ 正常排尿便
活动	□ 正常活动	□ 正常活动	□ 正常活动

附：原表单（2017年版）

肢端肥大症临床路径表单

适用对象：**第一诊断为**肢端肥大症（ICD-10：E22.003）

患者姓名：	性别： 年龄： 门诊号：	住院号：
住院日期： 年 月 日	**出院日期：** 年 月 日	**标准住院日：≤10天**

时间	住院第1天	住院第2~8天	住院第7~10天 （出院日）
主要诊疗工作	□ 询问病史及体格检查 □ 完成病历书写 □ 完善检查 □ 上级医师查房	□ 上级医师查房 □ 完成定性、功能、病因及定位诊断的各项检查 □ 完成相关科室会诊 □ 根据检查和会诊结果，确定诊断 □ 根据病情，相关药物治疗	□ 上级医师查房，明确是否转科或出院 □ 向患者及家属交代病情，根据疾病不同发病原因，可以准备转科或出院 □ 完成出院记录、病案首页、出院证明书等，向患者交代转科或出院后的注意事项
重点医嘱	**长期医嘱：** □ 内科护理常规 □ 二级护理 □ 饮食 **临时医嘱：** □ 血常规、尿常规、大便常规+隐血 □ 肝肾功能、电解质、血糖、血脂 □ X线胸片、心电图、腹部B超 □ GH测定 □ 内分泌腺体激素检查：甲状腺激素、肾上腺激素、性腺激素、PRL □ 预约垂体CT □ 结肠镜检查 □ OSA筛查 □ MEN筛查	**长期医嘱：** □ 同前 □ 多巴胺受体激动剂（必要时） □ 靶腺激素替代治疗（必要时） □ 药物控制血糖（必要时） **临时医嘱：** □ GH（OGTT试验） □ TRH兴奋试验（必要时） □ IGF-1测定（必要时） □ 血糖异常或糖尿病者：血糖监测、糖化血红蛋白、尿酮体，以及糖尿病相关并发症检查（必要时） □ 钙磷代谢异常：尿钙、骨密度、甲状旁腺激素等（必要时） □ 心脏超声、睡眠呼吸监测 □ 垂体MRI（必要时）	**出院医嘱：** □ 出院带药 □ 嘱患者门诊复诊及复诊时间
主要护理工作	□ 介绍病房环境、设施和设备 □ 入院护理评估	□ 观察病情变化、预防跌倒、感染等意外	□ 指导患者办理出院手续
病情变异记录	□ 无 □ 有，原因： 1. 2.	□ 无 □ 有，原因： 1. 2.	□ 无 □ 有，原因： 1. 2.
护士签名			
医师签名			

第九章

原发性甲状旁腺功能亢进症临床路径释义

一、原发性甲状旁腺功能亢进症编码

疾病名称与编码：原发性甲状旁腺功能亢进症（ICD-10：E21.0）

二、临床路径检索方法

E21.0

三、原发性甲状旁腺功能亢进症临床路径标准住院流程

（一）适用对象

第一诊断为原发性甲状旁腺功能亢进症（ICD-10：E21.0）。

释义

■ 原发性甲状旁腺功能亢进症（primary hyperparathyroidism，PHPT）是甲状旁腺分泌过多的甲状旁腺激素（parathyroid hormone，PTH）引起的钙、磷和骨代谢紊乱的一种全身性疾病，经典表现为骨吸收增加为特征的骨骼病变、肾脏钙化或泌尿系结石、高钙血症和低磷血症等。随着临床疾病谱的演变，也有患者无上述典型临床表现。

（二）诊断依据

根据《协和内分泌代谢学》（史轶蘩，科学出版社，1999年）、《Williams textbook of endocrinology》（Wilson JD，第9版，Harcourt Publishers Limited，1998年）和《临床诊疗指南·内分泌学分册》（中华医学会，人民卫生出版社）、《骨质疏松症和骨矿盐疾病诊疗指南》（中华医学会，人民卫生出版社，2007）。

1. 临床表现　骨痛、病理性骨折、结石等。
2. 血总钙、游离钙和血甲状旁腺素水平升高或高钙抑制试验不被抑制。
3. 可有骨骼系统（骨吸收）、泌尿系统（结石或钙化）、消化系统等表现。
4. 排除家族性低尿钙性高钙血症及其他代谢性骨病。

释义

临床表现：骨痛、病理性骨折、泌尿系结石、消化系统症状、神经系统症状等。

■ 经典的PHPT临床表现主要包括高钙血症相关症状、骨骼病变及泌尿系统病变等三组症状。①骨骼受累方面：临床上主要表现为全身弥漫性、逐渐加重的骨关节疼痛及（或）压痛，承重部位更为突出，如下肢和腰椎。可出现活动受限、卧床不起，可出现病理性骨折。骨密度减低，严重者可有骨畸形，如驼背、胸廓塌陷、

骨盆变形、脊柱侧弯或后突等，可有身高缩短。②泌尿系统方面：尿钙和尿磷排出增多，患者常可出现多饮、多尿。发生反复的泌尿系统结石或肾脏钙化（钙磷复合物在肾间质的沉积），临床表现为肾绞痛、血尿、尿砂石等，易合并泌尿系统感染。部分患者可出现肌酐清除率的下降甚至肾功能不全。③血钙水平增高还可影响多个系统：神经肌肉系统的表现包括淡漠、嗜睡、性格改变、智力发育迟钝、记忆力减退、肌张力减低、易疲劳、四肢肌肉（尤其是近端肌肉）软弱等，少数患者可出现肌肉萎缩、腱反射减弱。消化系统方面，高血钙使神经肌肉兴奋性降低、胃肠道平滑肌张力减低、胃肠蠕动减慢，表现为食欲缺乏、恶心、呕吐、腹胀腹痛、便秘、胃灼热等；高钙血症刺激胃泌素分泌、胃酸分泌增多，可引起消化性溃疡；高血钙可激活胰蛋白酶，引起急、慢性胰腺炎。心血管系统方面，高钙血症可促进血管平滑肌收缩、血管钙化，PHPT 患者中高血压及心血管疾病发生比例增高，心电图可出现 Q-T 间期缩短，严重者可致心律失常。

■ PHPT 患者血清总钙值持续性或波动性增高，少数人可正常，需要多次重复测定，血浆游离钙水平更为敏感和准确。测定血 PTH 水平并结合血钙水平可直接评估甲状旁腺功能。PHPT 患者典型的改变为高钙血症同时 PTH 水平升高。高钙血症时血 PTH 水平位于正常范围内中值或偏高水平者也支持 PHPT 的诊断，对于不典型患者或正常血钙型 PHPT 患者，可考虑应用高钙抑制试验，PHPT 患者静脉滴注钙剂使血钙升高后 PTH 分泌仍不受抑制。

■ 骨骼 X 线平片特征包括：①骨骼的广泛脱钙、骨质稀疏，常为全身性，以胸腰椎、扁骨、掌骨和肋骨最常见，显示密度减低。②特征性的骨膜下吸收，以指骨最为常见，外侧骨膜下皮质呈不规则锯齿样，可进展为广泛的皮质吸收，皮质骨骨吸收改变还可见于远端指骨的末端、锁骨外 1/3 下方的皮质、尺骨远端、股骨颈和耻骨下缘以及胫骨近端内侧。③骨囊性变或纤维囊性骨炎，常为多发，内含棕色浆液或黏液，易发生在掌骨、肋骨骨干的中央髓腔部分或骨盆，可进展并破坏表面的皮质；“棕色瘤”，由大量多核破骨细胞（“巨细胞”）混杂基质细胞、基质组成，常发生在颌骨、长骨、肋骨的小梁部分。④病理性骨折。⑤颅骨在影像上可表现为有细小斑点的“砂粒样”改变，内外板界限消失。⑥典型的齿槽像表现为牙槽板由于骨膜下吸收而受侵蚀或消失，经常发展至邻近的下颌骨。

■ 泌尿系统超声或腹部 X 线检查可发现结石或肾脏钙化。

■ 鉴别诊断包括：高 PTH 血症的鉴别诊断，如家族性低尿钙性高钙血症、继发和三发性甲状旁腺功能亢进症、长期服用锂剂等；高钙血症的鉴别诊断，如肿瘤、肉芽肿性疾病、药物等；骨病的鉴别诊断，如骨软化症、肾性骨营养不良、原发性骨质疏松症等其他代谢性骨病和多发性骨髓瘤等；泌尿系结石的鉴别诊断等。

（三）治疗方案的选择

根据《协和内分泌代谢学》（史轶蘩，科学出版社，1999 年）、《Williams textbook of endocrinology》（Wilson JD，第 9 版，Harcourt Publishers Limited，1998 年）和《临床诊疗指南·内分泌学分册》（中华医学会，人民卫生出版社，2005）、《骨质疏松症和骨矿盐疾病诊疗指南》（中华医学会，人民卫生出版社，2007）。

1. 甲状旁腺手术作为有症状或有并发症的原发性甲旁亢患者首选治疗，术后酌情补充钙剂及维生素 D 制剂。

2. 急症治疗 适用于高钙危象患者（血 Ca≥3.5mmol/L）。
（1）扩容、促进尿钙排泄。
（2）抑制骨吸收药物：降钙素、静脉用双膦酸盐。
（3）H_2受体拮抗剂，如西咪替丁。
（4）纠正电解质紊乱，如低血钾。
（5）透析。
3. 药物治疗适应证
（1）病变定位不明确。
（2）无症状或症状轻微的血钙水平轻度升高。
（3）拒绝或不能耐受手术者。

释义

■ 手术切除病变甲状旁腺为PHPT的首选也是唯一能够治愈的治疗。对于血钙水平明显升高或曾有危及生命的高钙血症病史、有症状或并发症的患者均应考虑手术治疗。对于无症状患者，国外指南推荐以下情况建议手术：①年龄在50岁以下；②血钙水平高于上限0.25mmol/L（1mg/dl）；③任何部位（腰椎、全髋、股骨颈及桡骨远端1/3）骨密度T值<-2.5或存在椎体骨折；④肌酐清除率<60ml/min，24小时尿钙>400mg或泌尿系结石风险增加，影像学检查证实存在泌尿系结石。对于骨骼病变比较严重、术后出现低钙血症患者应考虑钙剂和维生素D制剂的补充。

■ 高钙血症造成的各系统功能紊乱会影响病因治疗，严重时高钙危象可危及生命，短期治疗通常能有效地缓解急性症状、避免高钙危象造成的死亡，争取时间确定和去除病因。对高钙血症的治疗取决于血钙水平和临床症状。通常对轻度高钙血症、无临床症状的患者，一般不需采取太积极控制血钙的措施；对有症状、体征的中度高钙血症患者，需积极治疗。当血钙大于3.5mmol/L时，无论有无临床症状，均需立即采取有效措施降低血钙水平。治疗原则包括扩容、促进尿钙排泄、抑制骨吸收等，目前常用的抑制骨吸收药物为降钙素和静脉双膦酸盐。静脉使用双膦酸盐是迄今为止最有效的治疗高钙血症的方法，起效需2~4日，达到最大效果需4~7日，大部分患者血钙能降至正常水平，效果可持续1~3周。国内目前有帕米膦酸钠（pamidronate）、唑来膦酸（zoledronic acid）和伊班膦酸钠（Ibandronate）用于临床。帕米膦酸钠推荐剂量为30~60mg 1次静脉点滴，通常加入500ml液体中输注4小时以上。唑来膦酸推荐剂量为4mg 1次静脉点滴，通常加入100ml液体中，静脉滴注15分钟以上。用药前需要查肾功能，要求肌酐清除率>35ml/min。降钙素起效快，不良反应少，但效果不如双膦酸盐显著。使用降钙素2~6小时，血钙可平均下降0.5mmol/L。常用剂量为：鲑鱼降钙素2~8 U/kg；鳗鱼降钙素0.4~1.6U/kg，皮下或肌内注射，每6~12小时重复注射。降钙素半衰期短，每日需多次注射。但其降低血钙的效果存在脱逸现象（多在72~96小时内），不适于长期用药。因而降钙素多适用于高钙危象患者，短期内可使血钙水平降低，用于双膦酸盐药物起效前的过渡期。对于上述治疗无效或不能应用的高钙危象患者，还可使用低钙或无钙透析液进行腹透或血透，治疗顽固性或肾功能不全的高钙危象，可达到迅速降低血钙水平的目的。

■ 对于血钙水平升高程度较轻的无症状患者或不能耐受手术的患者需要进行随访，至少半年1次，随访过程中应监测症状或体征、血压、血钙水平、肾功能等。对于无症状性或轻型PHPT，国外学者多数建议每年监测一次血清钙和肌酐水平，每1~2年行骨密度检查。不能或不愿手术治疗的患者必须注意保持足够的水化，避免制动，尽量避免使用噻嗪类利尿剂及锂剂，伴随明显呕吐或腹泻时需要进行积极的处理。药物治疗手段有限，对大多数患者仍缺乏与手术效果相当的有效、安全的治疗药物。少量相关的临床研究显示双膦酸盐可维持或增加PHPT患者的骨密度，国外研究显示拟钙化合物（calcimimetics）可降低PHPT患者血钙及PTH水平，目前H_2受体拮抗剂临床已很少应用。

（四）标准住院日

标准住院日为10~14天。

释义

■ 如果患者条件允许或部分检查在门诊已完成者，住院时间可以低于上述住院天数。若无其他明显应退出本路径的变异，仅在住院日数上有小的出入，并不影响纳入路径。

（五）进入路径标准

1. 第一诊断必须符合ICD-10：E21.0原发性甲状旁腺功能亢进症疾病编码。

2. 生化检查指标符合需要住院指征　血总钙或游离钙水平升高，或血甲状旁腺素（PTH）水平升高或不被抑制。

3. 当患者同时具有其他疾病诊断时，但住院期间不需要特殊处理，也不影响第一诊断的临床路径流程实施时，可以进入路径。

释义

■ 患者同时具有其他疾病或出现肾功能不全等严重并发症影响第一诊断的临床路径流程实施时均不适合进入临床路径。

■ 甲状旁腺癌、多发性内分泌腺瘤病（MEN）相关的PHPT，以及近年来提出的正常血钙性PHPT（normocalcemic PHPT）患者不适合进入本临床路径。

（六）住院期间检查项目

1. 必需的检查项目

（1）血常规、尿常规、大便常规。

（2）肝肾功能、血糖、电解质、血沉。

（3）X线胸片、心电图、腹部B超、颈部B超、颈部及胸部（纵隔）CT。

（4）骨骼疼痛、骨折部位X线片。

（5）多次测定血钙、磷、碱性磷酸酶，血清 PTH，24 小时尿钙、磷。

2. 根据患者情况可选择的检查项目

（1）头颅、双手、骨盆及四肢长骨 X 线片，胸腰椎 X 线片。

（2）腹平片、泌尿系统超声。

（3）甲状旁腺核素扫描、DXA 测定骨密度、全身骨扫描。

（4）血清 25（OH）$_2$-D_3、血浆游离钙、骨生化指标、血气分析。

（5）腹部 CT，胰淀粉酶。

释义

■ 部分检查可以在门诊完成。

■ 需要多次测定血钙以明确定性诊断并及时发现和处理高钙危象。

■ 根据病情部分检查可以不进行，例如，如无相关症状及体征，可不行腹部 CT、胰淀粉酶检查。

■ 如果准备手术还应完善术前相关检查，如凝血功能、必要的肝炎病毒学指标等。

（七）治疗方案与药物选择

1. 甲状旁腺手术作为有症状或有并发症的原发性甲旁亢患者首选治疗，术后根据血钙水平及骨骼系统受累情况酌情给予补充钙剂及维生素 D 制剂，注意监测血钙及 24 小时尿钙水平。

2. 急症治疗　适用于高钙危象患者（血钙≥3.5mmol/L）。

（1）扩容、促进尿钙排泄：使用生理盐水补充细胞外液容量。容量补足后可同时使用呋塞米。注意电解质（血钾）变化和患者，尤其是老年患者的心、肾功能。

（2）骨吸收抑制剂：双膦酸盐（静脉）和（或）降钙素。

（3）透析：上述措施无效时，可选择透析。

（八）出院标准

血钙下降。

释义

■ 血钙水平维持至安全范围后，如病变甲状旁腺定位检查明确且符合手术指征可转外科或出院等外科床位；如定位检查不明确或不符合手术指征、不愿手术者，可出院门诊随诊，监测血钙水平并视病情给予相应药物治疗。

■ 如果出现并发症，是否需要继续住院处理，由主管医师具体决定。

（九）变异及原因分析

甲状旁腺癌、合并多发性内分泌腺瘤病（MEN）、出现急性胰腺炎、肾功能减退、心律失常者不适用该路径。

释义

■ 微小变异：因为医院检验项目的及时性，不能按照要求完成检查；因为节假日不能按照要求完成检查；患者不愿配合完成相应检查，短期不愿按照要求出院随诊。

■ 重大变异：因基础疾病需要进一步诊断和治疗；因各种原因需要其他治疗措施；医院与患者或家属发生医疗纠纷，患者要求离院或转院；不愿按照要求出院随诊而导致入院时间明显延长。甲状旁腺癌（尤其合并转移或多次复发）者高钙血症较为顽固、定位诊断及治疗常存在困难，不适用本路径。MEN 患者除甲状旁腺受累外，合并其他多个内分泌腺体受累，需要进行相应评估和处理，不适用本路径。出现严重并发症，如急性胰腺炎、高钙危象导致严重心律失常、肾功能不全者应退出该路径。

四、原发性甲状旁腺功能亢进症临床路径给药方案

【用药选择】

PHPT 首选手术治疗，在手术前，对有症状、体征的中度高钙血症患者，需积极处理。当血钙大于 3.5mmol/L 时，无论有无临床症状，均需立即采取有效措施降低血钙水平。治疗原则包括扩容、促进尿钙排泄、抑制骨吸收等，目前常用的抑制骨吸收药物为降钙素和静脉双膦酸盐。

静脉使用双膦酸盐是迄今为止最有效的治疗高钙血症的方法，起效需 2~4 日，达到最大效果需4~7 日，大部分患者血钙能降至正常水平，效果可持续 1~3 周。

国内目前有帕米膦酸钠（Pamidronate）、唑来膦酸（Zoledronic acid）和伊班膦酸钠（Ibandronate）用于临床。帕米膦酸钠推荐剂量为 30~60mg 1 次静脉点滴，通常加入 500ml 液体中输注 4 小时以上。唑来膦酸推荐剂量为 4mg 一次静脉点滴，通常加入 100ml 液体中，静脉滴注 15 分钟以上。降钙素起效快，不良反应少，但效果不如双膦酸盐显著。使用降钙素 2~6 小时，血钙可平均下降 0.5mmol/L。常用剂量为：鲑鱼降钙素 2~8 IU/kg，鳗鱼降钙素 0.4~1.6U/kg，皮下或肌内注射，每 6~12 小时重复注射。对于上述治疗无效或不能应用的高钙危象患者，还可使用低钙或无钙透析液进行腹透或血透，治疗顽固性或肾功能不全的高钙危象，可达到迅速降低血钙水平的目的。

对于不能手术或拒绝手术的患者，药物治疗手段有限，对大多数患者仍缺乏与手术效果相当的有效、安全的治疗药物。少量相关的临床研究显示双膦酸盐（如阿仑膦酸钠）可维持或增加 PHPT 患者的骨密度，国外研究显示拟钙化合物（calcimimetics）可降低 PHPT 患者血钙及 PTH 水平。

【药学提示】

1. 对于静脉双膦酸盐，用药前需要查肾功能，要求肌酐清除率>35ml/min。药物常见不良反应包括一过性发热、骨痛、肌痛等类流感样症状，多可通过充分水化、解热镇痛药对症处理缓解。口服双膦酸盐常见不良反应为胃肠道反应，包括上腹痛、反酸等食管炎和胃溃疡症状。双膦酸盐类药物罕见不良反应包括肾功能损害、颌骨坏死等。

2. 降钙素类药物少数患者可有面部潮红、恶心等不良反应，偶有过敏试验，参照说明书要求确定是否行过敏试验。

【注意事项】

1. 双膦酸盐类药物使用前需要查肾功能，保证足够的输液时间和充分水化；对患有严重口腔疾病或需要接受牙科手术的患者不建议使用双膦酸盐。

2. 降钙素半衰期短，每日需多次注射。但其降低血钙的效果存在脱逸现象（多在 72~96 小时内），不适于长期用药。因而降钙素多适用于高钙危象患者，短期内可使血钙水平降低，在用于纠正高钙血症时多用于双膦酸盐药物起效前的过渡期。

五、推荐表单

（一）医师表单

原发性甲状旁腺功能亢进症临床路径医师表单

适用对象：第一诊断为原发性甲状旁腺功能亢进症（ICD-10：E21.0）

患者姓名：	性别：　年龄：　门诊号：	住院号：
住院日期：　年　月　日	**出院日期：**　年　月　日	**标准住院日：10～14**

时间	住院第1天	住院第2天
主要诊疗工作	□ 询问病史及体格检查 □ 完成病历书写 □ 完善辅助检查 □ 医师查房，初步确定诊断 □ 对症支持治疗 □ 向患者及其家属告知病情及诊治方案，签署相关知情同意书、病重或病危通知书（必要时） □ 完成首次病程记录等病历书写 □ 必要时上级医师查房，明确诊断，指导治疗 □ 完成医师查房记录 □ 必要时向患者及家属介绍病情变化及相关检查结果	□ 上级医师查房 □ 完善入院检查项目 □ 继续对症支持治疗 □ 进行必要的相关科室会诊 □ 住院医师完成上级医师查房记录等病历书写 □ 向患者及家属交代病情及其注意事项
重点医嘱	**长期医嘱：** □ 内分泌疾病护理常规 □ 一/二/三级护理 □ 饮食 □ 视病情通知病重或病危 □ 记24小时出入量 □ 其他医嘱 **临时医嘱：** □ 血常规、尿常规、大便常规 □ 肝肾功能、血糖、电解质、血沉、血气分析、PTH、25（OH）$_2$-D_3 □ 胸片、心电图、腹部B超、颈部B超、颈胸部CT □ 高钙危象患者立即给予补液、呋塞米、降钙素，必要时静脉双膦酸盐治疗 □ 一般的高钙血症患者给予相应降钙处理 □ 其他医嘱	**长期医嘱：** □ 内分泌疾病护理常规 □ 一/二/三级护理 □ 饮食 □ 患者既往基础用药 □ 其他医嘱 **临时医嘱：** □ 骨骼疼痛部位/骨折部位及胸腰椎X线片 □ 甲状旁腺放射性核素检查 □ 复查异常指标 □ 其他医嘱
护理工作	□ 详见护士表单	□ 详见护士表单
病情变异记录	□ 无　□ 有，原因： 1. 2.	□ 无　□ 有，原因： 1. 2.
医师签名		

时间	住院第 3~12 天	住院第 13~14 天 （出院日）
主要诊疗工作	□ 三级医师查房 □ 监测血钙、磷、碱性磷酸酶，血清 PTH、24 小时尿钙、磷 □ 全身骨扫描、骨密度检查 □ 泌尿系统超声 □ 进行除外 MEN 的相关筛查 □ 完善病变甲状旁腺的定位检查 □ 根据体检、辅助检查，进行鉴别诊断和确定诊断 □ 根据其他检查结果进行鉴别诊断，判断是否合并其他疾病 □ 对症处理，纠正脱水及电解质紊乱 □ 定位诊断明确后联系外科会诊 □ 完成病程记录	□ 上级医师查房，进行评估，确定有无并发症情况，明确是否出院 □ 完成出院记录、病案首页、出院证明书等 □ 向患者交代出院后的注意事项，如返院复诊的时间、地点，发生紧急情况时的处理等
重点医嘱	□ 长期医嘱（视情况可第一天起开始治疗）： □ 一/二/三级护理 □ 饮食 □ 患者既往基础用药 □ 纠正电解质紊乱 □ 不能或拒绝手术者内科治疗高钙血症 □ 其他医嘱 **临时医嘱：** □ 复查血常规 □ 复查血生化、电解质 □ 监测血 Ca、P、ALP、iCa、PTH 及 24 小时尿 Ca □ 对症支持 □ 其他医嘱	**出院医嘱：** □ 出院带药 □ 定期门诊随访 □ 监测血 Ca、P、ALP、iCa、PTH 及 24 小时尿 Ca □ 定期复查肾功能、骨密度
护理工作	□ 详见护士表单	□ 详见护士表单
病情变异记录	□ 无 □ 有，原因： 1. 2.	□ 无 □ 有，原因： 1. 2.
医师签名		

（二）护士表单

原发性甲状旁腺机能亢进症临床路径护士表单

适用对象：第一诊断为原发性甲状旁腺机能亢进症（ICD-10：E21.0）

患者姓名：	性别：　　年龄：　　门诊号：	住院号：
住院日期：　　年　月　日	出院日期：　　年　月　日	标准住院日：10~14

时间	住院第 1 天	住院第 2 天
主要护理工作	□ 介绍主管医师、护士 □ 介绍环境、设施 □ 介绍住院注意事项 □ 向患者宣教（预防跌倒的宣教） □ 核对患者、佩戴腕带 □ 建立入院护理病历 □ 卫生处置：剪指甲、洗澡、更换病号服 □ 一/二/三级护理 □ 晨晚间护理 □ 患者安全管理 □ 护理查体 □ 需要时填写跌倒及压疮防范表 □ 需要时请家属陪伴 □ 心理护理	□ 主管护士与患者沟通，了解并指导心理应对 □ 宣教疾病知识、用药知识及特殊检查操作过程 □ 告知检查及操作前后饮食、活动及探视注意事项及应对方式 □ 随时观察患者病情变化 □ 遵医嘱正确使用抗骨质疏松药物 □ 协助医生完成各项检查化验 □ 一/二/三级护理 □ 晨晚间护理 □ 患者安全管理 □ 遵医嘱完成相关检查 □ 心理护理 □ 遵医嘱正确给药 □ 提供并发症征象的依据
重点医嘱	□ 详见医嘱执行单	□ 详见医嘱执行单
病情变异记录	□ 无　□ 有，原因： 1. 2.	□ 无　□ 有，原因： 1. 2.
护士签名		

时间	住院第 3~12 天	住院第 13~14 天 （出院日）
主要护理工作	□ 主管护士与患者沟通，了解并指导心理应对 □ 宣教疾病知识、用药知识及特殊检查操作过程 □ 告知检查及操作前后饮食、活动及探视注意事项及应对方式 □ 随时观察患者病情变化 □ 遵医嘱正确使用抗骨质疏松药物 □ 协助医生完成各项检查化验 □ 一/二/三级护理 □ 晨晚间护理 □ 患者安全管理 □ 遵医嘱完成相关检查 □ 心理护理 □ 遵医嘱正确给药 □ 提供并发症征象的依据	□ 康复和锻炼 □ 定时复查 □ 出院带药服用方法 □ 饮食休息等注意事项指导 □ 办理出院手续 □ 书写出院小结 □ 三级护理 □ 晨晚间护理 □ 患者安全管理 □ 病情观察：评估患者生命体征，治疗后不良反应 □ 心理护理
重点医嘱	□ 详见医嘱执行单	□ 详见医嘱执行单
病情变异记录	□ 无 □ 有，原因： 1. 2.	□ 无 □ 有，原因： 1. 2.
护士签名		

（三）患者表单

原发性甲状旁腺功能亢进症临床路径患者表单

适用对象：第一诊断为原发性甲状旁腺功能亢进症（ICD-10：E21.0）

患者姓名：	性别：　　年龄：　　门诊号：	住院号：	
住院日期：　　年　月　日	**出院日期：**　　年　月　日	**标准住院日：10~14**	

时间	住院第1天	住院第2天
医患配合	□ 配合询问病史、收集资料，请务必详细告知既往史、用药史、过敏史 □ 配合进行体格检查 □ 有任何不适告知医师	□ 配合完善相关检查、化验，如采血、留尿、心电图、X线胸片等 □ 医师向患者及家属介绍病情，如有异常检查结果需进一步检查 □ 配合用药及治疗 □ 配合医师调整用药 □ 有任何不适告知医师
护患配合	□ 配合测量体温、脉搏、呼吸、血压、血氧饱和度、体重 □ 配合完成入院护理评估单（简单询问病史、过敏史、用药史） □ 接受入院宣教（环境介绍、病室规定、订餐制度、贵重物品保管等） □ 有任何不适告知护士	□ 配合测量体温、脉搏、呼吸，询问每日排便情况 □ 接受相关化验检查宣教，正确留取标本，配合检查 □ 有任何不适告知护士 □ 接受治疗 □ 注意活动安全，避免坠床或跌倒 □ 配合执行探视及陪伴 □ 接受疾病及用药等相关知识指导
饮食	□ 正常普食	□ 正常普食
排泄	□ 正常排尿、便	□ 正常排尿、便
活动	□ 适量活动 □ 避免跌倒	□ 适量活动 □ 避免跌倒

时间	住院第 3~12 天	住院第 13~14 天 （出院日）
医患配合	□ 配合完善相关检查、化验，如采血、留尿、心电图、X 线胸片等 □ 医师向患者及家属介绍病情，如有异常检查结果需进一步检查 □ 配合用药及治疗 □ 配合医师调整用药 □ 有任何不适告知医师	□ 接受出院前指导 □ 知道复查程序 □ 获取出院诊断书
护患配合	□ 配合测量体温、脉搏、呼吸，询问每日排便情况 □ 接受相关化验检查宣教，正确留取标本，配合检查 □ 有任何不适告知护士 □ 接受治疗 □ 注意活动安全，避免坠床或跌倒 □ 配合执行探视及陪伴 □ 接受疾病及用药等相关知识指导	□ 接受出院宣教 □ 办理出院手续 □ 获取出院带药 □ 指导服药方法、作用、注意事项 □ 知道复印病历方法
饮食	□ 正常普食	□ 正常普食
排泄	□ 正常排尿、便	□ 正常排尿、便
活动	□ 适量活动 □ 避免跌倒	□ 适量活动 □ 避免跌倒

附：原表单（2011 年版）

原发性甲状旁腺功能亢进症临床路径表单

适用对象：第一诊断为原发性甲状旁腺功能亢进症（ICD-10：E21.0）

患者姓名：	性别：　　年龄：　　门诊号：	住院号：
住院日期：　　年　月　日	**出院日期：**　　年　月　日	**标准住院日：10~14**

时间	住院第 1 天	住院第 2 天
主要诊疗工作	□ 询问病史及体格检查 □ 完成病历书写 □ 完善辅助检查 □ 医师查房，初步确定诊断 □ 对症支持治疗 □ 向患者及其家属告知病情及诊治方案，签署相关知情同意书、病重或病危通知书（必要时） □ 完成首次病程记录等病历书写 □ 必要时上级医师查房，明确诊断，指导治疗 □ 完成医师查房记录 □ 必要时向患者及家属介绍病情变化及相关检查结果	□ 上级医师查房 □ 完善入院检查项目 □ 继续对症支持治疗 □ 进行必要的相关科室会诊 □ 住院医师完成上级医师查房记录等病历书写 □ 向患者及家属交代病情及其注意事项
重点医嘱	**长期医嘱：** □ 内分泌疾病护理常规 □ 一/二/三级护理 □ 饮食 □ 视病情通知病重或病危 □ 记 24 小时出入量 □ 其他医嘱 **临时医嘱：** □ 血常规、尿常规、大便常规 □ 肝肾功能、血糖、电解质、血沉、血气分析、PTH、25（OH）$_2$-D3 □ 胸片、心电图、腹部 B 超、颈部 B 超、颈胸部 CT □ 高钙危象患者立即给予补液、呋塞米、降钙素，必要时静脉双膦酸盐治疗 □ 一般的高钙血症患者给予相应降钙处理 □ 其他医嘱	**长期医嘱：** □ 内分泌疾病护理常规 □ 一/二/三级护理 □ 饮食 □ 患者既往基础用药 □ 其他医嘱 **临时医嘱：** □ 骨骼疼痛部位/骨折部位及胸腰椎 X 线片 □ 甲状旁腺放射性核素检查 □ 复查异常指标 □ 其他医嘱
主要护理工作	□ 介绍病房环境、设施和设备 □ 入院护理评估 □ 严密观察患者病情变化	□ 宣教（内分泌病知识） □ 观察患者病情变化 □ 按时评估病情，相应护理到位
病情变异记录	□ 无　□ 有，原因： 1. 2.	□ 无　□ 有，原因： 1. 2.
护士签名		
医师签名		

时间	住院第3~12天	住院第13~14天 （出院日）
主要诊疗工作	□ 三级医师查房 □ 监测血钙、磷、碱性磷酸酶，血清PTH、24小时尿钙、磷 □ 全身骨扫描、骨密度检查 □ 泌尿系统超声 □ 进行除外MEN的相关筛查 □ 完善病变甲状旁腺的定位检查 □ 根据体检、辅助检查，进行鉴别诊断和确定诊断 □ 根据其他检查结果进行鉴别诊断，判断是否合并其他疾病 □ 对症处理，纠正脱水及电解质紊乱 □ 定位诊断明确后联系外科会诊 □ 完成病程记录	□ 上级医师查房，进行评估，确定有无并发症情况，明确是否出院 □ 完成出院记录、病案首页、出院证明书等 □ 向患者交代出院后的注意事项，如返院复诊的时间、地点，发生紧急情况时的处理等
重点医嘱	**长期医嘱（视情况可第一天起开始治疗）：** □ 一/二/三级护理 □ 饮食 □ 患者既往基础用药 □ 纠正电解质紊乱 □ 不能或拒绝手术者内科治疗高钙血症 □ 其他医嘱 **临时医嘱：** □ 复查血常规 □ 复查血生化、电解质 □ 监测血Ca、P、ALP、iCa、PTH及24小时尿Ca □ 对症支持 □ 其他医嘱	**出院医嘱：** □ 出院带药 □ 定期门诊随访 □ 监测血Ca、P、ALP、iCa、PTH及24小时尿Ca □ 定期复查肾功能、骨密度
主要护理工作	□ 观察患者病情变化 □ 心理与生活护理	□ 出院带药服用指导 □ 特殊护理指导 □ 交代常见的药物不良反应，嘱其定期门诊复诊
病情变异记录	□ 无 □ 有，原因： 1. 2.	□ 无 □ 有，原因： 1. 2.
护士签名		
医师签名		

第十章

原发性甲状腺功能减退症临床路径释义

一、原发性甲状腺功能减退症编码

疾病名称与编码：原发性甲状腺功能减退症（ICD-10：E03.802）

二、临床路径检索方法

E03.802

三、原发性甲状腺功能减退症临床路径标准住院流程

（一）适用对象

第一诊断为原发性甲状腺功能减退症（ICD-10：E03.802）。

释义

■ 原发性甲状腺功能减退症（原发性甲减）是由于甲状腺本身的病变引起的甲状腺激素合成和分泌减少或组织作用减弱导致的全身代谢减低综合征。

■ 原发性甲减占甲状腺功能减退症（甲减）的99%，是甲减最常见的病因。其他导致甲状腺功能减退的病因包括中枢性甲减、消耗性甲减以及甲状腺激素抵抗综合征。

（二）诊断依据

根据《协和内分泌和代谢学》（史轶蘩，科学出版社出版）、《临床诊疗指南·内分泌学分册》（中华医学会，人民卫生出版社）。

1. 临床表现　畏寒、皮肤干燥、反应迟钝、记忆力减退、水肿等。

2. 实验室检查提示甲状腺功能异常，TSH 水平高于正常上限水平，甲状腺素和（或）游离甲状腺素水平低于正常下限。常伴随血中胆固醇、三酰甘油及低密度脂蛋白胆固醇及载脂蛋白升高，可伴随贫血。

3. 甲状腺 B 超提示甲状腺可肿大，或伴甲状腺结节等。

释义

■ 以上诊断依据可判断是否存在原发性甲减，临床表现不具有特异性，实验室检查对于诊断更加重要。

■ 在诊断原发性甲减时，需注意除外中枢性甲减。二者的临床表现可以一致，但中枢性甲减往往可伴随中枢系统的临床表现，甲状腺激素水平低于正常下限，但TSH 水平多数不高，或轻度升高，通常不会高于7mU/l。

■ 在明确原发性甲减后，尚需进行病因的诊断。自身免疫性甲状腺炎是最多见的原发性甲减的病因，其次是甲状腺手术、甲亢^{131}I治疗。抗甲状腺药物剂量不当也可造成甲减。病史、甲状腺超声检查以及甲状腺抗体监测都有助于明确原发性甲减的病因。

■ 确诊甲减后，还需要进行血脂、血常规、血肌酸激酶及心电图、超声心动图等检查，明确是否存在高血脂、贫血、甲减心脏病、多浆膜腔积液、甲减肌病等并发症。

（三）治疗方案的选择

根据《协和内分泌和代谢学》（史轶蘩，科学出版社出版）、《临床诊疗指南·内分泌学分册》（中华医学会，人民卫生出版社）。

1. 甲减替代药物　左甲状腺素片或甲状腺片。
2. 血脂代谢异常治疗　给予低脂饮食，必要时可予以降脂药物治疗。
3. 少量心包积液治疗　除外结核性心包炎后，少量心包积液，可随着甲减的好转而逐渐消退。

释义

■ 大多数原发甲减缺乏有效地对因治疗方法，一般需要终身替代治疗。治疗甲减时应从小量开始，特别是当甲减的病情重、病人年老及伴心血管疾患时，应当从更小的剂量开始，缓慢增加用量。注意有无心脏方面的不良反应。L-T_4的治疗剂量取决于患者的病情、年龄、体重，要个体化。在治疗中，可根据患者的症状、体征及血中的TSH、T_3、T_4的结果来调整药物的剂量。

（四）标准住院日

标准住院日为10~14天。

释义

■ 住院的目的是明确诊断，除外其他病因所致的甲减。明确甲减的并发症的严重程度以及患者对于药物治疗的耐受性，从而确定治疗方案。如果患者条件允许，住院时间可以低于上述住院天数

（五）进入路径标准

1. 第一诊断必须符合ICD-10：E03.802原发性甲状腺功能减退症疾病编码。
2. 当患者同时具有其他疾病诊断时，但住院期间不需要特殊处理，也不影响第一诊断的临床路径流程实施时，可以进入路径。

释义

■ 患者同时具有其他疾病影响第一诊断的临床路径流程实施时均不适合进入临床路径。

■ 甲减黏液性水肿、多浆膜腔积液、心脏压塞或需要入住 ICU 的患者不适合进入临床路径。

（六）住院期间检查项目

1. 必需检查的项目

（1）血常规、尿常规、大便常规、血沉。

（2）肝肾功能、血糖、血脂、肌酶谱、电解质。

（3）X 线胸片、心电图、腹部 B 超、超声心动图。

（4）甲状腺功能及抗体测定、甲状腺 B 超。

2. 根据患者情况可选择的检查项目

（1）疑有肿瘤者可选择：甲状腺球蛋白、降钙素、甲状腺显像检查。

（2）疑为继发性甲减者可选择：鞍区磁共振平扫+动态增强及垂体功能检查。

（3）若有突眼，行眼部 A 超或 B 超或 CT，请眼科协助诊治。

（4）可选做血清泌乳素、甲状腺吸碘率。

释义

■ 部分检查可以在门诊完成。如多数必需检查的血液项目，可以方便地在门诊进行。

■ 根据病情部分检查可以不进行。主要是指可选择的项目，例如若患者无眼部症状，可不必进行眼肌超声检查。若患者病情不支持继发性甲减，则不必进行垂体的影像学和功能检查。

（七）选择用药

1. 甲减替代药物　左甲状腺素片或甲状腺片。

2. 对症治疗和防治并发症相关药物。

释义

■ 绝大多数原发性甲减需要长期替代治疗。

■ 若患者具有甲减黏液性水肿、多浆膜腔积液、心脏压塞等重症甲减时，仍需进行甲状腺激素的替代治疗，但更重要的是稳定生命体征。

（八）出院标准

1. 一般情况良好。

2. 没有需要住院处理的并发症和（或）合并症。

释义

■ 如果出现并发症，是否需要继续住院处理由主管医师具体决定。例如出现甲减肌病，需要根据肌酶升高程度、肾脏功能是否受损及程度，根据具体情况决定是否门诊治疗还是继续住院治疗。

（九）变异及原因分析

1. 经检查确定为继发性甲状腺功能减退症者退出路径。
2. 甲状腺功能减退危象者退出路径。
3. 大量心包积液者退出路径。
4. 替代后出现快速心律失常、心功能不全、心肌缺血者退出路径。

释义

■ 微小变异：因为医院检验项目的及时性，不能按照要求完成检查；因为节假日不能按照要求完成检查；患者不愿配合完成相应检查，短期不愿按照要求出院随诊。

■ 重大变异：因基础疾病需要进一步诊断和治疗；因各种原因需要其他治疗措施；医院与患者或家属发生医疗纠纷，患者要求离院或转院；不愿按照要求出院随诊而导致入院时间明显延长。

四、原发性甲状旁腺功能亢进症给药方案

【用药选择】

1. 多数原发性甲减患者均需长期替代，首选左甲状腺素钠。
2. 左甲状腺素钠的剂量取决于患者的年龄和体重。
3. 应从小量开始，逐渐增加剂量，直至达到治疗目标。
4. 缺血性心脏病者起始剂量宜小，调整剂量宜慢，防止诱发和加重心脏病。

【药学提示】

左甲状腺素钠的吸收受到胃肠道内多种食物及药物的影响，故建议在晨起空腹时服用，半小时后再进餐或其他药物。

【注意事项】

1. 当有妊娠或应激情况时，不可停药。
2. 左甲状腺素钠的剂量随气候变化，可略有改变。

五、推荐表单

（一）医师表单

原发性甲状腺功能减退症临床路径医师表单

适用对象：第一诊断为原发性甲状腺功能减退症（ICD-10：E03.802）

患者姓名：	性别：　年龄：　门诊号：	住院号：	
住院日期：　年　月　日	**出院日期：**　年　月　日	**标准住院日：10~14**	

时间	住院第1天	住院第2天
主要诊疗工作	□ 询问病史及体格检查 □ 完成病历书写 □ 完善辅助检查 □ 医师查房，初步确定治疗方案 □ 向患者及其家属告知病情及诊治方案，签署相关知情同意书 □ 完成首次病程记录等病历书写 □ 必要时上级医师查房，明确诊断，指导治疗 □ 完成医师查房记录 □ 必要时向患者及家属介绍病情变化及相关检查结果	□ 上级医师查房 □ 完善入院检查项目 □ 进行必要的相关科室会诊 □ 住院医师完成上级医师查房记录等病历书写
重点医嘱	**长期医嘱：** □ 内分泌科护理常规 □ 一/二/三级护理 □ 低脂饮食 □ 患者既往基础用药 **临时医嘱：** □ 血、尿、大便常规、血沉 □ 肝肾功能、血糖、血脂、肌酶谱、电解质 □ 胸片、心电图、腹部B超 □ 超声心动图 □ 甲状腺功能及抗体测定、甲状腺B超 □ 其他医嘱	**长期医嘱：** □ 一/二/三级护理 □ 饮食 □ 患者既往基础用药 □ 根据甲状腺功能测定结果，给予左甲状腺素片或甲状腺片 □ 其他医嘱 **临时医嘱：** □ 补充必要检查 □ 心内科会诊 □ 眼科会诊（有突眼时） □ 其他医嘱
病情变异记录	□ 无　□ 有，原因： 1. 2.	□ 无　□ 有，原因： 1. 2.
医师签名		

时间	住院第3~12天	住院第13~14天 （出院日）
主要诊疗工作	□ 三级医师查房 □ 住院医师完成病程记录 □ 监测心率、心律、心功能变化 □ 复查异常化验	□ 上级医师查房，评估病情，明确是否出院 □ 完成出院记录、病案首页、出院证明书等 □ 向患者交代出院后的注意事项，如返院复诊的时间、地点，发生紧急情况时的处理等
重点医嘱	**长期医嘱：** □ 一/二/三级护理 □ 饮食 □ 左甲状腺素片或甲状腺片 □ 其他医嘱 **临时医嘱：** □ 复查异常化验 □ 其他医嘱	**出院医嘱：** □ 出院带药 □ 定期门诊随访 □ 监测甲状腺功能、血脂、心电图
病情变异记录	□ 无 □ 有，原因： 1. 2.	□ 无 □ 有，原因： 1. 2.
医师签名		

（二）护士表单

原发性甲状腺功能减退症临床路径护士表单

适用对象：第一诊断为原发性甲状腺功能减退症（ICD-10：E03.802）

患者姓名：	性别：　　年龄：　　门诊号：	住院号：
住院日期：　　年　月　日	**出院日期：**　　年　月　日	**标准住院日：10~14**

时间	住院第1天	住院第2天
主要护理工作	□ 介绍病房环境、设施和设备 □ 介绍主管医师、护士 □ 介绍住院注意事项 □ 入院护理评估，注意患者精神和体温，预防甲减危象	□ 宣教（甲状腺疾病知识） □ 观察病情变化 □ 按时评估病情，相应护理到位
重点医嘱	□ 核对患者、佩戴腕带 □ 建立入院护理病历 □ 卫生处置：剪指甲、洗澡、更换病号服	□ 随时观察患者病情变化 □ 遵医嘱正确使用甲状腺素替代治疗 □ 协助医生完成各项检查化验
基础护理	□ 二级护理 □ 晨晚间护理 □ 患者安全管理	□ 二级护理 □ 晨晚间护理 □ 患者安全管理
专科护理	□ 护理查体 □ 需要时填写跌倒及压疮防范表 □ 需要时请家属陪伴 □ 心理护理	□ 遵医嘱完成相关检查 □ 心理护理 □ 遵医嘱正确给药 □ 提供并发症征象的依据
重点医嘱	□ 详见医师表单	□ 详见医师表单
病情变异记录	□ 无　□ 有，原因： 1. 2.	□ 无　□ 有，原因： 1. 2.
护士签名		

时间	住院第3～12天	住院第13～14天 （出院日）
主要护理工作	□ 观察患者病情变化 □ 心理与生活护理 □ 指导患者生活护理	□ 出院带药服用指导 □ 特殊护理指导 □ 交代常见的药物不良反应，嘱其定期门诊复诊
重点医嘱	□ 随时观察患者病情变化 □ 遵医嘱正确使用甲状腺激素替代治疗，协助医生完成各项检查化验	□ 办理出院手续 □ 书写出院小结
基础护理	□ 二级护理 □ 晨晚间护理 □ 患者安全管理	□ 二级护理 □ 晨晚间护理 □ 患者安全管理
专科护理	□ 遵医嘱完成相关检查 □ 心理护理 □ 遵医嘱正确给药 □ 提供并发症征象的依据	□ 病情观察：评估患者生命体征，治疗后不良反应 □ 心理护理
重点医嘱	□ 详见医师表单	□ 详见医师表单
病情变异记录	□ 无 □ 有，原因： 1. 2.	□ 无 □ 有，原因： 1. 2.
护士签名		

（三）患者表单

原发性甲状腺功能减退症临床路径患者表单

适用对象：第一诊断为原发性甲状腺功能减退症（ICD-10：E03.802）

患者姓名：	性别：　　年龄：　　门诊号：	住院号：
住院日期：　　年　月　日	出院日期：　　年　月　日	标准住院日：10~14

时间	住院第 1 天	住院第 2 天
医患配合	□ 配合询问病史、收集资料，请务必详细告知既往史、用药史、过敏史 □ 配合进行体格检查 □ 有任何不适告知医师	□ 配合完善相关检查、化验，如采血、留尿、心电图、X 线胸片等 □ 医师向患者及家属介绍病情，如有异常检查结果需进一步检查 □ 配合用药及治疗 □ 配合医师调整用药 □ 有任何不适告知医师
护患配合	□ 配合测量体温、脉搏、呼吸、血压、血氧饱和度、体重 □ 配合完成入院护理评估单（简单询问病史、过敏史、用药史） □ 接受入院宣教（环境介绍、病室规定、订餐制度、贵重物品保管等） □ 有任何不适告知护士	□ 配合测量体温、脉搏、呼吸，询问每日排便情况 □ 接受相关化验检查宣教，正确留取标本，配合检查 □ 有任何不适告知护士 □ 接受治疗 □ 注意活动安全，避免坠床或跌倒 □ 配合执行探视及陪伴 □ 接受疾病及用药等相关知识指导
饮食	□ 普通饮食	□ 普通饮食

时间	住院第 3~12 天	住院第 13~14 天 （出院日）
医患配合	□ 配合完善相关检查及用药治疗 □ 医师向患者及家属介绍病情，如有异常检查结果需进一步检查 □ 有任何不适告知医师	□ 接受出院前指导 □ 知道复查程序 □ 获取出院诊断书
护患配合	□ 配合测量体温、脉搏、呼吸，询问每日排便情况 □ 接受相关化验检查宣教，正确留取标本，配合检查 □ 有任何不适告知护士 □ 接受治疗 □ 注意活动安全，避免坠床或跌倒 □ 配合执行探视及陪伴 □ 接受疾病及用药等相关知识指导	□ 接受出院宣教 □ 办理出院手续 □ 获取出院带药 □ 指导服药方法、作用、注意事项 □ 知道复印病历方法
饮食	□ 普通饮食	□ 普通饮食

附：原表单（2011年版）

原发性甲状腺功能减退症临床路径表单

适用对象：第一诊断为原发性甲状腺功能减退症（ICD-10：E03.802）

患者姓名：	性别： 年龄： 门诊号：	住院号：
住院日期： 年 月 日	出院日期： 年 月 日	标准住院日：10~14

时间	住院第1天	住院第2天
主要诊疗工作	□ 询问病史及体格检查 □ 完成病历书写 □ 完善辅助检查 □ 医师查房，初步确定治疗方案 □ 向患者及其家属告知病情及诊治方案，签署相关知情同意书 □ 完成首次病程记录等病历书写 □ 必要时上级医师查房，明确诊断，指导治疗 □ 完成医师查房记录 □ 必要时向患者及家属介绍病情变化及相关检查结果	□ 上级医师查房 □ 完善入院检查项目 □ 进行必要的相关科室会诊 □ 住院医师完成上级医师查房记录等病历书写
重点医嘱	**长期医嘱：** □ 内分泌科护理常规 □ 一/二/三级护理 □ 低脂饮食 □ 患者既往基础用药 **临时医嘱：** □ 血常规、尿常规、大便常规、血沉 □ 肝肾功能、血糖、血脂、肌酶谱、电解质 □ 胸片、心电图、腹部B超 □ 超声心动图 □ 甲状腺功能及抗体测定、甲状腺B超 □ 其他医嘱	**长期医嘱：** □ 一/二/三级护理 □ 饮食 □ 患者既往基础用药 □ 根据甲状腺功能测定结果，给予左甲状腺素片或甲状腺片 □ 其他医嘱 **临时医嘱：** □ 补充必要检查 □ 心内科会诊 □ 眼科会诊（有突眼时） □ 其他医嘱
主要护理工作	□ 介绍病房环境、设施和设备 □ 入院护理评估，注意患者精神和体温，预防甲减危象	□ 宣教（甲状腺疾病知识） □ 观察病情变化 □ 按时评估病情，相应护理到位
病情变异记录	□ 无 □ 有，原因： 1. 2.	□ 无 □ 有，原因： 1. 2.
护士签名		
医师签名		

时间	住院第3~12天	住院第13~14天 （出院日）
主要诊疗工作	□ 三级医师查房 □ 住院医师完成病程记录 □ 监测心率、心律、心功能变化 □ 复查异常化验	□ 上级医师查房，评估病情，明确是否出院 □ 完成出院记录、病案首页、出院证明书等 □ 向患者交代出院后的注意事项，如：返院复诊的时间、地点，发生紧急情况时的处理等
重点医嘱	**长期医嘱：** □ 一/二/三级护理 □ 饮食 □ 左甲状腺素片或甲状腺片 □ 其他医嘱 **临时医嘱：** □ 复查异常化验 □ 其他医嘱	**出院医嘱：** □ 出院带药 □ 定期门诊随访 □ 监测甲状腺功能、血脂、心电图
主要护理工作	□ 观察患者病情变化 □ 心理与生活护理 □ 指导患者生活护理	□ 出院带药服用指导 □ 特殊护理指导 □ 交代常见的药物不良反应，嘱其定期门诊复诊
病情变异记录	□ 无 □ 有，原因： 1. 2.	□ 无 □ 有，原因： 1. 2.
护士签名		
医师签名		

第十一章

Graves 病临床路径释义

一、Graves 病编码

疾病名称及编码：Graves 病（ICD-10：E05.0）

二、临床路径检索方法

E05.0

三、Graves 病临床路径标准

（一）适用对象

第一诊断为 Graves 病［毒性弥漫性甲状腺肿（格雷夫斯病）］（ICD-10：E05.0）。

释义

■ 血液循环中甲状腺激素过多，引起以神经、循环、消化等系统兴奋性增高和代谢亢进为主要表现的一组临床综合征称之为甲状腺毒症。由于甲状腺腺体功能亢进，合成和分泌甲状腺激素增加所导致的甲状腺毒症称为甲状腺功能亢进症（简称甲亢）。

■ 引起甲亢的病因包括 Graves 病、多结节性甲状腺肿伴甲亢（毒性多结节性甲状腺肿）、甲状腺自主性高功能腺瘤、碘甲亢、垂体性甲亢和绒毛膜促性腺激素相关性甲亢等。其中以 Graves 病最为常见，约占所有甲亢的 85%。Graves 病特征性临床表现包括弥漫性甲状腺肿、突眼和胫前黏液性水肿。

（二）诊断依据

根据《中国甲状腺疾病诊治指南》（中华医学会内分泌学会，2008 年）、《甲亢和其他病因甲状腺毒症诊治指南》（美国临床内分泌医师协会和美国甲状腺学会，2011 年）。

1. 症状　易激动、烦躁失眠、心悸、乏力、怕热、多汗、消瘦、食欲亢进、大便次数增多或腹泻等。

2. 体征　心率加快，甲状腺肿大（可伴血管杂音），手震颤，甲状腺相关眼病表现，胫前黏液性水肿或类杵状指等。

3. 实验室检查　血清促甲状腺激素（TSH）水平降低，血清游离甲状腺激素［FT_3和（或）FT_4］、总甲状腺激素［TT_3和（或）TT_4］水平增加，血清促甲状腺激素受体抗体（TRAb）阳性，和（或）^{131}I 摄取率升高。

释义

■ Graves 病的诊断标准：①甲状腺毒症所致高代谢的症状和体征；②甲状腺弥漫性肿大（触诊和 B 超证实），少数病例可以无甲状腺肿大；③血清 TSH 水平降低，甲状腺激素浓度增高；④眼球突出和其他浸润性眼征；⑤胫前黏液性水肿；⑥TRAb 或 TSAb 阳性；⑦甲状腺摄$_{131}$I 率（RAIU）增高或核素显像提示甲状腺摄取功能增强。以上标准中，1~3 项是诊断必备条件，4~7 项为辅助条件。

■ 高代谢的临床表现主要由循环中甲状腺激素过多引起，其严重程度与病史长短、激素升高程度和患者年龄等因素相关。少数格雷夫斯甲亢患者临床表现不典型，而格雷夫斯引起的亚临床甲亢患者可以没有明显症状。因此为避免误诊，需结合血清甲状腺激素和 TSH 测定及其他检查才能明确诊断。

■ 在诊断格雷夫斯甲亢时要注意与甲状腺炎导致的甲状腺毒症、自主功能亢进性甲状腺腺瘤或毒性结节性甲状腺肿进行鉴别。鉴别诊断主要依靠病史、特殊体征、RAIU、甲状腺显像和血清 TRAb 检测等。

（三）选择治疗方案的依据

根据《中国甲状腺疾病诊治指南》（中华医学会内分泌学会，2008 年）、《^{131}I 治疗格雷夫斯氏甲亢指南》（中华医学会核医学分会，2014 年）、《甲亢和其他病因甲状腺毒症诊治指南》（美国临床内分泌医师协会和美国甲状腺学会，2011 年）。

1. 抗甲状腺药物治疗。
2. 甲状腺手术治疗。
3. ^{131}I 治疗。

释义

■ 目前，针对格雷夫斯甲亢的治疗方法主要包括^{131}I、抗甲状腺药物和手术治疗，治疗的目的旨在降低甲状腺激素水平而非明确地针对病因。因此，3 种方法均为对症性治疗而非根治性治疗。3 种方法均有效并相对安全，但各有利弊，甲状腺功能正常后患者的长期生活质量未见明显不同。因此选择治疗方案时应遵从个体化治疗原则。

■ 抗甲状腺药物治疗是非甲状腺破坏性治疗，不会导致不可逆性甲减，可以避免手术风险及辐射暴露。但治疗持续时间长、复发比例相对较高，且可能有药物的不良反应。

■ ^{131}I 治疗确切控制甲状腺毒症所需的时间较短，可避免手术风险以及潜在的药物不良反应，是甲状腺的破坏性治疗，可能发生永久性甲减。也可能加重甲状腺相关眼病。

■ 手术治疗可以迅速确切的控制甲状腺毒症，避免辐射暴露以及潜在的药物不良反应。除了永久性甲减，还存在手术本身潜在的风险。

（四）标准住院日

标准住院日≤14 天。

释义

■ 伴并发症的 Graves 病如中重度 Graves 眼病患者入院后，在内分泌科完善检查并明确诊断的时间为 7~10 天。期间需要进行的相关检查如结核筛查（肺部 CT、结核菌素试验、结核抗体和血沉检测）、糖尿病筛查（75g OGTT、HbA1c）和股骨头完整性的评估（骨盆片），这些检查是可能需要的大剂量糖皮质激素冲击疗法的必要准备。

■ 若患者病情疑难且鉴别困难如甲状腺危象，或病情疑难且危重如甲亢性心脏病导致的心衰，需要进一步检查或治疗时，住院时间可适当延长。

（五）进入路径标准

1. 第一诊断必须符合 Graves 病［毒性弥漫性甲状腺肿（格雷夫斯病）］疾病编码（ICD-10：E05.0）。

2. 当患者同时具有其他疾病诊断，但在住院期间不需要特殊处理也不影响第一诊断的临床路径流程实施时，可以进入路径。

释义

■ 患者同时具有其他疾病影响第一诊断的临床路径流程实施时均不适合进入临床路径。

■ 中重度 Graves 眼病、甲状腺危象、重症甲亢、甲亢性心脏病导致心衰以及药物治疗出现严重反应或需要入住 ICU 的患者不适合进入本路径。

（六）住院期间的检查项目

1. 必需的检查项目

（1）血常规、尿常规、便常规+潜血。

（2）肝功能、肾功能、血电解质、血糖、红细胞沉降率。

（3）血清 TSH、FT_4 或 TT_4、FT_3 或 TT_3。

（4）TRAb、抗甲状腺球蛋白抗体（TGAb）、抗甲状腺过氧化物酶抗体（TPOAb）。

（5）^{131}I 摄取率和（或）甲状腺发射型计算机断层显像（ECT）（妊娠和哺乳期妇女除外）。

（6）甲状腺超声。

（7）胸部 X 线片、心电图、超声心动图。

2. 根据患者病情可选择的检查项目

（1）如需评估有无 Graves 眼病，行突眼度、视力、视野、角膜检查，眼部 A 超或 B 超，眼眶 CT 或 MRI 检查。

（2）如需评估有无甲亢心脏病，行 24 小时动态心电图检查、血清脑钠肽和肘静脉压测定。

（3）如需评估有无气管压迫，行颈部数字摄片（DR）侧位片或颈部 CT 检查。

（4）如需评估有无其他自身免疫病，行 1 型糖尿病、原发性血管炎、自身免疫肝病等疾病相关抗体测定。

释义

■ 部分检查可以在门诊完成。如多数必需检查的血液项目，可以方便地在门诊进行。

■ 根据病情部分检查可以不进行。主要是指可选择的项目，例如若患者无眼部症状，可不必进行眼肌超声以及眼眶影像学检查。

■ 由于甲状腺激素测定的普及和TSH检测灵敏度的提高，甲状腺^{131}I摄取率已不作为甲亢诊断的常规指标，仅在必要时作为甲状腺毒症病因的鉴别意义。更重要的意义是在^{131}I治疗前，协助确定治疗格雷夫斯甲亢^{131}I的剂量。需要强调，妊娠及哺乳期均不能进行甲状腺^{131}I摄取率/ECT。

（七）治疗方案与药物选择

1. 抗甲状腺药物　甲巯咪唑或丙硫氧嘧啶。
2. 其他治疗　β受体阻滞剂等。

释义

■ 甲巯咪唑可用于几乎所有选择ATD治疗的GD患者，但妊娠第一阶段、甲亢危象和对甲巯咪唑反应较差且拒绝^{131}I或手术治疗的患者建议选择丙硫氧嘧啶。

■ β受体阻滞剂具有抑制外周组织T_4转换为T_3的作用，也可以阻断甲状腺激素对心肌的直接作用。哮喘和慢性阻塞性肺疾病、心脏传导阻滞和充血性心力衰竭禁用；妊娠女性患者慎用。

（八）出院标准

1. 症状好转，病情改善。
2. 甲状腺功能（主要是FT_4、FT_3）好转。
3. 治疗方案明确。

释义

■ GD患者在症状缓解、并发症改善、确定治疗方案后，可以门诊长期口服药物治疗，或至相应科室进行下一步治疗，如外科或核医学科，进行手术或^{131}I治疗。

（九）变异及原因分析

1. 病情复杂、临床表现不典型，造成诊断和治疗困难者。
2. 出现甲亢危象者。
3. 出现影响本病治疗效果的甲亢并发症，治疗效果不佳者。
4. 伴有其他系统合并症，需要特殊诊断治疗措施者。
5. 服用抗甲状腺药物后出现不良反应者。

释义

■ 微小变异：因为医院检验项目的及时性，不能按照要求完成检查；因为节假日不能按照要求完成检查；患者不愿配合完成相应检查，短期不愿按照要求出院随诊。

■ 重大变异：因基础疾病需要进一步诊断和治疗；因各种原因需要其他治疗措施；医院与患者或家属发生医疗纠纷，患者要求离院或转院；不愿按照要求出院随诊而导致入院时间明显延长。

四、GD 治疗给药方案

【用药选择】

1. 抗甲状腺药物主要有甲巯咪唑（MMI）、丙硫氧嘧啶（PTU）。
2. 甲巯咪唑 20~30mg/d，其半衰期长可以每天单次服用。丙硫氧嘧啶 300mg/d，半衰期短应分 3 次口服。

【药学提示】

1. 血清甲状腺激素水平恢复正常后逐渐减量，减量时每 4~6 周减药 1 次，每次甲巯咪唑减量 5~10mg（丙硫氧嘧啶 50~100 mg）。
2. 减至最低有效剂量（甲巯咪唑为 5~10mg/d 或丙硫氧嘧啶 50~100mg /d）时维持治疗，总疗程一般为 1. 5~2 年。
3. 起始剂量、减量速度、维持剂量和总疗程均有个体差异，需要根据临床实际掌握。

【注意事项】

1. 开始应用 ATD 治疗之前，建议所有患者均进行一次包括有白细胞计数的基线血常规以及至少包括胆红素及转氨酶在内肝功能的测定。
2. 应告知患者 ATD 的潜在副作用以及出现皮疹、黄疸、血便或尿色加深、关节疼痛、腹痛、恶心、乏力、发热或咽炎等症状时有必要及时就诊并告知医生。
3. 应用 ATD 治疗的每次随访中，应叮嘱患者当出现粒细胞缺乏或肝功能损伤症状时应立即停药并通知医生。
4. 治疗中应当监测甲状腺激素的水平，但是不能用 TSH 作为治疗目标，因为 TSH 的变化之后甲状腺激素水平 4~6 周。

五、推荐表单

（一）医师表单

Graves 病临床路径医师表单

适用对象：第一诊断为伴并发症的 Graves 病（ICD-10：E05.0）

患者姓名：	性别：　年龄：　门诊号：	住院号：
住院日期：　年　月　日	出院日期：　年　月　日	标准住院日：≤14

时间	住院第 1 天	住院第 2~7 天	住院第 8~14 天（出院日）
主要诊疗工作	□ 询问病史及体格检查 □ 完成病历书写 □ 完善检查 □ 上级医师查房与病情评估 □ 初步确定治疗方案	□ 上级医师查房 □ 明确诊断 □ 完成必要的相关科室会诊 □ 复查相关异常检查 □ 注意病情变化 □ 调整治疗	□ 上级医师查房，明确是否出院 □ 完成出院记录、病案首页、出院证明书等 □ 向患者交代出院后的注意事项
重点医嘱	**长期医嘱：** □ 内科护理常规 □ 二级护理 □ 忌碘饮食 □ β 受体阻滞剂 □ 抗甲状腺药物的选用 □ 并发症和合并症用药 **临时医嘱：** □ 血常规、尿常规、大便常规 □ 肝肾功能、电解质、血糖、血沉 □ TT_4、TT_3、FT_4、FT_3、sTSH、TRAb、TGAb、TPOAb □ ^{131}I 摄取率 □ 甲状腺 B 超、胸片、心电图 □ 酌情行并发症的相关检查	**长期医嘱：** □ 内科护理常规 □ 二级护理 □ 忌碘饮食 □ β 受体阻滞剂 □ 抗甲状腺药物的选用 □ 并发症和合并症用药 **临时医嘱：** □ 根据病情补充相关检测 □ 根据病情补充相关治疗	**出院医嘱：** □ 出院带药 □ 门诊随访
护理工作	□ 介绍病房环境、设施和设备 □ 入院护理评估	□ 病情观察 □ 观察治疗反应	□ 指导患者办理出院手续
病情变异记录	□ 无　□ 有，原因： 1. 2.	□ 无　□ 有，原因： 1. 2.	□ 无　□ 有，原因： 1. 2.
医师签名			

（二）护士表单

Graves病临床路径护士表单

适用对象：第一诊断为Graves病（ICD-10：E05.0）

患者姓名：	性别： 年龄： 门诊号：	住院号：
住院日期： 年 月 日	**出院日期：** 年 月 日	**标准住院日：≤14**

时间	住院第1天	住院第2~7天	住院第8~14天
主要护理工作	□ 介绍主管医师、护士 □ 介绍环境、设施 □ 介绍住院注意事项 □ 向患者宣教	□ 主管护士与患者沟通，了解并指导心理应对 □ 宣教疾病知识、用药知识及特殊检查操作过程 □ 告知检查及操作前后饮食、活动及探视注意事项及应对方式	□ 康复和锻炼 □ 定时复查 □ 出院带药服用方法 □ 饮食休息等注意事项指导
重点医嘱	□ 核对患者、佩戴腕带 □ 建立入院护理病历 □ 卫生处置：剪指甲、洗澡、更换病号服	□ 随时观察患者病情变化 □ 遵医嘱正确使用抗骨甲状腺药物 □ 协助医生完成各项检查化验	□ 办理出院手续 □ 书写出院小结
基础护理	□ 二级护理 □ 晨晚间护理 □ 患者安全管理	□ 二级护理 □ 晨晚间护理 □ 患者安全管理	□ 三级护理 □ 晨晚间护理 □ 患者安全管理
专科护理	□ 护理查体 □ 需要时填写跌倒及压疮防范表 □ 需要时请家属陪伴 □ 心理护理	□ 遵医嘱完成相关检查 □ 心理护理 □ 遵医嘱正确给药 □ 提供并发症征象的依据	□ 病情观察：评估患者生命体征，治疗后不良反应 □ 心理护理
重点医嘱	□ 详见医师表单	□ 详见医师表单	□ 详见医师表单
病情变异记录	□ 无 □ 有，原因： 1. 2.	□ 无 □ 有，原因： 1. 2.	□ 无 □ 有，原因： 1. 2.
护士签名			

（三）患者表单

Graves 病临床路径患者表单

适用对象：第一诊断为 Graves 病（ICD-10：E05.0）

患者姓名：	性别：　　年龄：　　门诊号：	住院号：
住院日期：　　年　月　日	出院日期：　　年　月　日	标准住院日：≤14

时间	入院当日	住院期间（第 2~7 天）	住院第 8~14 天（出院日）
患者配合	□ 配合询问病史、收集资料，请务必详细告知既往史、用药史、过敏史 □ 配合进行体格检查 □ 有任何不适告知医师	□ 配合完善相关检查、化验，如采血、留尿、心电图、X 线胸片等 □ 医师向患者及家属介绍病情，如有异常检查结果需进一步检查 □ 配合用药及治疗 □ 配合医师调整用药 □ 有任何不适告知医师	□ 接受出院前指导 □ 知道复查程序 □ 获取出院诊断书
重点诊疗及检查	□ 配合测量体温、脉搏、呼吸、血压、血氧饱和度、体重 □ 配合完成入院护理评估单（简单询问病史、过敏史、用药史） □ 接受入院宣教（环境介绍、病室规定、订餐制度、贵重物品保管等） □ 有任何不适告知护士	□ 配合测量体温、脉搏、呼吸，询问每日排便情况 □ 接受相关化验检查宣教，正确留取标本，配合检查 □ 有任何不适告知护士 □ 接受治疗 □ 注意活动安全，避免坠床或跌倒 □ 配合执行探视及陪伴 □ 接受疾病及用药等相关知识指导	□ 接受出院宣教 □ 办理出院手续 □ 获取出院带药 □ 指导服药方法、作用、注意事项 □ 知道复印病历方法
饮食	□ 低碘普食	□ 低碘普食	□ 低碘普食

附：原表单（2016 年版）

Graves 病临床路径表单

适用对象：第一诊断为 Graves 病（ICD-10：E05.0）

患者姓名：	性别：　年龄：　门诊号：	住院号：	
住院日期：　年　月　日	**出院日期：**　年　月　日	**标准住院日：≤14**	

时间	住院第 1 天	住院第 2~7 天	住院第 8~14 天 （出院日）
主要诊疗工作	□ 询问病史及体格检查 □ 完成病历书写 □ 完善检查 □ 上级医师查房与病情评估 □ 初步确定治疗方案	□ 上级医师查房 □ 明确诊断 □ 完成必要的相关科室会诊 □ 复查相关异常检查 □ 注意病情变化 □ 调整治疗	□ 上级医师查房，明确是否出院 □ 完成出院记录、病案首页、出院证明书等 □ 向患者交代出院后的注意事项
重点医嘱	**长期医嘱：** □ 内科护理常规 □ 二级护理 □ 忌碘饮食 □ β 受体阻滞剂 □ 抗甲状腺药物的选用 □ 并发症和合并症用药 **临时医嘱：** □ 血常规、尿常规、大便常规 □ 肝肾功能、电解质、血糖、血沉 □ TT_4、TT_3、FT_4、FT_3、sTSH、TRAb、TGAb、TPOAb □ ^{131}I 摄取率 □ 甲状腺 B 超、胸片、心电图 □ 酌情行并发症的相关检查	**长期医嘱：** □ 内科护理常规 □ 二级护理 □ 忌碘饮食 □ β 受体阻滞剂 □ 抗甲状腺药物的选用 □ 并发症和合并症用药 **临时医嘱：** □ 根据病情补充相关检测 □ 根据病情补充相关治疗	**出院医嘱：** □ 出院带药 □ 门诊随访
主要护理工作	□ 介绍病房环境、设施和设备 □ 入院护理评估	□ 病情观察 □ 观察治疗反应	□ 指导患者办理出院手续
病情变异记录	□ 无　□ 有，原因： 1. 2.	□ 无　□ 有，原因： 1. 2.	□ 无　□ 有，原因： 1. 2.
护士签名			
医师签名			

第十二章

亚急性甲状腺炎临床路径释义

一、亚急性甲状腺炎编码

1. 卫计委原编码

疾病名称及编码：亚急性甲状腺炎（ICD-10：E06.100）

2. 修改编码

疾病名称及编码：亚急性甲状腺炎（ICD-10：E06.1）

二、临床路径检索方法

E06.1

三、亚急性甲状腺炎临床路径标准住院流程

（一）适用对象

第一诊断为亚急性甲状腺炎（ICD-10：E06.100）。

释义

■ 适用对象编码参见第一部分。

■ 本路径适用对象为临床诊断为亚急性甲状腺炎的患者，如合并甲亢危象、甲亢心脏病、Graves 病或乳头状甲状腺癌时，需进入其他相应路径。

（二）诊断依据

根据《临床治疗指南·内分泌及代谢性疾病分册》（中华医学会，人民卫生出版社，2009年），《临床技术操作规范·内分泌及代谢性疾病分册》（中华医学会，人民军医出版社，2009年），《中国甲状腺疾病诊治指南》（中华医学会内分泌学会，2008年）。

1. 临床表现　急性起病、颈前疼痛、发热、有甲状腺毒症等症状。

2. 体征　单侧或双侧甲状腺肿大、质韧硬、触痛等。

3. 实验室检查　红细胞沉降率（ESR）显著增快，血清甲状腺激素（FT_4/TT_4和FT_3/TT_3）水平增加，摄^{131}I率降低的双向分离现象。

4. 甲状腺静态扫描摄取能力下降，甲状腺超声提示片状低回声或虫蚀样改变。

释义

■ 本路径的制订主要参考国内权威参考书籍和诊疗指南。

■ 病史和临床体征是诊断亚急性甲状腺炎的初步依据，多数患者亚急性起病，突出表现为颈前疼痛伴发热。颈前疼痛常为单侧，也可双侧，或从一侧转移到另一侧，疼痛可放射到咽喉部、下颌、耳部。发热常为低热，少见高热。可伴有疲乏无力、怕热多汗、心悸、体重下降等甲状腺毒症症状。典型的体征为单侧或双侧甲状腺肿大、质韧硬、触痛。需要结合实验室化验和相应检查明确诊断。红细胞沉降率（ESR）显著增快，血清甲状腺激素［FT_4/TT_4和（或）FT_3/TT_3］水平升高，但是^{131}I摄取率降低或甲状腺静态扫描摄取能力降低，甲状腺超声提示片状低回声或虫蚀样改变。

■ 少数患者临床表现不典型，例如疼痛不明显，或者不发热，这些都不能除外亚急性甲状腺炎。如果有典型的甲状腺激素升高而甲状腺摄碘能力下降、甲状腺超声提示破坏性改变，支持亚急性甲状腺炎的诊断，亦可进入路径。

（三）选择治疗方案的依据

根据《临床治疗指南·内分泌及代谢性疾病分册》（中华医学会，人民卫生出版社，2009年），《临床技术操作规范·内分泌及代谢性疾病分册》（中华医学会，人民军医出版社，2009年），《中国甲状腺疾病诊治指南》（中华医学会内分泌学会，2008年）。

1. 减轻炎症反应、缓解疼痛。
2. 甲状腺毒症明显者，可使用β受体阻滞剂。
3. 甲减期可应用左甲状腺素（$L-T_4$）治疗。

释义

■ 治疗的目标是缓解症状和甲状腺功能恢复正常。甲状腺疼痛明显者可服用非甾体类抗炎药。当疼痛或发热严重时，可应用糖皮质激素、泼尼松或其他类似药物，必要时同时可以配伍用胃黏膜保护剂和钙剂。

■ 甲状腺毒症明显者，可使用β受体阻滞剂。不建议应用抗甲状腺药物治疗，除非合并细菌性感染，否则不必应用抗生素。

■ 一过性轻度亚临床甲减暂不需要应用左甲状腺素（$L-T_4$）治疗，重度亚临床甲减（TSH>10mU/L）和临床甲减应补充$L-T_4$。

（四）标准住院日

标准住院日为≤7天。

释义

■ 怀疑亚急性甲状腺炎的患者入院后，完善各项化验和检查2~3天，检查后开始药物治疗，主要观察临床症状的缓解情况和有无药物副作用，总住院时间可适当延长不超过14天符合本路径要求。

（五）进入路径标准

1. 第一诊断必须符合 ICD-10：E06.100 亚急性甲状腺炎疾病编码。

2. 当患者同时具有其他疾病诊断，但在住院期间不需要特殊处理也不影响第一诊断的临床路径流程实施时，可以进入路径。

释义

■ 进入本路径的患者为第一诊断为亚急性甲状腺炎，需除外合并甲亢危象、甲亢心脏病、Graves 病或其他痛性甲状腺炎或乳头状甲状腺癌。

■ 入院后常规检查发现有基础疾病，如高血压、冠状动脉粥样硬化性心脏病、糖尿病、肝肾功能不全等，经系统评估后对亚急性甲状腺炎诊断无特殊影响者可进入路径。但在选择治疗药物，主要是糖皮质激素时，要注意对基础疾病的影响，可能增加医疗费用，延长住院时间。

（六）住院期间检查项目

1. 常规、尿常规、大便常规。

2. 肾功能、电解质、血糖、红细胞沉降率和 CRP。

3. 清 TT_4、TT_3、FT_4、FT_3、TSH、TgAb、TPOAb、Tg 和 TRAb。

4. ^{131}I 摄取率，甲状腺静态扫描。

5. 甲状腺超声、X 线胸片、心电图。

6. 必要时甲状腺细针穿刺。

释义

■ 血常规、尿常规、大便常规是最基本的三大常规检查，进入路径的患者均需完成。血常规可以进一步了解患者有无细菌性感染引起的发热；肝肾功能、电解质、血糖、心电图、X 线胸片可评估有无基础疾病，是否影响住院时间、费用及其治疗预后。红细胞沉降率和 CRP 可以了解是否存在炎症反应。

■ 血清 FT_4 或 TT_4、FT_3 或 TT_3、TSH 用于评估甲状腺功能；血清 TgAb、TPOAb 和 TRAb 进一步评估是否存在甲状腺自身免疫异常；血清 Tg 可用于了解甲状腺是否破坏。^{131}I 摄取率或者甲状腺静态扫描可以了解甲状腺本身功能增强还是减低。甲状腺超声用于了解甲状腺的结构，例如是否受到破坏。

■ 本病需与其他引起颈前疼痛的疾病相鉴别，如急性化脓性甲状腺炎、甲状腺结节出血、慢性淋巴细胞性甲状腺炎、甲状腺癌也可出现甲状腺肿痛表现。一些非甲状腺疾病，如颈部血肿、肌肉或血管疾病、咽喉部炎症也可引起颈前疼痛，通过上述化验和检查可以鉴别。如果难以鉴别，必要时行甲状腺细针穿刺细胞学检查。本病还需与其他引起甲状腺毒症的疾病相鉴别，如 Graves 病等，通过上述化验和检查可以鉴别。

（七）选择用药

1. 减轻炎症反应、缓解疼痛药物。轻症可选用非甾体抗炎药；剧烈疼痛、体温逐渐升高、非甾体抗炎药治疗无效者可选择糖皮质激素。

2. 甲状腺毒症明显者，可使用β受体阻滞剂。
3. 甲减期可应用左甲状腺素（$L-T_4$）治疗。

释义

■ 轻症可选用非甾体抗炎药；剧烈疼痛、体温逐渐升高、非甾体抗炎药治疗无效者可选择糖皮质激素，例如泼尼松或其他类似药物。非甾体抗炎药和糖皮质激素治疗可使疼痛症状很快缓解，但是药物不能马上停用或减量，需要继续应用至疼痛完全消失或2周疗程或ESR恢复正常，然后逐渐减量，总疗程通常1.5~3个月。少数患者药物减量或停药后病情反复，需恢复到减量前的药物剂量或再次用药，整个疗程会延长。

■ 在应用糖皮质激素时要注意药物的副作用，可以同时用胃黏膜保护剂和降低胃酸的药物，例如H_2受体拮抗剂（H_2RA）和质子泵抑制剂（PPI）；也可以加用钙制剂。

■ 甲状腺毒症明显者，可使用β受体阻滞剂。普萘洛尔或选择性β受体阻滞剂均可应用，剂量根据患者心率情况选择。

■ 如需补充$L-T_4$，剂量要根据甲减的程度、患者的年龄和体重决定总剂量，起始剂量和增加的速度要个体化。

（八）出院标准

1. 症状好转，病情改善。
2. ESR、CRP明显下降。
3. 治疗方法选择明确。

释义

■ 患者出院前应完成所有必需检查项目，制订了治疗方案且已经实施，观察临床症状是否减轻或消失，有无明显药物相关不良反应。

（九）变异及原因分析

1. 病情复杂、临床表现不典型，造成诊断和治疗困难，导致住院时间延长、住院费用增加。
2. 伴有其他系统合并症，需要特殊诊断治疗措施，导致住院时间延长、住院费用增加。

释义

■ 临床表现不典型，造成诊断困难，例如需要甲状腺细针穿刺的检查结果，导致住院时间延长、住院费用增加，需要退出本路径。

■ 按标准治疗方案如患者颈部疼痛或发热缓解不明显，发现其他严重基础疾病，需调整治疗药物或继续其他基础疾病的治疗，则退出本路径。如出现甲亢危象或明确诊断为甲状腺结节出血或甲状腺癌等，需退出本路径，并转入相应路径。

■ 认可的变异原因主要是指患者入选路径后，在检查及治疗过程中发现患者合并存在事前未预知的、对本路径治疗可能产生影响的情况，需要中止执行路径或延长治疗时间、增加治疗费用。医师需在表单中明确说明。

■ 因患者方面的主观原因导致执行路径出现变异，需医师在表单中予以说明。

四、亚急性甲状腺炎给药方案

【用药选择】

1. 非甾体抗炎药：适用于轻症病例，以减轻炎症反应、缓解疼痛为目的。非甾体抗炎药根据其对体内环氧化酶（COX）作用的选择性分为非选择性 COX 抑制药和选择性 COX-2 抑制药。前者主要有阿司匹林、双氯芬酸、布洛芬等；后者则以塞来昔布和罗非昔布为代表。双氯芬酸钠肠溶片 25mg，每日 3 次；或布洛芬缓释胶囊 0.3g，每日 2~3 次；或阿司匹林 0.5~1.0g，每日 2~3 次；或其他非甾体抗炎药。一般用药约 2 周，根据临床症状和血沉情况决定是否减量或减少的剂量。

2. 糖皮质激素：适用于全身症状较重、发热、甲状腺肿大、压痛明显的重症亚急性甲状腺炎患者。通常采用泼尼松或其他类似药物。一般每日泼尼松 15~30mg，2 周左右，之后逐步减量，每 1~2 周减量 5mg，总疗程 1.5~3 个月。糖皮质激素在改善症状方面有明显优势，但是要注意药物的副作用。

3. 左甲状腺素钠（L-T_4）：L-T_4是治疗甲状腺功能减退的主要替代药物。L-T_4片剂的胃肠道吸收率可达到 70%~80%，半衰期约 7~8 天，可每日 1 次给药。治疗的剂量取决于患者甲减的程度、年龄、体重，要个体化。如果为临床甲减，起始的剂量和达到完全替代剂量所需时间要根据年龄、体重和心脏状态确定。老年人、患缺血性心脏病者起始剂量宜小，调整剂量宜慢，防止诱发和加重心脏病。

【药学提示】

非甾体抗炎药副作用：非甾体抗炎药可引起胃肠道副反应（胃肠黏膜糜烂、溃疡、出血、穿孔或肠梗阻）、皮肤反应（皮疹、荨麻疹、瘙痒、剥脱性皮炎、光敏等）、肾脏损害（急性肾功能不全、间质性肾炎及肾坏死）以及肝脏、心血管系统、血液系统、中枢神经系统等不良反应，其中以胃肠道副反应最为常见，其次是皮肤反应。

糖皮质激素副作用：长期应用可引起一系列不良反应，其严重程度与用药剂量和用药时间成正比。主要不良反应包括：医源性库欣综合征；诱发或加剧各种感染；诱发或加剧胃十二指肠溃疡，甚至导致消化道大出血或穿孔；体重增加、高血压、充血性心力衰竭和动脉粥样硬化、血栓形成；血脂异常症，尤其是高三酰甘油血症；肌无力、肌肉萎缩、伤口愈合迟缓；激素性青光眼、激素性白内障；焦虑、兴奋、性格改变等精神症状，严重时诱发精神失常、癫痫发作等。

L-T_4副作用：甲状腺激素过量可引起心悸、手震颤、多汗、体重减轻、失眠等甲状腺毒症症状。

【注意事项】

非甾体抗炎药应用：选择性 COX-2 抑制剂的胃肠毒性相对较小。阿司匹林可以抑制凝血酶原形成，引起凝血障碍，加重出血倾向。严重肝病或有出血倾向（如血友病）患者以及产妇、孕妇禁用。

应用糖皮质激素之前要评估患者是否存在用药之后可能加重的疾病，例如高血压、高血糖、低钾血症、青光眼、溃疡性疾病、精神性疾病、骨质疏松或股骨头坏死等，要告知患者激素应用的副作用。结核病患者或有结核病史者用药前请呼吸科大夫进行评估和指导。

L-T_4服药方法是每日晨起空腹服药 1 次。L-T_4与一些含高纤维的食物或药物服用间隔应在 4 小时以上，如碳酸钙、硫酸亚铁、卡马西平、利福平、异烟肼、洛伐他汀、胺碘酮等。

五、推荐表单

（一）医师表单

亚急性甲状腺炎临床路径医师表单

适用对象：第一诊断为亚急性甲状腺炎（ICD-10：E06.100）

患者姓名：	性别： 年龄： 门诊号：	住院号：
住院日期： 年 月 日	**出院日期：** 年 月 日	**标准住院日：≤7**

时间	住院第1天	住院第2~5天	住院第5~7天（出院日）
主要诊疗工作	□ 询问病史及体格检查 □ 完成病历书写 □ 完善检查 □ 上级医师查房与病情评估 □ 初步确定治疗方案	□ 上级医师查房 □ 明确诊断 □ 完成必要的相关科室会诊 □ 复查相关异常检查 □ 注意病情变化 □ 调整治疗	□ 上级医师查房，明确是否出院 □ 完成出院记录、病案首页、出院证明书等 □ 向患者交代出院后的注意事项
重点医嘱	**长期医嘱：** □ 内科护理常规 □ 二级护理 □ 普通饮食 □ β受体阻滞剂 □ 非甾体抗炎药或糖皮质激素 □ 合并症用药 **临时医嘱：** □ 血常规、尿常规、大便常规 □ 肝肾功能、电解质、血糖、血沉和CRP □ TT_4、TT_3、FT_4、FT_3、sTSH、Tg、TgAb、TPOAb和TRAb □ ^{131}I摄取率、甲状腺静态扫描 □ 甲状腺B超、X线胸片、心电图	**长期医嘱：** □ 内科护理常规 □ 二级护理 □ 普通饮食 □ β受体阻滞剂 □ 非甾体抗炎药或糖皮质激素 □ 合并症用药 **临时医嘱：** □ 根据病情补充相关检测 □ 根据病情补充相关治疗	□ **出院医嘱：** □ 出院带药 □ 门诊随访
病情变异记录	□ 无 □ 有，原因： 1. 2.	□ 无 □ 有，原因： 1. 2.	□ 无 □ 有，原因： 1. 2.
医师签名			

（二）护士表单

亚急性甲状腺炎临床路径护士表单

适用对象：第一诊断为亚急性甲状腺炎（ICD-10：E06.100）

患者姓名：	性别：　年龄：　门诊号：	住院号：
住院日期：　年　月　日	出院日期：　年　月　日	标准住院日：≤7

时间	住院第 1 天	住院第 2~5 天	住院第 5~7 天
健康宣教	□ 入院宣教 □ 介绍主管医师、护士 □ 介绍环境、设施 □ 介绍住院注意事项 □ 介绍探视和陪伴制度 □ 介绍贵重物品制度	□ 饮食、活动指导 □ 药物宣教	□ 出院宣教 □ 复查时间 □ 服药方法 □ 活动休息 □ 指导饮食 □ 指导办理出院手续
护理处置	□ 核对患者，佩戴腕带 □ 建立入院护理病历 □ 协助患者留取各种标本 □ 测量体重	□ 遵医嘱完成相关检查	□ 办理出院手续 □ 书写出院小结核对患者及资料
基础护理	□ 二级护理 □ 患者安全管理	□ 二级护理 □ 患者安全管理	□ 二级护理 □ 患者安全管理
专科护理	□ 护理查体 □ 病情观察 □ 颈部体征的观察 □ 需要时，填写跌倒及压疮防范表 □ 需要时，请家属陪伴 □ 确定饮食种类 □ 心理护理	□ 病情观察 □ 颈前疼痛观察 □ 体温观察 □ 脉搏观察 □ 血压监测 □ 血糖测定 □ 遵医嘱完成相关检查 □ 心理护理	□ 病情观察 □ 颈前疼痛观察 □ 体温观察 □ 脉搏观察 □ 血压监测 □ 血糖测定 □ 出院指导 □ 心理护理
重点医嘱	□ 详见医嘱执行单	□ 详见医嘱执行单	□ 详见医嘱执行单
病情变异记录	□ 无　□ 有，原因： 1. 2.	□ 无　□ 有，原因： 1. 2.	□ 无　□ 有，原因： 1. 2.
护士签名			

（三）患者表单

亚急性甲状腺炎临床路径患者表单

适用对象：第一诊断为亚急性甲状腺炎（ICD-10：E06.100）

患者姓名：	性别： 年龄： 门诊号：	住院号：
住院日期： 年 月 日	出院日期： 年 月 日	标准住院日：≤7

时间	入院	住院期间	出院
医患配合	□ 配合询问病史、收集资料，请务必详细告知既往史、用药史、过敏史 □ 配合进行体格检查 □ 有任何不适请告知医师	□ 配合相关化验和检查，如采血、留尿、心电图、X线胸片等 □ 医师与患者及家属介绍病情	□ 接受出院前指导 □ 知道复查程序 □ 获取出院诊断书
护患配合	□ 配合测量体温、脉搏、呼吸、血压、体重 □ 配合完成入院护理评估 □ 接受入院宣教（环境介绍、病室规定、订餐制度、贵重物品保管等） □ 配合执行探视和陪伴制度 □ 有任何不适请告知护士	□ 配合测量体温、脉搏、呼吸、血压、询问尿便情况 □ 接受饮食宣教 □ 接受药物宣教 □ 接受用药等治疗 □ 接受生活护理 □ 注意活动安全，避免坠床或跌倒 □ 配合执行探视及陪伴	□ 接受出院宣教 □ 办理出院手续 □ 获取出院带药 □ 知道服药方法、作用、注意事项 □ 知道复印病历程序
饮食	□ 遵医嘱饮食	□ 遵医嘱饮食	□ 遵医嘱饮食
活动	□ 正常活动	□ 正常活动	□ 正常活动

附：原表单（2016年版）

亚急性甲状腺炎临床路径表单

适用对象：第一诊断为亚急性甲状腺炎（ICD-10：E06.100）

患者姓名：	性别：　年龄：　门诊号：	住院号：
住院日期：　年　月　日	**出院日期：**　年　月　日	**标准住院日：≤7**

时间	住院第1天	住院第2~5天	住院第5~7天（出院日）
主要诊疗工作	□ 询问病史及体格检查 □ 完成病历书写 □ 完善检查 □ 上级医师查房与病情评估 □ 初步确定治疗方案	□ 上级医师查房 □ 明确诊断 □ 完成必要的相关科室会诊 □ 复查相关异常检查 □ 注意病情变化 □ 调整治疗	□ 上级医师查房，明确是否出院 □ 完成出院记录、病案首页、出院证明书等 □ 向患者交代出院后的注意事项
重点医嘱	**长期医嘱：** □ 内科护理常规 □ 二级护理 □ 普通饮食 □ β受体阻滞剂 □ 非甾体抗炎药或糖皮质激素 □ 合并症用药 **临时医嘱：** □ 血常规、尿常规、大便常规 □ 肝肾功能、电解质、血糖、血沉和CRP □ TT4、TT3、FT4、FT3、sTSH、Tg、TgAb、TPOAb和TRAb □ ^{131}I摄取率，甲状腺静态扫描 □ 甲状腺B超、X线胸片、心电图	**长期医嘱：** □ 内科护理常规 □ 二级护理 □ 普通饮食 □ β受体阻滞剂 □ 非甾体抗炎药或糖皮质激素 □ 合并症用药 **临时医嘱：** □ 根据病情补充相关检测 □ 根据病情补充相关治疗	**出院医嘱：** □ 出院带药 □ 门诊随访
主要护理工作	□ 介绍病房环境、设施和设备 □ 入院护理评估	□ 病情观察 □ 观察治疗反应	□ 指导患者办理出院手续
病情变异记录	□ 无　□ 有，原因： 1. 2.	□ 无　□ 有，原因： 1. 2.	□ 无　□ 有，原因： 1. 2.
护士签名			
医师签名			

第十三章

原发性骨质疏松症临床路径释义

一、原发性骨质疏松症编码

1. 卫计委原编码

疾病名称与编码：原发性骨质疏松症（ICD-10：M80-M81）

2. 修改编码

疾病名称与编码：原发性骨质疏松症（ICD-10：M80.5/M81.5）

二、临床路径检索方法

M80.5/M81.5

三、原发性骨质疏松症临床路径标准住院流程

（一）适用对象

第一诊断为原发性骨质疏松症（ICD-10：M80-M81）。

释义

■ 因原发性骨质疏松症是终身的疾病，治疗也应是终身的，故本路径适用对象为首诊的原发性骨质疏松症患者，或虽非首诊、但未曾进行本路径要求的诊断和治疗措施的原发性骨质疏松症患者。

（二）诊断依据

根据《协和内分泌代谢学》（史轶蘩，科学出版社，1999年）、《原发性骨质疏松诊疗指南》（2017）（中华医学会骨质疏松和骨矿盐疾病分会）、《临床诊疗指南·内分泌学分册》（中华医学会，人民卫生出版社）。

1. 临床表现　骨痛和（或）脆性骨折史。
2. 骨密度（双能X线骨密度仪测定腰椎和髋部）　降低超过2.5个标准差为骨质疏松（T值≤-2.5）。
3. 影像学提示有骨质疏松。
4. 应除外继发性骨质疏松或其他骨骼疾病。

释义

■《原发性骨质疏松诊疗指南》（中华医学会骨质疏松和骨矿盐疾病分会）主要参见2017年版。

■ 脆性骨折指非外伤或轻微外伤发生的骨折。发生了脆性骨折临床上即可诊断骨质疏松症。当骨密度降低超过2.5个标准差为骨质疏松（T值≤-2.5），同时伴有一处或多处骨折时为严重骨质疏松。

■ 骨质疏松可由多种病因所致。诊断原发性骨质疏松症之前，一定要重视排查其他影响骨代谢的疾病，以免漏诊和误诊。需要鉴别的疾病包括内分泌代谢性疾病、风湿免疫病、恶性肿瘤、影响骨代谢药物的使用、胃肠道疾病、肾脏疾病、各种先天性和获得性影响骨代谢的疾病。

（三）选择治疗方案的依据

根据《协和内分泌代谢学》（史轶蘩，科学出版社，1999 年）、《原发性骨质疏松诊疗指南》（2017）（中华医学会骨质疏松和骨矿盐疾病分会）、《临床诊疗指南·内分泌学分册》（中华医学会，人民卫生出版社）。

1. 基础措施

（1）调整生活方式。

（2）基本骨营养补充剂（钙剂、维生素 D 类）。

2. 药物治疗

（1）抑制骨吸收药物。

（2）促进骨形成药物。

（3）具有抑制骨吸收和促进骨形成双重作用的药物。

释义

■ 所有原发性骨质疏松患者都应积极给予基础治疗（如补充钙剂醋酸钙、碳酸钙等）。

■ 药物治疗应根据不同患者的临床特点，酌情选择。

（四）标准住院日

标准住院日为 10~14 天。

释义

■ 如果患者诊断清楚，治疗完成，住院时间可以低于上述住院天数。

（五）进入路径标准

1. 第一诊断必须符合 ICD-10：M80-M81 原发性骨质疏松症疾病编码。

2. 当患者同时具有其他疾病诊断，但在住院期间不需要特殊处理，也不影响第一诊断的临床路径流程实施时，可以进入路径。

释义

■ 需要骨科手术处理的患者不适合进入临床路径。

（六）住院期间检查项目

1. 必需检查的项目

（1）血常规、尿常规、大便常规。

（2）肝肾功能、血糖、电解质（包括血钙、磷）、血沉、24小时尿钙和磷、血气分析。

（3）X线胸片、心电图、腹部B超。

（4）胸椎、腰椎、骨盆及可疑骨折部位的X线检查。

（5）双能X线骨密度仪测定腰椎和髋部骨密度。

2. 根据患者情况可选择的检查项目

（1）血甲状旁腺激素（PTH）、25-（OH）$_2$D$_3$、1，25-（OH）$_2$D$_3$、骨钙素、骨特异性碱性磷酸酶、PINP、CTX和抗酒石酸酸性磷酸酶等骨生化指标。

（2）性腺激素。

（3）疑有继发性骨质疏松或其他骨骼疾病者可选择：骨扫描、血免疫固定电泳、尿免疫固定电泳、骨髓形态学检查、甲状腺功能、血总皮质醇、24小时尿游离皮质醇测定等。

释义

■ 必需的检查项目对明确诊断和规范治疗非常重要。

■ 根据患者情况可选的检查项目是在必需检查项目完成后仍不能明确诊断时，需要进一步检查时进行。

（七）治疗方案与药物选择

1. 基础措施

（1）调整生活方式。

（2）基本骨营养补充剂：①钙剂：平均每日钙补充量为800~1000mg；②维生素D：推荐剂量为400~800U（10~20μg）/d。（2017版指南中是：800-1200U/d）

2. 药物选择

（1）抑制骨吸收药物：①双膦酸盐类（阿仑膦酸钠、唑来膦酸等）；②降钙素类（鲑鱼降钙素、鳗鱼降钙素）；③选择性雌激素受体调节剂（SERMs）（雷洛昔芬）；④雌激素类。

（2）促进骨形成药物（人PTH$_{1-34}$等）。

（3）其他药物：活性维生素D、四烯甲萘醌、中药等。

释义

■ 钙剂：推荐平均每日钙补充量800~1000mg，其中包括饮食摄入钙。目前的膳食营养调查显示国人平均每日从饮食中摄入钙400mg，故每日可平均补充元素钙500~600mg。在各种钙剂中，碳酸钙含钙量高，吸收率高，易溶于胃酸，不良反应为上腹不适和便秘等；醋酸钙吸收率较高，服用后不消耗胃酸，对胃刺激性小，不易便秘。补充钙剂需适量，如醋酸钙胶囊每粒含钙量152.1mg，可每日2次，每次2粒。

■ 维生素D：推荐剂量为400~800U（10~20μg）/d，用于治疗骨质疏松时，剂量可为800~1200U（20~30μg）/d。

■ 促进骨形成药物：如重组人甲状旁腺激素［1-34，rhPTH（1-34）］能促进体内成骨细胞（OB）增殖和分化，抑制 OB 凋亡，使骨量增加，骨的力学强度增强。

■ 中药：为进一步改善患者症状，促进骨形成，提高骨密度，可使用骨康胶囊、金天格胶囊等中成药。

（八）出院标准

诊断明确，治疗无严重不良反应。

释义

■ 原发性骨质疏松症诊断明确，住院期间给予抗骨质疏松治疗，治疗无严重不良反应，提供后续长期治疗方案，患者可出院继续治疗。

（九）变异及原因分析

经检查发现继发性骨质疏松的病因或其他影响骨代谢的疾病，则退出该路径。

释义

■ 经检查发现继发性骨质疏松的病因或其他影响骨代谢的疾病，需要首先治疗原发病，则退出原发性骨质疏松路径。

四、给药方案

【用药选择】

原发性骨质疏松症的治疗方案要根据患者的病情和临床特点，同时兼顾患者及其家人的经济情况、生活方式和个人选择。

【药学提示】

抑制骨吸收药物有以下几种：

1. 双膦酸盐类：双膦酸盐是焦磷酸盐的类似物，其中的 P-C-P 基团可防止双膦酸盐被水解酶水解，使其在体内能稳定存在。双膦酸盐可与骨矿盐结晶紧密结合，主要作用为抑制骨吸收，减少破骨细胞的募集和活化，抑制破骨细胞的活性和增加破骨细胞的凋亡。常用药物有阿仑膦酸钠、唑来膦酸等。

2. 降钙素类：降钙素能特异地抑制破骨细胞活性，减少骨丢失。该药具有镇痛作用，适用于骨折和骨骼畸形引起的疼痛。目前用于临床的有鲑鱼降钙素及鳗鱼降钙素类似物。

3. 选择性雌激素受体调节剂（SERMs）：SERMs 在化学结构上与雌激素不同，但能够和体内各种类型靶细胞核内的雌激素受体结合，选择性激活或阻断雌激素样作用。目前用于临床的主要有雷洛昔芬，其对骨骼的作用与雌激素作用相似，使骨吸收降低。

4. 雌激素类：雌激素类药物能够抑制骨转换，防止骨丢失。包括雌激素补充疗法、雌孕激素补充疗法。

5. 促进骨形成药物：重组人甲状旁腺激素（1-34）［rhPTH（1-34）］能促进体内成骨细胞增殖和分化，抑制凋亡，使骨量增加，骨的力学强度增强。但治疗时间不宜超过2年。
6. 其他药物：活性维生素D包括1，25-双羟维生素D_3（骨化三醇）和1α羟基维生素D_3（α-骨化醇）。前者因不再需要经过肝脏和肾脏羟化酶羟化就有活性效应，而1α羟基维生素D_3需要经25羟化酶羟化为1，25-双羟维生素D_3后才具活性效应。所以，活性维生素D及其类似物更适用于老年人或肝肾功能不全的患者。
四烯甲萘醌是维生素K_2的一种同型物，是γ-羧化酶的辅酶，动物实验和临床试验显示四烯甲萘醌可以促进骨形成，并有一定抑制骨吸收的作用。
国内已有数种中成药经CFDA批准治疗骨质疏松，有缓解症状、减轻骨痛的疗效。

【注意事项】

骨质疏松药物治疗需要严格遵循药物使用说明，注意药物不良反应的发生，定期监测肝肾功能、骨转换指标、骨密度变化。

五、推荐表单

（一）医师表单

原发性骨质疏松症临床路径医师表单

适用对象：第一诊断为原发性骨质疏松症（ICD-10：M80-M81）

患者姓名：	性别：　　年龄：　　门诊号：	住院号：
住院日期：　　年　月　日	**出院日期：**　　年　月　日	**标准住院日：10~14**

时间	住院第1~3天	住院期间
主要诊疗工作	□ 询问病史及体格检查 □ 进行病情初步评估 □ 上级医师查房 □ 评估骨质疏松症的危险因素，对症治疗 □ 开化验单，完成病历书写	□ 上级医师查房 □ 核查辅助检查的结果是否有异常 □ 病情评估，进行必要的相关科室会诊 □ 向患者及其家属告知病情及诊治方案，签署相关知情同意书 □ 观察药物不良反应 □ 住院医师书写病程记录
重点医嘱	**长期医嘱：** □ 内分泌科护理常规 □ 一/二/三级护理（根据病情） □ 饮食 □ 视病情通知病重 □ 其他医嘱 **临时医嘱：** □ 血常规、尿常规、大便常规 □ 肝肾功能、血糖、电解质（包括血钙、磷）、血沉、24小时尿钙和磷、血气分析等检查项目 □ X线胸片、心电图、腹部B超 □ 胸、腰椎、骨盆及可疑骨折部位的X线检查 □ 骨密度（双能X线骨密度仪测） □ 其他医嘱	**长期医嘱：** □ 内分泌科护理常规 □ 一/二/三级护理（根据病情） □ 饮食 □ 用药依据病情下达 □ 患者既往基础用药 □ 其他医嘱 **临时医嘱：** □ 补充必要检查 □ 其他医嘱
病情变异记录	□ 无　□ 有，原因： 1. 2.	□ 无　□ 有，原因： 1. 2.
医师签名		

时间	出院前 1~3 天	住院第 7~14 天 （出院日）
主要诊疗工作	□ 上级医师查房 □ 评估治疗效果 □ 确定出院后治疗方案 □ 完成上级医师查房记录	□ 完成出院小结 □ 向患者交代出院后注意事项 □ 预约复诊日期
重点医嘱	**长期医嘱：** □ 内分泌科护理常规 □ 一/二级护理（根据病情） □ 根据不同病情选择治疗方案 □ 其他医嘱 **临时医嘱：** □ 补充完善有关检查根据需要，复查有关检查 □ 对症支持 □ 其他医嘱	**出院医嘱：** □ 出院带药 □ 门诊随诊
病情变异记录	□ 无 □ 有，原因： 1. 2.	□ 无 □ 有，原因： 1. 2.
医师签名		

（二）护士表单

原发性骨质疏松症临床路径护士表单

适用对象：第一诊断为原发性骨质疏松症（ICD-10：M80-M81）

患者姓名：	性别：　　年龄：　　门诊号：	住院号：
住院日期：　　年　月　日	**出院日期：**　　年　月　日	**标准住院日：10～14**

时间	住院第1～3天	住院第4～6天	住院第7～14天
健康宣教	□ 介绍主管医师、护士 □ 介绍环境、设施 □ 介绍住院注意事项 □ 向患者宣教（预防跌倒的宣教）	□ 主管护士与患者沟通，了解并指导心理应对 □ 宣教疾病知识、用药知识及特殊检查操作过程 □ 告知检查及操作前后饮食、活动及探视注意事项及应对方式	□ 康复和锻炼 □ 定时复查 □ 出院带药服用方法 □ 饮食休息等注意事项指导
护理处置	□ 核对患者、佩戴腕带 □ 建立入院护理病历 □ 卫生处置：剪指甲、洗澡、更换病号服	□ 随时观察患者病情变化 □ 遵医嘱正确使用抗骨质疏松药物 □ 协助医生完成各项检查化验	□ 办理出院手续 □ 书写出院小结
基础护理	□ 二级护理 □ 晨晚间护理 □ 患者安全管理	□ 二级护理 □ 晨晚间护理 □ 患者安全管理	□ 三级护理 □ 晨晚间护理 □ 患者安全管理
专科护理	□ 护理查体 □ 需要时填写跌倒及压疮防范表 □ 需要时请家属陪伴 □ 心理护理	□ 遵医嘱完成相关检查 □ 心理护理 □ 遵医嘱正确给药 □ 提供并发症征象的依据	□ 病情观察：评估患者生命体征，治疗后不良反应 □ 心理护理
重点医嘱	□ 详见医嘱执行单	□ 详见医嘱执行单	□ 详见医嘱执行单
病情变异记录	□ 无　□ 有，原因： 1. 2.	□ 无　□ 有，原因： 1. 2.	□ 无　□ 有，原因： 1. 2.
护士签名			

（三）患者表单

原发性骨质疏松症临床路径患者表单

适用对象：第一诊断为原发性骨质疏松症（ICD-10：M80-M81）

患者姓名：	性别：　年龄：　门诊号：	住院号：
住院日期：　年　月　日	出院日期：　年　月　日	标准住院日：10~14

时间	入院当日	住院期间（第2~6天）	住院第7~14天（出院日）
医患配合	□ 配合询问病史、收集资料，请务必详细告知既往史、用药史、过敏史 □ 配合进行体格检查 □ 有任何不适告知医师	□ 配合完善相关检查、化验，如采血、留尿、心电图、X线胸片等 □ 医师向患者及家属介绍病情，如有异常检查结果需进一步检查 □ 配合用药及治疗 □ 配合医师调整用药 □ 有任何不适告知医师	□ 接受出院前指导 □ 知道复查程序 □ 获取出院诊断书
护患配合	□ 配合测量体温、脉搏、呼吸、血压、血氧饱和度、体重 □ 配合完成入院护理评估单（简单询问病史、过敏史、用药史） □ 接受入院宣教（环境介绍、病室规定、订餐制度、贵重物品保管等） □ 有任何不适告知护士	□ 配合测量体温、脉搏、呼吸，询问每日排便情况 □ 接受相关化验检查宣教，正确留取标本，配合检查 □ 有任何不适告知护士 □ 接受治疗 □ 注意活动安全，避免坠床或跌倒 □ 配合执行探视及陪伴 □ 接受疾病及用药等相关知识指导	□ 接受出院宣教 □ 办理出院手续 □ 获取出院带药 □ 指导服药方法、作用、注意事项 □ 知道复印病历方法
饮食	□ 正常普食	□ 正常普食	□ 正常普食
排泄	□ 正常排尿、便	□ 正常排尿、便	□ 正常排尿、便
活动	□ 适量活动	□ 适量活动	□ 适量活动

附：原表单（2011年版）

原发性骨质疏松症临床路径表单

适用对象：第一诊断为原发性骨质疏松症（ICD-10：M80-M81）

患者姓名：	性别： 年龄： 门诊号：	住院号：
住院日期： 年 月 日	出院日期： 年 月 日	标准住院日：10~14

时间	住院第1天	住院第2天
主要诊疗工作	□ 询问病史及体格检查 □ 完成病历书写 □ 完善辅助检查 □ 医师查房，初步确定诊断 □ 向患者及其家属告知病情及诊治方案，签署相关知情同意书 □ 完成首次病程记录等病历书写 □ 必要时上级医师查房，明确诊断，指导治疗 □ 完成医师查房记录 □ 必要时向患者及家属介绍病情变化及相关检查结果 □ 对症治疗	□ 上级医师查房 □ 完善入院检查项目 □ 继续对症治疗 □ 完成上级医师查房记录等病历书写 □ 进行必要的相关科室会诊
重点医嘱	**长期医嘱：** □ 内分泌病护理常规 □ 一/二/三级护理 □ 饮食 □ 视病情通知病重 □ 其他医嘱 **临时医嘱：** □ 血常规、尿常规、大便常规 □ 肝肾功能、血糖、电解质（包括血钙、磷）、血沉、24小时尿钙、磷、血气分析等检查项目 □ X线胸片、心电图、腹部B超 □ 胸、腰椎、骨盆及可疑骨折部位的X线检查 □ 骨密度（双能X线骨密度仪测） □ 其他医嘱	**长期医嘱：** □ 内分泌病护理常规 □ 一/二/三级护理 □ 饮食 □ 用药依据病情下达 □ 患者既往基础用药 □ 其他医嘱 **临时医嘱：** □ 补充必要检查 □ 其他医嘱
主要护理工作	□ 介绍病房环境、设施和设备 □ 入院护理评估 □ 宣教（预防跌倒的宣教）	□ 宣教（内分泌病知识） □ 观察患者病情变化 □ 按时评估病情，相应护理到位
病情变异记录	□ 无 □ 有，原因： 1. 2.	□ 无 □ 有，原因： 1. 2.
护士签名		
医师签名		

时间	住院第 3~12 天	住院第 13~14 天 （出院日）
主要诊疗工作	□ 三级医师查房 □ 复查血常规、肝肾功能 □ 根据体检、化验检查结果和既往资料，进行鉴别诊断和确定诊断 □ 疑有继发性骨质疏松或其他骨骼疾病者进行相应检查 □ 进行必要的相关科室会诊 □ 根据检查结果制定治疗方案 □ 注意观察治疗不良反应，并对症处理 □ 完成病程记录	□ 上级医师查房，进行评估，确定有无治疗不良反应，明确是否出院 □ 完成出院记录、病案首页、出院证明书等 □ 向患者交代出院后的注意事项，如：返院复诊的时间、地点，发生紧急情况时的处理等
重点医嘱	**长期医嘱：** □ 一/二/三级护理 □ 饮食 □ 根据不同病情选择治疗方案 □ 其他医嘱 **临时医嘱：** □ 补充完善有关检查 □ 对症支持 □ 其他医嘱	**出院医嘱：** □ 出院带药 □ 定期门诊随访
主要护理工作	□ 观察患者病情变化 □ 心理与生活护理	□ 出院带药服用指导 □ 特殊护理指导 □ 交代常见的药物不良反应，嘱其定期门诊复诊
病情变异记录	□ 无 □ 有，原因： 1. 2.	□ 无 □ 有，原因： 1. 2.
护士签名		
医师签名		

第十四章

垂体催乳素瘤临床路径释义

一、垂体催乳素瘤编码

疾病名称与编码：催乳素瘤（ICD-10：D35.2 M82710/0）

二、临床路径检索方法

D35.2 M82710/0

三、垂体催乳素瘤临床路径标准住院流程

（一）适用对象

第一诊断为垂体催乳素瘤（ICD-10：D35.2M82710/0）。

释义

■ 适用对象编码参见第一部分。

■ 血清催乳素水平增高是诊断垂体催乳素瘤的关键。多种生理性因素、药物、其他种类颅内占位所致垂体柄受压等情况均可影响血清泌乳素水平。诊断需要排除多种因素，本路径适用对象为临床第一诊断为垂体催乳素瘤的患者。如为多发性内分泌腺瘤病的一部分，需进入其他相应路径。

（二）诊断依据

根据《协和内分泌代谢学》（史轶蘩，科学出版社，1999年）、《Williams textbook of endocrinology》（ShlomoMelmed，Elsevier出版，第13版，2016年）和《中国垂体催乳素腺瘤诊治共识》（2014版）等国内外诊疗指南。

1. 性腺功能减退和泌乳　女性表现为月经紊乱或闭经，男性表现为性功能减退。部分患者可合并泌乳或触发泌乳、体重增加。

2. 垂体腺瘤压迫周围组织的临床表现　如头痛、视野缺损；部分患者合并其他垂体功能减退的临床表现。

3. 血清学测定催乳素水平显著升高。

4. 鞍区MRI提示垂体有占位性病变。

5. 除外其他垂体疾病以及原发性甲状腺功能减退症、生理性、药理性催乳素水平的升高。

释义

■ 本路径的制订主要参考国内外权威参考书籍和诊疗指南。

■ 病史和临床症状是诊断垂体催乳素瘤的初步依据，女性患者主要表现为月经紊乱甚至闭经伴泌乳，男性患者表现为性腺功能减退，部分患者合并泌乳、体重增加。可伴有头痛、视力下降及其他垂体前叶功能减退的表现。

■ 血清催乳素（PRL）水平是诊断关键：血 PRL 大于 200μg/L 基本可确诊，100～200μg/L 高度怀疑，需要除外其他原因导致的高 PRL 血症。需要注意的是，也有部分垂体催乳素瘤患者的 PRL 小于 100μg/L，而甲氧氯普胺等药物也可引起 PRL 大于 200μg/L。

■ 鞍区 MRI 提示垂体占位性病变，根据肿瘤大小分为微腺瘤（直径小于 1cm）和大腺瘤。

（三）治疗方案的选择

根据《协和内分泌代谢学》（史轶蘩，科学出版社，1999 年）、《Williams textbook of endocrinology》（ShlomoMelmed 主编，Elsevier 出版，第 13 版，2016 年）和《中国垂体催乳素腺瘤诊治共识》（2014 版）等国内外诊疗指南。

1. 药物治疗　多巴胺受体激动剂，溴隐亭为首选药物。

（1）溴隐亭治疗适用于：对溴隐亭敏感、无不可耐受及不良反应的患者。

（2）对溴隐亭不耐受或治疗效果不佳者可选用其他多巴胺受体激动剂。

（3）不适用药物治疗情况：肝肾功能异常、对药物治疗不敏感或不能耐受其副作用。

2. 手术治疗　大腺瘤出现肿瘤压迫症状、各种原因不能坚持药物治疗以及药物治疗效果不佳者。

3. 放射治疗　不作为一线治疗，仅适用于不能耐受药物及手术治疗或手术后残留、复发，或一些侵袭性、恶性催乳素腺瘤患者的辅助治疗。

释义

■ 垂体催乳素瘤的治疗的目的是控制催乳素水平，保留性腺功能；对催乳素大或者巨大腺瘤患者，除了控制催乳素水平、保留垂体功能之外，还要控制和缩小肿瘤体积，改善临床症状，防止复发。

■ 治疗原则：①使 PRL 分泌达到正常水平；②保留或恢复垂体的正常功能；③缩减肿瘤体积；④消除或缓解颅内压迫症状（如视神经压迫等）。

■ 首选药物治疗为多巴胺受体激动剂，国内首选溴隐亭，是一种麦角衍生物，从小量起始，逐渐加量。常见的副作用包括恶心、呕吐、头痛、眩晕、疲劳及直立性低血压等。溴隐亭能使 70%～90%的患者 PRL 水平下降至正常范围，但部分患者对溴隐亭不能耐受，另外有大约 25%的患者存在溴隐亭抵抗。卡麦角林是另一种麦角衍生物，为选择性长效多巴胺 D_2 型受体激动剂，副作用较少，且部分溴隐亭抵抗的患者服用卡麦角林有效，是国外垂体催乳素瘤的首选药物。

■ 对于药物不耐受、治疗不敏感或大腺瘤出现压迫症状者可考虑手术治疗，经蝶窦垂体瘤切除术是最常采用的术式。放射治疗不作为一线治疗，通常为手术后辅助治疗或不能耐受药物及手术治疗时的选择。

（四）标准住院日

标准住院日为 10~14 天。

释义

■ 怀疑垂体催乳素瘤的患者入院后，在内分泌科进行检查明确诊断的时间为10~14 天。期间需要进行催乳素测定、其他垂体前叶功能评估、完善垂体影像学、眼科检查，完善并发症评估，并除外其他引起血清催乳素增高的因素；根据病情选择治疗方案：药物治疗者，主要观察临床症状的缓解情况和有无药物副作用，需要手术或放疗者应转入相应科室。

■ 若患者的垂体催乳素瘤仅是多发内分泌腺瘤病多个病变之一，则进入其他相应的临床路径进行检查和治疗。

（五）进入路径标准

1. 第一诊断必须符合 ICD-10：D35. 2M82710/0 垂体催乳素瘤疾病编码。

2. 当患者同时具有其他疾病诊断时，但住院期间不需要特殊处理，也不影响第一诊断的临床路径流程实施时，可以进入路径。

释义

■ 进入本路径的患者为第一诊断为垂体催乳素瘤，需除外垂体混合瘤及其他引起高催乳素血症的因素。

■ 入院后常规检查发现有基础疾病，如高血压、冠状动脉粥样硬化性心脏病、糖尿病、肝肾功能不全等，经系统评估后对垂体催乳素瘤诊断治疗无特殊影响者，可进入路径。但可能增加医疗费用，延长住院时间。

（六）住院期间检查项目

1. 必需的检查项目

（1）血常规、尿常规、大便常规。

（2）肝肾功能、血糖、血脂和电解质。

（3）X 线胸片、心电图、腹部超声、乳腺及妇科超声（女性）。

（4）视力、视野检测。

（5）鞍区 MRI：平扫+增强（对于微腺瘤应该做动态增强）。

（6）PRL（休息状态下）至少两次。若 PRL 水平明显升高，做溴隐亭敏感试验，以选择确定药物治疗的有效性。

（7）垂体前叶功能检查：GH、IGF-1、甲状腺功能、性腺功能、肾上腺皮质功能等，必要时行相关的兴奋或抑制试验。

2. 根据患者病情可选择的检查项目

（1）有多饮和多尿的症状时行垂体后叶功能检查。

（2）女性患者监测基础体温。

释义

■ 必查项目用于评价患者的一般状况、伴发疾病情况、垂体前叶功能、瘤体大小及对周围组织的压迫情况等。垂体催乳素大腺瘤需要评估对视交叉的影响，检查视力和视野。溴隐亭抑制试验有助于确定使用该药物治疗的有效性。

■ 可选择的检查项目主要指当瘤体很大而患者有多饮多尿等症状时，需要对垂体后叶（神经垂体）功能进行评估，对于女性有生育需求者监测基础体温，了解排卵情况等。

（七）药物选择

1. 多巴胺受体激动剂　溴隐亭等。
2. 垂体前叶功能低减者补充相应激素。
3. 垂体后叶素　根据是否存在中枢性尿崩症合理用药，如醋酸去氨加压素。

释义

■ 垂体催乳素瘤首选治疗是口服溴隐亭，国外首选是卡麦角林。使用时从小剂量开始，观察副作用。

■ 垂体催乳素大腺瘤有时会引起周围压迫症状，出现垂体前叶的功能减退，通过评估给予相应替代治疗。一般而言，后叶功能很少累及，大腺瘤或有侵袭性的腺瘤有时可导致下丘脑 ADH 合成和分泌障碍，引起中枢性尿崩症时可做垂体后叶激素的替代。

（八）出院标准

1. 一般情况良好。
2. 采用药物治疗者可服药后门诊治疗。
3. 采用手术治疗转相关科室手术。
4. 采用放疗辅助治疗的患者转放疗科。

释义

■ 垂体催乳素瘤经过相应评估诊断明确，制订口服溴隐亭治疗方案后，可出院在门诊随诊和调整治疗，短期内临床症状很难明显好转。

■ 对于需要进行手术治疗或放疗的患者，需要转科进行。

（九）变异及原因分析

垂体生长激素/催乳素混合瘤、多发内分泌腺瘤病（MEN）和 McCune-Albright 综合征患者不适用该路径。

释义

■ 认可的变异原因主要是指患者入选路径后，在检查及治疗过程中发现患者合并存在事前未预知的、对本路径治疗可能产生影响的情况，需要中止执行路径或延长治疗时间、增加治疗费用。医师需在表单中明确说明。

■ 因患者方面的主观原因导致执行路径出现变异，需医师在表单中予以说明。

■ 少数垂体催乳素瘤患者合并存在垂体生长激素/催乳素混合瘤、多发内分泌腺瘤病（MEN）和 McCune-Albright 综合征对于需要进行手术治疗或放疗的患者，此时进行的检查需涵盖多个内分泌腺体，而治疗的选择又根据各个累及的腺体病情的轻重不同而先后次序不同，故此处变异较大，应在临床表单中注明。

四、垂体催乳素瘤临床路径给药方案

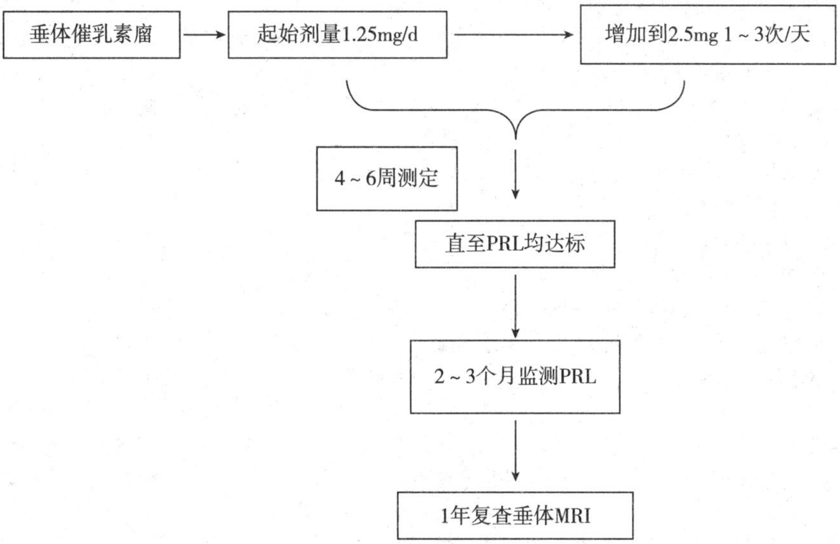

【用药选择】

1. 垂体催乳素瘤治疗首选溴隐亭。
2. 溴隐亭抵抗者可改用卡麦角林。
3. 应从小量开始，逐渐增加剂量，直至达到治疗目标。

【药学提示】

溴隐亭是一种半人工合成的麦角生物碱的衍生物（2-溴-α-麦角隐亭甲黄酸盐）。它可与正常或腺瘤 PRL 细胞上多巴胺 D_2 受体结合，产生与多巴胺一样的生理作用，抑制 PRL 的合成和分泌。溴隐亭在胃肠道内吸收率为 25%～30%，并与口服剂量及血浆 PRL 峰值水平有线性关系。

【注意事项】

1. 大多数患者对溴隐亭的耐受性好。常见的不良反应是恶心和直立性低血压，偶尔伴有呕吐。
2. 直立性低血压多在治疗开始时出现。小剂量开始并逐渐加量可避免或减轻副作用。
3. 少见的不良反应有指（趾）端血管痉挛、鼻腔充血、头痛、疲倦、腹痛、便秘等。

五、推荐表单

（一）医师表单

垂体催乳素瘤临床路径医师表单

适用对象：第一诊断为垂体催乳素瘤（ICD-10：D35.2M82710/0）

患者姓名：	性别：　　年龄：　　门诊号：	住院号：
住院日期：　　年　月　日	出院日期：　　年　月　日	标准住院日：10~14

时间	住院第1~2天	住院第3~12天	住院第13~14天
主要诊疗工作	□ 询问病史及体格检查 □ 完成病历书写 □ 医师查房，初步确定治疗方案 □ 完成首次病程记录等病历书写 □ 必要时上级医师查房，明确诊断，指导治疗 □ 必要时向患者及家属介绍病情变化及相关检查结果，签署相关知情同意书 □ 上级医师查房 □ 完善入院检查项目	□ 三级医师查房，注意病情变化 □ 住院医师完成病历书写 □ 进一步完善相关检查 □ 根据检查结果制定治疗方案 □ 观察服用药物后副反应及催乳素变化 □ 不能耐受药物治疗的患者转脑外科或放疗科 □ 必要时行 MEN 排查	□ 上级医师查房，确定有无并发症情况，明确是否出院 □ 完成出院记录、病案首页、出院证明书等 □ 向患者交代出院后的注意事项，如返院复诊的时间、地点，发生紧急情况时的处理等
重点医嘱	**长期医嘱：** □ 内分泌病护理常规 □ 一/二/三级护理 □ 饮食 □ 用药依据病情下达 **临时医嘱：** □ 血常规、尿常规、大便常规 □ 肝肾功能、血糖、血脂、电解质 □ 垂体前叶及后叶功能检查 □ X 线胸片、心电图、超声、垂体 MRI（平扫+增强） □ 视力视野检查 □ 其他	**长期医嘱：** □ 一/二/三级护理 □ 饮食 □ 用药依据病情下达 **临时医嘱：** □ 复查异常化验 □ 依据病情需要下达	**出院医嘱：** □ 出院带药 □ 定期门诊随访 □ 监测血常规、肝肾功能、催乳素、垂体激素监测
病情变异记录	□ 无　□ 有，原因： 1. 2.	□ 无　□ 有，原因： 1. 2.	□ 无　□ 有，原因： 1. 2.
医师签名			

（二）护士表单

垂体催乳素瘤临床路径护士表单

适用对象：第一诊断为垂体催乳素瘤（ICD-10：D35.2M82710/0）

患者姓名：	性别：　　年龄：　　门诊号：	住院号：
住院日期：　　年　月　日	**出院日期：**　　年　月　日	**标准住院日：10～14**

时间	住院第1～2天	住院第3～12天	住院第13～14天
主要护理工作	□ 介绍病房环境、设施和设备 □ 宣教（内分泌病知识） □ 入院护理评估 □ 观察病情变化 □ 按时评估病情，相应护理到位	□ 观察患者情况 □ 心理与生活护理 □ 指导患者生活护理 □ 汇总检查结果 □ 进行相应疾病的护理 □ 患者可能进行除外 MEN 的检查，配合医师尽快完善这些特殊检查 □ 完成相关科室会诊 □ 如患者拟手术治疗，进行术前宣教和转科准备 □ 了解检查方案尤其是垂体前叶功能检查、溴隐亭抑制试验的检查方法并掌握 24 小时尿样的正确留取方法	□ 出院带药服用指导 □ 特殊护理指导 □ 交代常见的药物不良反应，嘱其定期门诊复诊
重点医嘱	**长期医嘱：** □ 内分泌病护理常规 □ 一/二/三级护理 □ 饮食 □ 用药依据病情下达 **临时医嘱：** □ 血常规、尿常规、大便常规 □ 肝肾功能、血糖、血脂、电解质 □ 垂体前叶及后叶功能检查 □ X 线胸片、心电图、超声、垂体 MRI（平扫+增强） □ 视力视野检查 □ 其他	**长期医嘱：** □ 一/二/三级护理 □ 饮食 □ 用药依据病情下达 **临时医嘱：** □ 复查异常化验 □ 依据病情需要下达	**出院医嘱：** □ 出院带药 □ 定期门诊随访 □ 监测血常规、肝肾功能、催乳素、垂体激素监测
病情变异记录	□ 无　□ 有，原因： 1. 2.	□ 无　□ 有，原因： 1. 2.	□ 无　□ 有，原因： 1. 2.
护士签名			

（三）患者表单

垂体催乳素瘤临床路径患者表单

适用对象：第一诊断为垂体催乳素瘤（ICD-10：D35.2M82710/0）

患者姓名：	性别：　　年龄：　　门诊号：	住院号：
住院日期：　　年　月　日	出院日期：　　年　月　日	标准住院日：10~14

时间	住院第 1~2 天	住院第 3~12 天	住院第 13~14 天
患者配合	□ 接受入院宣教 □ 接受入院护理评估 □ 接受病史询问 □ 接受体格检查 □ 提供既往用药情况 □ 进行相关检查	□ 患者及家属与医师交流了解病情 □ 了解检查方案尤其是垂体前叶功能检查、溴隐亭抑制试验的检查方法并掌握 24 小时尿样的正确留取方法 □ 了解根据检查结果不同而采取的治疗不同 □ 若初步检查病因仍不明确： □ 与医师沟通行特殊检查的必要性 □ 了解除外 MEN 检查的必要性	□ 患者家属与医师沟通检查结果，并了解下一步治疗的选择 □ 准备转科治疗
重点诊疗及检查	**重点诊疗：** □ 分级护理 □ 饮食安排 □ 既往基础用药 **重要检查：** □ 血常规、尿常规、便常规 □ 肝肾功能、电解质、血糖、血脂、凝血功能、肿瘤标志物等 □ X 线胸片、心电图、腹部超声、垂体 MRI 等 □ 根据病情补充安排其他检查	**重点诊疗：** □ 接受医师安排的检查和治疗 **重要检查：** □ 垂体前叶功能检查 □ 溴隐亭抑制试验等 □ 除外 MEN 的检查：PTH、降钙素、促胃液素及垂体其他相关激素等的检查	**重点诊疗：** □ 继续患者的基础用药 □ 口服药物治疗 □ 若不能耐受药物或药物抵抗建议进行手术治疗 □ 出院或者术后定期内分泌科复查
病情变异记录	□ 无　□ 有，原因： 1. 2.	□ 无　□ 有，原因： 1. 2.	□ 无　□ 有，原因： 1. 2.

附：原表单（2011 年版）

垂体催乳素瘤临床路径表单

适用对象：第一诊断为垂体催乳素瘤（ICD-10：D35.2M82710/0）

患者姓名：	性别： 年龄： 门诊号：	住院号：
住院日期： 年 月 日	出院日期： 年 月 日	标准住院日：10~14

时间	住院第 1 天	住院第 2 天
主要诊疗工作	□ 询问病史及体格检查 □ 完成病历书写 □ 完善辅助检查 □ 医师查房，初步确定治疗方案 □ 向患者及其家属告知病情及诊治方案，签署相关知情同意书 □ 完成首次病程记录等病历书写 □ 必要时上级医师查房，明确诊断，指导治疗 □ 完成医师查房记录 □ 必要时向患者及家属介绍病情变化及相关检查结果	□ 上级医师查房 □ 完善入院检查项目 □ 进行必要的相关科室会诊 □ 住院医师完成上级医师查房记录等病历书写
重点医嘱	**长期医嘱：** □ 内分泌病护理常规 □ 一/二/三级护理 □ 饮食 □ 用药依据病情下达 **临时医嘱：** □ 血常规、尿常规、大便常规 □ 肝肾功能、血糖、血脂、电解质 □ 垂体前叶及后叶功能检查 □ X 线胸片、心电图、超声、垂体 MRI（平扫+增强） □ 视力视野检查	**长期医嘱：** □ 一/二/三级护理 □ 饮食 □ 用药依据病情下达 **临时医嘱：** □ 补充必要检查 □ 其他医嘱
主要护理工作	□ 介绍病房环境、设施和设备 □ 入院护理评估 □ 严密观察患者病情变化	□ 宣教（内分泌病知识） □ 观察病情变化 □ 按时评估病情，相应护理到位
病情变异记录	□ 无 □ 有，原因： 1. 2.	□ 无 □ 有，原因： 1. 2.
护士签名		
医师签名		

时间	住院第 3~7 天	住院第 8~12 天	住院第 13~14 天 （出院日）
主要诊疗工作	□ 三级医师查房 □ 根据检查结果制定治疗方案	□ 三级医师查房，注意病情变化 □ 住院医师完成病历书写 □ 观察服用药物后副反应及催乳素变化 □ 不能耐受药物治疗的患者转脑外科或放疗科	□ 上级医师查房，确定有无并发症情况，明确是否出院 □ 完成出院记录、病案首页、出院证明书等 □ 向患者交代出院后的注意事项，如：返院复诊的时间、地点，发生紧急情况时的处理等
重点医嘱	**长期医嘱：** □ 一/二/三级护理 □ 饮食 □ 用药依据病情下达 **临时医嘱：** □ 复查异常化验 □ 依据病情需要下达	**长期医嘱：** □ 一/二/三级护理 □ 饮食 □ 用药依据病情下达 **临时医嘱：** □ 复查异常化验 □ 依据病情需要下达	**出院医嘱：** □ 出院带药 □ 定期门诊随访 □ 监测血常规、肝肾功能、催乳素、垂体激素监测
主要护理工作	□ 观察患者病情变化 □ 心理与生活护理	□ 观察患者情况 □ 心理与生活护理 □ 指导患者生活护理	□ 出院带药服用指导 □ 特殊护理指导 □ 交代常见的药物不良反应，嘱其定期门诊复诊
病情变异记录	□ 无 □ 有，原因： 1. 2.	□ 无 □ 有，原因： 1. 2.	□ 无 □ 有，原因： 1. 2.
护士签名			
医师签名			

第十五章

尿崩症临床路径释义

一、尿崩症编码

疾病名称及编码：中枢性尿崩症（ICD-10：E23.2）
　　　　　　　　肾性尿崩症（ICD-10：N25.1）

二、临床路径检索方法

E23.2/N25.1

三、尿崩症临床路径标准住院流程

（一）适用对象

第一诊断为中枢性尿崩症（ICD-10：E23.2）或肾性尿崩症（ICD-10：N25.1）。

释义

■ 尿崩症（diabetes insipidus）是由于下丘脑-神经垂体功能低下，抗利尿激素（antidiuretic hormone，ADH）又称精氨酸加压素（arginine vasopressin，AVP）分泌和释放不足，或者肾脏对 AVP 反应缺陷而引起的一组临床综合征。主要表现为多尿、烦渴、多饮、低比重和低渗透压尿。

■ 病变在下丘脑-神经垂体者，称为中枢性尿崩症或垂体性尿崩症；病变在肾脏者，称为肾性尿崩症。

（二）诊断依据

根据《协和内分泌代谢学》（史轶蘩，科学出版社，1999 年）、《Williams textbook of endocrinology》（Wilson JD，Harcour Publishers Limited，第 9 版，1998 年）和《临床诊疗指南·内分泌学分册》（中华医学会，人民卫生出版社）。

1. 临床表现　多尿、烦渴、多饮等症状。
2. 24 小时尿量增加，尿比重和渗透压降低，血渗透压可增高。
3. 禁水加压素试验提示尿崩症改变。

释义

■ 诊断的第一步是确立是否有尿崩症（定性诊断），然后再确定其发病部位（定位诊断）和病因。如果考虑遗传性疾病，可进行相关致病基因检测。临床表现为烦渴、多饮、多尿和低比重尿患者应考虑本病，可行禁水加压素试验明确诊断。如为中枢性尿崩症，应进一步寻找导致中枢性尿崩症的病因（如下丘脑-垂体手术、头部外伤、肿瘤、肉芽肿性疾病、感染性疾病、自身免疫性疾病、缺血、先天性畸形等）；肾性尿崩症也应进一步寻找病因，是遗传性还是获得性（如锂剂治疗、低血钾、血管性、肉芽肿性、感染、尿路梗阻等）。

■ 大多数患者均有多饮、烦渴、多尿，夜尿增多，儿童尿崩症常常表现为夜间遗尿。一般尿量常超过 4L/d，最多有达 18L/d 者。口渴常很严重，一般尿崩症患者喜冷饮。

■ 需除外糖尿病、高钙血症、利尿剂及肾脏疾病等引起的溶质性利尿、尿浓缩功能障碍。

■ 尿比重比较固定，呈持续性低比重尿，尿比重常低于 1.005，尿渗透压降低，常低于血渗透压。伴有口渴中枢受损的患者，血钠明显升高，严重时血钠可高达 180mmol/L。

■ 禁水试验是确定尿崩症的定性诊断，加压素试验协助定位诊断。

■ 试验前应主动限水 2~4 周（少量多次饮水），应确认受试者的肾上腺皮质功能是正常的。试验过程中应严密观察生命体征，包括神志、血压、心率和体重变化，避免过度脱水发生危险，尤其是儿童，若禁水 3~5 小时体重下降>3%时应中止试验。为减少可能的试验误差，测血浆渗透压时可同时测血钠。垂体后叶素有一定的副作用，冠心病、高血压等老年病人应慎用或垂体后叶素酌情减量。

【结果判断】

正常：禁水后尿量减少，尿渗透压增高至血渗透压的 2.5 倍以上，尿渗透压>700mOsm/（kg·H_2O），注射垂体后叶素无明显上升。

尿崩症：禁水后尿量减少不明显，尿渗透压不能达到血渗透压的 2.5 倍以上，且血浆渗透压升高［>305mOsm/（kg·H_2O）］为尿崩症。

中枢性尿崩症：皮下注射垂体后叶素后，尿量减少、尿渗透压（或尿比重）升高，即抗利尿激素能纠正多尿、尿渗透压低者，为中枢性尿崩症。

完全性中枢性尿崩症：禁水后尿渗透压 70~280mOsm/（kg·H_2O），低于血渗透压，注射垂体后叶素比原来升高 50%。

部分性中枢性尿崩症：禁水后尿渗透压 280~700mOsm/（kg·H_2O），超过血渗透压，注射垂体后叶素比原来升高 9%。

精神性多饮：精神性多饮者未禁水时血渗透压低，同时尿渗透压也低，24 小时尿量波动大，日夜尿量差别较大，虽然有多饮、多尿但无脱水体征。主动限水数周后，尿渗透压可达 450~900mOsm/（kg·H_2O），注射垂体后叶素无明显上升。

肾性尿崩症：渗透压变化符合尿崩症，但对垂体后叶素无反应。

（三）选择治疗方案的依据

根据《协和内分泌代谢学》（史轶蘩，科学出版社，1999 年）、《Williams textbook of endocrinology》（Wilson JD，Harcour Publishers Limited，第 9 版，1998 年）和《临床诊疗指南：内分泌学分册》（中华医学会，人民卫生出版社）。

1. 中枢性尿崩症　药物以 ADH 类似物替代治疗为首选。之后是病因的治疗，根据不同病因选择相应治疗。

2. 肾性尿崩症　可以选择噻嗪类利尿剂、吲哚美辛等。

释义

■ 轻度尿崩症患者仅需多饮水，若饮水量过多影响日常生活或长期多尿可能造成肾损害时，需要药物治疗。

■ 由于个人对 ADH 类似物反应性不一样，剂量应个体化，建议每日剂量应分2~3 次给予，需要量出为入，维持出入量平衡，避免单次大剂量给药。

■ 对于婴儿和幼童或有口渴中枢受损的患者在用药期间，需保证每日固定的入量，记录每日出入量和体重，以保持适当的出入量平衡，依据个人化情况调整药物的剂量。

■ 由药物引起的代谢紊乱所致的肾性尿崩症，需要停用相应药物，纠正代谢紊乱，改善临床症状。如果为遗传性肾性尿崩症，治疗相对困难，需适当限制钠盐摄入，定时排尿，应用噻嗪类利尿剂、吲哚美辛等，长期使用噻嗪类利尿剂时会发生低血钾，可同时给予补钾治疗。

（四）标准住院日

标准住院日为 10~14 天。

释义

■ 住院期间，部分患者尿崩症及病因可诊断明确，但部分特发性中枢性尿崩症患者可能为中枢神经系统肿瘤或炎症的早期表现，故院外还需密切随诊。

■ 住院期间，大部分患者经药物治疗，饮水量、尿量、血尿渗透压可控制理想，但药物剂量在院外还需依据患者个体化情况不断调整。

■ 如果患者条件允许，住院时间可以低于上述住院天数。

■ 住院期间，一旦明确病因，如肿瘤、感染、炎症或其他疾病等，或发现合并症时，应参考相应路径进行。

（五）进入路径标准

1. 第一诊断必须符合 ICD-10：E23.2 中枢性尿崩症疾病编码或 ICD-10：N25.1 肾性尿崩症疾病编码。

2. 当患者同时具有其他疾病诊断时，但住院期间不需要特殊处理，也不影响第一诊断的临床路径流程实施时，可以进入路径。

释义

■ 参见适用对象。

■ 患者同时具有其他疾病影响第一诊断的临床路径流程实施时均不适合进入临床路径。

■ 已患尿崩症，但从未进行过本路径要求的系统诊治的患者，若符合上条要求者，也可进入本路径。

（六）住院期间检查项目

1. 必需的检查项目

（1）血常规、尿常规（4 尿比重）、便常规。

（2）肝肾功能、血糖、电解质、血渗透压、尿渗透压。

（3）X 线胸片、心电图、腹部 B 超。

2. 对于确诊为中枢性尿崩症进行以下检查

（1）下丘脑鞍区 MRI 或 CT（平扫+增强）。

（2）相应的垂体前叶功能检查。

释义

■ 部分检查可以在门诊完成。

■ 另外，还需要行禁水加压素试验。

■ 根据病情部分检查可以不进行，如垂体功能低下明确的患者，则没必要进一步行兴奋试验评估垂体功能。

■ 如果进行了胸部 CT 检查可以不进行胸部正侧位 X 线片。

■ 如果明确为中枢性尿崩症，若无检查禁忌时，建议行腰穿查脑脊液常规、生化、细胞学、肿瘤标志物和病原学指标。若鞍区有占位性病变，还需要评价视力和视野。

■ 如果明确为肾性尿崩症，建议进一步查泌尿系统超声或腹盆 CT，了解有无泌尿系统结构异常。

（七）选择用药

1. 中枢性尿崩症

（1）ADH 类似物（鞣酸加压素或醋酸去氨加压素）。

（2）其他药物（氯磺丙脲、卡马西平、氯贝丁酯、噻嗪类利尿剂、吲哚美辛等）。

2. 肾性尿崩症　噻嗪类利尿剂以及保钾利尿剂。

释义

■ 中枢性尿崩症首选 ADH 类似物，对部分性中枢性尿崩症患者也可采用兴奋 AVP 分泌或提高肾集合管对 AVP 敏感性的药物。

■ 肾性尿崩症应用噻嗪类利尿剂，应结合限制钠盐摄入，监测血钾，必要时给予补钾治疗；应用氯磺丙脲，需注意可能发生低血糖。

（八）出院标准

1. 一般情况良好。

2. 没有需要住院处理的并发症和（或）合并症。

释义

■ 若有需要住院或转科处理的并发症和（或）合并症，或者需要手术干预，参见其他相关路径进行。如住院期间病因分析发现为肿瘤、炎症或感染等，需要进一步治疗病因。

（九）变异及原因分析

肿瘤、炎症、自身免疫性疾病和系统性疾病等导致的中枢性尿崩症患者不适用本路径。

释义

■ 变异是指入选临床路径的患者未能按路径流程完成医疗行为或未达到预期的医疗质量控制目标，包括以下情况：①按路径流程完成诊治，但出现非预期结果，可能需要后续进一步处理，如住院期间发现肿瘤、炎症、垂体功能低下或感染等，需要进一步治疗的；②按路径流程完成诊治，但因为医院检验项目的不及时性，不能按照要求完成检查；因为节假日不能按照要求完成检查；患者不愿配合完成相应检查，短期不愿按照要求出院随诊，超出了路径规定的时限或限定的费用；③患者出现路径要求外的情况，不能按路径流程完成诊治，患者需要中途退出路径；④医院与患者或家属发生医疗纠纷，患者要求离院或转院。对这些患者，主管医师均应进行变异原因的分析，并在临床路径的表单中予以说明。⑤肿瘤、炎症、自身免疫性系统性疾病是中枢性尿崩症的常见病因，当病因明确，需要进行对应的治疗，应结束该临床路径，进行对因治疗。

四、尿崩症临床路径给药方案

【用药选择】

1. 基础治疗和病因治疗

（1）引起尿崩症基础疾病的治疗，去除引起尿崩症的因素。

（2）避免溶质性利尿。

2. 一般中枢性尿崩症的治疗药物

（1）脱氨-8-右旋精氨酸血管加压素（DDAVP）。

（2）长效尿崩停（鞣酸加压素油剂）。

（3）粉剂尿崩停。

（4）尿崩灵（赖氨酸血管加压素粉剂）。

（5）垂体后叶素水剂。

（6）抗利尿素纸片。

（7）垂体后叶素喷雾剂。

3. 肾性尿崩症

（1）氢氯噻嗪（双氢克尿噻）。

（2）氯磺丙脲。

（3）氯贝丁酯。

（4）卡马西平（酰胺咪嗪，carbamazepine，tegratol）。

（5）吲达帕胺。

（6）前列腺素合成抑制剂，P2Y2 受体调节剂。

【药学提示】

1-脱氨-8-右旋精氨酸血管加压素（DDAVP）：DDAVP 为目前治疗尿崩症的首选药物，可由鼻黏膜吸入，每日 2 次，每次 10~20μg（儿童患者为每日 2 次，每次 5μg 或每日 1 次，每次 10~15μg），肌内注射制剂每毫升含 4μg，每日 1~2 次，每次 1~4μg（儿童患者每次 0.2~1μg）。20 世纪 90 年代开发出 DDAVP 的口服剂型，为第一个肽类激素口服剂型，剂量为每 8 小时 1 次，每次 0.1~0.4mg。由于其价格昂贵，部分患者也可睡前服用 1 次，以控制夜间排尿和饮水次数，得到足够的睡眠和休息。去氨加压素安全性较好，有人报道尿崩症孕妇服用去氨加压素仍是安全的，并不构成对婴儿的威胁。DDAVP 从鼻喷雾制剂转换为口服制剂的剂量比例约为 20 倍。

【注意事项】

1. 由于各人对 DDAVP 反应性不一样，剂量应个体化，从小剂量开始，定期监测血钠，每日计算液体出入量，以保持适当的出入量平衡，或调整 DDAVP 的用量。
2. 合并腺垂体功能低下的患者补充适量糖皮质激素和甲状腺激素，但激素替代治疗后，尿崩症有可能加重。
3. 纠正高钠血症的速度不超过 0.5mmol/h，预防高渗性脑病。
4. 预防脑水肿和低钠血症。
5. 注意治疗肾性尿崩症药物的毒副反应。

五、推荐表单

（一）医师表单

尿崩症临床路径医师表单

适用对象：第一诊断为中枢性尿崩症（ICD-10：E23.2）或肾性尿崩症（ICD-10：N25.1）

患者姓名：	性别：　　年龄：　　门诊号：	住院号：
住院日期：　　年　月　日	出院日期：　　年　月　日	标准住院日：10~14

时间	住院第 1 天	住院第 2~7 天
主要诊疗工作	□ 询问病史及体格检查 □ 完成病历书写 □ 完善辅助检查 □ 医师查房，初步确定治疗方案 □ 向患者及其家属告知病情及诊治方案，签署相关知情同意书 □ 完成首次病程记录等病历书写 □ 必要时上级医师查房，明确诊断，指导治疗 □ 完成医师查房记录 □ 必要时向患者及家属介绍病情变化及相关检查结果	□ 上级医师查房 □ 住院医师完成上级医师查房记录等病历书写 □ 完善入院检查项目 □ 禁水加压素试验 □ 根据影像学结果鉴别诊断肾性尿崩症或中枢性尿崩症 □ 进行必要的相关科室会诊
重点医嘱	**长期医嘱：** □ 内分泌疾病护理常规 □ 一/二/三级护理 □ 饮食 □ 记录出入量 **临时医嘱：** □ 血常规、尿常规（含尿比重）、便常规 □ 肝肾功能、血糖、电解质、血渗透压、尿渗透压 □ X 线胸片、心电图、腹部 B 超 □ 下丘脑鞍区 MRI 或 CT（平扫+增强） □ 相应的垂体前叶功能检查	**长期医嘱：** □ 内分泌疾病护理常规 □ 一/二/三级护理 □ 饮食 □ 患者既往基础用药 □ 记录出入量 □ 肾性尿崩症给予主动限水、氢氯噻嗪 □ 中枢性尿崩症给予醋酸去氨加压素或鞣酸加压素或其他治疗尿崩症的药物 □ 其他激素替代治疗 **临时医嘱：** □ 补充必要检查 □ 其他医嘱
病情变异记录	□ 无　□ 有，原因： 1. 2.	□ 无　□ 有，原因： 1. 2.
医师签名		

时间	住院第 8~12 天	住院第 13~14 天 （出院日）
主要诊疗工作	□ 三级医师查房，注意病情变化 □ 住院医师完成病历书写 □ 怀疑鞍区生殖细胞瘤取血及 CSF 查 β-hCG、AFP □ 中枢性尿崩症中的明确肿瘤患者需外科或放疗科会诊	□ 上级医师查房，明确是否出院. □ 完成出院记录、病案首页、出院证明书等 □ 向患者交代出院后的注意事项，如尿量异常减少时需立即就诊外科或放疗科，返院复诊的时间、地点，发生紧急情况时的处理等
重点医嘱	**长期医嘱：** □ 一/二/三级护理 □ 饮食 □ 肾性尿崩症：氢氯噻嗪、主动限水 □ 中枢性尿崩症给予抗尿崩症药物 □ 垂体前叶激素替代 □ 相关科室会诊 **临时医嘱：** □ 复查异常化验 □ 依据病情需要下达	**出院医嘱：** □ 出院带药 □ 定期门诊随访 □ 监测血常规、肝肾功能、垂体激素监测
病情变异记录	□ 无 □ 有，原因： 1. 2.	□ 无 □ 有，原因： 1. 2.
医师签名		

（二）护士表单

尿崩症临床路径护士表单

适用对象：第一诊断为中枢性尿崩症（ICD-10：E23.2）或肾性尿崩症（ICD-10：N25.1）

患者姓名：	性别：　　年龄：　　门诊号：	住院号：	
住院日期：　　年　月　日	**出院日期：**　　年　月　日	**标准住院日：10~14**	

时间	住院第1天	住院第2~7天
主要护理工作	□ 介绍病房环境、设施和设备 □ 入院护理评估	□ 宣教（内分泌病知识） □ 观察病情变化 □ 按时评估病情，相应护理到位
重点医嘱	**长期医嘱：** □ 内分泌疾病护理常规 □ 一/二/三级护理 □ 饮食 □ 记录出入量 **临时医嘱：** □ 血常规、尿常规（含尿比重）、便常规 □ 肝肾功能、血糖、电解质、血渗透压、尿渗透压 □ X线胸片、心电图、腹部B超 □ 下丘脑鞍区MRI或CT（平扫+增强） □ 相应的垂体前叶功能检查	**长期医嘱：** □ 内分泌疾病护理常规 □ 一/二/三级护理 □ 饮食 □ 患者既往基础用药 □ 记录出入量 □ 肾性尿崩症给予主动限水、氢氯噻嗪 □ 中枢性尿崩症给予醋酸去氨加压素或鞣酸加压素或其他治疗尿崩症的药物 □ 其他激素替代治疗 **临时医嘱：** □ 补充必要检查 □ 其他医嘱
病情变异记录	□ 无　□ 有，原因： 1. 2.	□ 无　□ 有，原因： 1. 2.
护士签名		

时间	住院第 8~12 天	住院第 13~14 天 （出院日）
主要护理工作	□ 观察患者病情变化 □ 心理与生活护理 □ 指导患者生活护理	□ 出院带药服用指导 □ 特殊护理指导 □ 交代常见的药物不良反应，嘱其定期门诊复诊
重点医嘱	**长期医嘱：** □ 一/二/三级护理 □ 饮食 □ 肾性尿崩症：氢氯噻嗪、主动限水 □ 中枢性尿崩症给予抗尿崩症药物 □ 垂体前叶激素替代 □ 相关科室会诊 **临时医嘱：** □ 复查异常化验 □ 依据病情需要下达	**出院医嘱：** □ 出院带药 □ 定期门诊随访 □ 监测血常规、肝肾功能、垂体激素监测
病情变异记录	□ 无 □ 有，原因： 1. 2.	□ 无 □ 有，原因： 1. 2.
护士签名		

（三）患者表单

尿崩症临床路径患者表单

适用对象：第一诊断为中枢性尿崩症（ICD-10：E23.2）或肾性尿崩症（ICD-10：N25.1）

患者姓名：	性别： 年龄： 门诊号：	住院号：
住院日期： 年 月 日	**出院日期：** 年 月 日	**标准住院日：10~14**

时间	住院第1天	住院第2~7天	住院第8~12天	住院第13~14天（出院日）
患者配合	□ 熟悉病房环境、设施和设备 □ 配合检查	□ 配合检查 □ 记录出入量 □ 主动限水	□ 配合治疗，掌握用药时间、方法，了解病情	□ 掌握药物服用方法及副作用，了解出院注意事项、随访时间及内容
重点诊疗及检查	□ 血常规、尿常规（含尿比重）、便常规 □ 肝肾功能、血糖、电解质、血渗透压、尿渗透压 □ X线胸片、心电图、腹部B超 □ 下丘脑鞍区MRI或CT（平扫+增强） □ 相应的垂体前叶功能检查	□ 补充必要检查	□ 肾性尿崩症：氢氯噻嗪，限水 □ 中枢性尿崩症给予抗尿崩症药物 □ 垂体前叶激素替代 □ 相关科室会诊 □ 复查异常化验	□ 出院带药服务指导 □ 特殊护理指导 □ 交代常见的药物不良反应，嘱其定期门诊复诊 □ 叮嘱患者尿量异常减少时需立即就诊外科或放疗科，返院复诊的时间、地点，发生紧急情况时的处理等

附：原表单（2011年版）

尿崩症临床路径表单

适用对象：第一诊断为中枢性尿崩症（ICD-10：E23.2）或肾性尿崩症（ICD-10：N25.1）

患者姓名：	性别：　　年龄：　　门诊号：	住院号：
住院日期：　　年　月　日	出院日期：　　年　月　日	标准住院日：10~14

时间	住院第1天	住院第2~7天
主要诊疗工作	□ 询问病史及体格检查 □ 完成病历书写 □ 完善辅助检查 □ 医师查房，初步确定治疗方案 □ 向患者及其家属告知病情及诊治方案，签署相关知情同意书 □ 完成首次病程记录等病历书写 □ 必要时上级医师查房，明确诊断，指导治疗 □ 完成医师查房记录 □ 必要时向患者及家属介绍病情变化及相关检查结果	□ 上级医师查房 □ 住院医师完成上级医师查房记录等病历书写 □ 完善入院检查项目 □ 禁水加压素试验 □ 根据影像学结果鉴别诊断肾性尿崩症或中枢性尿崩症 □ 进行必要的相关科室会诊
重点医嘱	**长期医嘱：** □ 内分泌疾病护理常规 □ 一/二/三级护理 □ 饮食 □ 记录出入量 **临时医嘱：** □ 血常规、尿常规（含尿比重）、大便常规 □ 肝肾功能、血糖、电解质、血渗透压、尿渗透压 □ X线胸片、心电图、腹部B超 □ 下丘脑鞍区MRI或CT（平扫+增强） □ 相应的垂体前叶功能检查	**长期医嘱：** □ 内分泌疾病护理常规 □ 一/二/三级护理 □ 饮食 □ 患者既往基础用药 □ 记录出入量 □ 肾性尿崩症给予主动限水，氢氯噻嗪 □ 中枢性尿崩症给予醋酸去氨加压素或鞣酸加压素或其他治疗尿崩症的药物 □ 其他激素替代治疗 **临时医嘱：** □ 补充必要检查 □ 其他医嘱
主要护理工作	□ 介绍病房环境、设施和设备 □ 入院护理评估	□ 宣教（内分泌病知识） □ 观察病情变化 □ 按时评估病情，相应护理到位
病情变异记录	□ 无　□ 有，原因： 1. 2.	□ 无　□ 有，原因： 1. 2.
护士签名		
医师签名		

时间	住院第 8～12 天	住院第 13～14 天 （出院日）
主要诊疗工作	□ 三级医师查房，注意病情变化 □ 住院医师完成病历书写 □ 怀疑鞍区生殖细胞瘤取血及 CSF 查 β-HCG、AFP □ 中枢性尿崩症中的明确肿瘤患者需外科或放疗科会诊	□ 上级医师查房，明确是否出院. □ 完成出院记录、病案首页、出院证明书等 □ 向患者交代出院后的注意事项，如：尿量异常减少时需立即就诊，外科或放疗科就诊，返院复诊的时间、地点，发生紧急情况时的处理等
重点医嘱	**长期医嘱：** □ 一/二/三级护理 □ 饮食 □ 肾性尿崩症：氢氯噻嗪，主动限水 □ 中枢性尿崩症给予抗尿崩症药物 □ 垂体前叶激素替代 □ 相关科室会诊 **临时医嘱：** □ 复查异常化验 □ 依据病情需要下达	**出院医嘱：** □ 出院带药 □ 定期门诊随访 □ 监测血常规、肝肾功能、垂体激素监测
主要护理工作	□ 观察患者病情变化 □ 心理与生活护理 □ 指导患者生活护理	□ 出院带药服用指导 □ 特殊护理指导 □ 交代常见的药物不良反应，嘱其定期门诊复诊
病情变异记录	□ 无 □ 有，原因： 1. 2.	□ 无 □ 有，原因： 1. 2.
护士签名		
医师签名		

第十六章

库欣综合征临床路径释义

一、库欣综合征编码

疾病名称及编码：库欣综合征（ICD-10：E24）

二、临床路径检索方法

E24

三、库欣综合征临床路径标准住院流程

（一）适用对象

第一诊断为库欣综合征（ICD-10：E24），入院行定性、定位诊断。

释义

■ 库欣综合征分为内源性和外源性库欣综合征，外源性库欣综合征主要因摄入糖皮质激素所致。本路径适用对象为内源性库欣综合征，该病每年新发病例数为 $2/10^6 \sim 6/10^6$。

■ 库欣综合征临床表现多样，病因复杂，容易合并感染，也可能是多发内分泌腺瘤（MEN）的表现之一，可能需要进入其他路径。其次库欣综合征有多种病因，确定病因的检查也较多，不同病因其治疗方法不同，治疗时需要综合征考虑进入相应的临床路径。

（二）诊断依据

根据《临床治疗指南·内分泌及代谢性疾病分册》（中华医学会，人民卫生出版社，2009年），《临床技术操作规范·内分泌及代谢性疾病分册》（中华医学会，人民军医出版社，2009年）。

1. 定性诊断

（1）临床表现：向心性肥胖、满月脸、皮肤紫纹、水牛背、高血压等。

（2）血尿皮质醇水平增高和（或）昼夜节律消失。

（3）小剂量地塞米松抑制试验不能抑制。

2. 病因诊断或定位诊断　如影像学提示垂体腺瘤、肾上腺病变或异位神经内分泌肿瘤病灶。特殊病例需采取双侧岩下窦静脉缺血以协助病因诊断。

释义

■ 库欣综合征临床表现多样，根据病情程度的不同，患者可表现为仅有轻度的亚临床库欣症状，直至具有各项典型表现的重度库欣综合征。因此临床表现并不能作为诊断的主要依据。

■ 库欣综合征的各项定性检查均有其敏感性和特异性，没有单一检查的敏感性和特异性能达到100%，小剂量地塞米松抑制试验的敏感性和特异性均较高，目前指南推荐小剂量地塞米松抑制试验后血皮质醇抑制到小于50nmol/L（1.8μg/dl）后可排除库欣综合征。因此确定患者有无库欣综合征要综合各项指标来判断。

■ 小剂量地塞米松抑制试验的试验方法为：①经典法：口服地塞米松0.5mg，q6h，连续2天，服药前和服药第2天分别留24小时尿游离皮质醇（UFC）或尿17羟类固醇（17-OHCS），也可服药前后测定血清皮质醇进行比较。对于体重< 40kg的儿童，地塞米松的剂量调整为30μg/（kg·d），分次给药。②过夜法：午夜11~12点口服地塞米松1 mg，次日晨8点采集服药后血皮质醇标本。

（三）选择治疗方案的依据

根据《临床治疗指南·内分泌及代谢性疾病分册》（中华医学会，人民卫生出版社，2009年），《临床技术操作规范·内分泌及代谢性疾病分册》（中华医学会，人民军医出版社，2009年）。

1. 经蝶垂体瘤手术　适用于临床诊断库欣病的患者。
2. 肾上腺占位切除手术　适用于临床诊断肾上腺病变包括腺瘤、腺癌、结节性增生的患者。
3. 异位ACTH综合征原发病灶手术　适用于临床诊断异位ACTH综合征、且有疑诊病灶的患者。
4. 肾上腺全切术或大部分切除术　适用于临床诊断ACTH依赖性库欣综合征且无法明确病因的患者，切除肾上腺可缓解患者的临床症状，为继续随诊寻找病灶争取宝贵时间。

释义

■ 不同病因的库欣综合征首选治疗均为手术治疗，但根据病因、手术的部位和手术方式的不同，要根据患者的具体情况进行选择。如经蝶垂体探查术适用于临床诊断库欣病的患者；而肾上腺手术适用于临床诊断肾上腺病变包括腺瘤、腺癌、结节性增生的患者；异位ACTH综合征原发病灶的手术适用于临床诊断异位ACTH综合征，且有明确疑诊病灶的患者。

■ 对于短期内不能明确病灶且病情较重的患者，可采取双侧肾上腺切除术来缓解高皮质醇血症以改善患者的生活质量，并为继续随诊寻找病灶争取宝贵时间。

■ 对于不能耐受手术或者术后复发的患者，可以采取病灶局部放射治疗，或者采用抑制肾上腺皮质激素合成的药物进行辅助治疗。

■ 对于异位ACTH综合征或者肾上腺皮质癌有远处转移的患者，除了上述治疗外，可能需要进行全身化疗。

（四）标准住院日≤20天

标准住院日为≤20天。

释义

■ 库欣综合征患者入院后，在内分泌科进行检查明确定性诊断或者定位诊断的时间约为 20 天，但若患者存在特殊情况如女性患者月经来潮，导致血、尿生化检查无法进行，则住院时间适当延长 1 周左右。

■ 若患者病情疑难，定位诊断存在困难，需要进行特殊检查如岩下窦静脉插管取血、奥曲肽扫描、PET 扫描等检查，住院时间适当延长 1~2 周。

■ 若患者合并有严重并发症如重度感染、精神异常、严重肝功能损害或者库欣综合征仅是多发内分泌腺瘤（MEN）多个病变之一，则需进入其他相应的临床路径进行检查和治疗。

（五）进入路径标准

1. 第一诊断必须符合 ICD-10：E24 库欣综合征疾病编码。
2. 当患者同时具有其他疾病诊断，但在住院期间不需要特殊处理也不影响第一诊断的临床路径流程实施时，可以进入路径。

释义

■ 因外源性应用糖皮质激素是最常见引起患者出现库欣综合征临床表现的最常见原因，有时用药途径比较隐匿，如服用中药、外用含糖皮质激素的软膏等，因此在进入该路径之前，要仔细询问患者有无糖皮质激素的用药史。

■ 库欣综合征临床表现多样，有时会合并较严重的合并症，尤其是重度感染、重症胰腺炎、严重骨质疏松，此时这些合并症如重度感染可能会威胁患者的生命或严重影响患者的生活质量，应优先考虑治疗严重合并症，此时可进入其他相应的临床路径诊治，暂不宜进入该路径，待患者情况稳定后再进入该路径。但此时住院时间与住院费用都会大幅度增加。

（六）住院期间定性检查和定位检查≤20 天

1. 必需的检查项目
（1）血常规、尿常规、便常规。
（2）肝肾功能、电解质、血脂、凝血功能、肿瘤标志物。
（3）血皮质醇昼夜节律测定、24 小时尿游离皮质醇测定、过夜地塞米松抑制试验或经典小剂量地塞米松抑制试验。
（4）X 线胸片、心电图、腹部超声、超声心动图。
2. 定位检查
（1）血 ACTH、大剂量地塞米松抑制试验。
（2）鞍区 MRI（平扫+动态增强）、双肾上腺 CT（平扫+增强+三维重建）、胸部或其他部位 CT 检查（必要时）。
3. 若病因仍不明确，根据病情可选择
（1）双侧岩下窦静脉取血、奥曲肽扫描、PET 扫描（必要时）。
（2）除外 MEN 的检查：甲状旁腺激素（PTH）、降钙素、胃泌素及垂体其他相关激素的检查。

4. 根据患者病情可选择的检查项目

（1）血气分析、肺功能。

（2）垂体-肾上腺轴其他激素的术前评估：生长激素、甲状腺功能、性激素、醛固酮、肾素、儿茶酚胺类激素（必要时）。

（3）库欣综合征合并症的检查：泌尿系 BUS、骨密度检查、糖耐量检查及胰岛素释放试验等。

释义

■ 必查项目不仅用于评价患者的一般状况，而且对库欣综合征的定性诊断进行了评价，如果必查项目中确定患者存在库欣综合征，则可以进行下一步的定位检查。

■ 血皮质醇昼夜节律测定、24 小时 UFC 测定、过夜地塞米松抑制试验为筛查试验。24 小时 UFC 不受皮质醇结合蛋白水平影响，比血浆总皮质醇更好地反映皮质醇过量产生的情况，推荐至少 2 次 24 小时 UFC 检测以提高测定结果的可信度，留尿期间不要过多饮水、避免使用任何含糖皮质激素类的药物。

■ 定位检查除了血 ACTH 测定和大剂量地塞米松抑制试验外，以影像学检查为主。但需要注意垂体微腺瘤是库欣病的最常见病变类型，垂体 MRI 平扫对于垂体微腺瘤的诊断价值低，有条件时应进行垂体增强 MRI 检查，尤其是垂体动态增强 MRI 才能提高诊断的准确性。正常人群中 MRI 检查出垂体瘤的比例是 10%，判断结果时应注意。而肾上腺影像学检查建议以 CT 作为首选，有条件的医院要进行肾上腺 CT 薄层扫描+三维重建，能够更清晰地显示肾上腺病变的形态以及与周围组织之间的关系。

■ 当通过初步检查病因仍不明确时，需要对库欣病和隐性异位 ACTH 综合征进行鉴别，而双侧岩下窦静脉取血是鉴别的金指标，需要强调的是该检查操作有难度并具有一定的风险，建议在综合医院由经验丰富的放射科医生进行。而全身奥曲肽扫描作为一项无创性的检查对诊断异位 ACTH 综合征有一定的价值，但诊断敏感性不足 50%，奥曲肽扫描结果阴性并不能除外异位 ACTH 综合征。

■ 库欣综合征是一种影响多系统的疾病，因此应该积极进行其全身合并症的检查，可协助进行患者的术前评价，更好地进行术前准备，对于患者术后随访也有帮助。

（七）选择用药

继续使用患者既往基础用药，并根据患者的个体情况予以降压、控制血糖、补钾、控制感染、营养支持等治疗。

释义

■ 此处的治疗指库欣综合征合并症的治疗如纠正低血钾、血糖和血压的控制，其目的是改善患者的一般状况，为患者即将接受的手术治疗做准备。

■ 库欣综合征患者易合并感染，尤其是肺部感染，与一般肺部感染患者不同，因高皮质醇血症的存在使患者的肺部感染不易控制且进展较快，故抗生素的使用一定要积极、有效，并警惕患者可能同时合并真菌、结核、隐球菌和卡氏肺孢子菌（PCP）等机会性感染。

（八）出院（转科）标准

1. 症状减轻、好转。
2. 满足手术条件。
3. 没有需要住院处理的并发症和（或）合并症。

释义

■ 症状减轻、好转指库欣综合征所带来的合并症如高血压、高血糖、低血钾、感染等症状经过对症治疗后缓解，而库欣综合征的大多数症状需要待手术治疗后才能缓解。

■ 可以进行手术的标准包括术前检查完善，定性定位诊断明确，血压、血糖、血钾控制平稳，没有活动期的感染。但对于重症患者，如不及时进行手术可能会危及患者生命时，经过简单病情控制后也应尽快进行手术治疗以缓解高皮质醇血症。通常这种情况下患者无法出院，而应积极联系外科尽快进行下一步治疗。即使因为患者的主观原因主动要求出院，也应取得患者的知情，建议其尽快进行下一步的治疗，以免贻误并加重病情，此时主管医师要在表单中注明。

（九）变异及原因分析

1. 有影响本病治疗效果的合并症，需要进行相关的诊断和治疗，导致住院时间延长、住院费用增加。
2. 不能耐受手术的患者，可能需要病灶的放疗和（或）化疗，导致住院时间延长、住院费用增加。
3. 若出现化验结果和临床情况不符合时需重复检查，导致住院时间延长、住院费用增加。
4. 若合并 MEN，则根据受累腺体的情况决定手术治疗的先后顺序，导致住院时间延长、住院费用增加。

释义

■ 变异是指入选临床路径的患者未能按路径流程完成医疗行为或未达到预期的治疗控制目标。对于库欣综合征患者而言，可能有以下几个原因：①按照临床路径进行检查和治疗，但合并症较严重，超出了该临床路径，需要进入合并症相应的临床路径进行诊治，此时必定会超出该临床路径规定的时限和费用；②按照临床路径进行诊治，但患者的病情较严重，需要尽快进行双侧肾上腺切除术以缓解高皮质醇血症，或者因为患者的本人意愿不愿继续进行临床路径检查，需要中途退出临床路径；③在进行临床路径检查过程中，结果回报为模棱两可或者因为患者主观原因无法在规定的时间内完成相关检查，无法准确判断病因，此时往往需要重复检查，导致住院时间超过标准住院日，而费用也相应增加。对这些患者，主管医师均应进行变异原因的分析，并在临床路径的表单中予以说明。

■ 库欣综合征患者可能会合并严重肺部感染、重症胰腺炎、严重骨质疏松、精神异常直至精神分裂症等，若存在这些严重合并症则需要对合并症进行相应的治疗。与非库欣综合征患者相比，治疗合并症的费用和所需要的时间均明显延长，会导致患者住院时间和费用超过临床路径的规定。

■ 部分患者因为身体情况或病情无法进行手术治疗，部分患者原发病变为恶性病变，已经出现远处转移，只能选择放疗或者全身化疗，可能会导致住院时间延长。

■ 少数库欣综合征患者合并存在 MEN，且多为 MEN Ⅰ 型，除了库欣综合征以外，患者还可能表现为原发性甲状旁腺功能亢进症、胰腺神经内分泌肿瘤、垂体肿瘤等，此时进行的检查需涵盖多个内分泌腺体，而治疗的选择又根据各个累及的腺体病情的轻重不同而先后次序不同，故此处变异较大，应在临床表单中注明。

■ 医师认可的变异原因主要指患者入选路径后，医师在检查及治疗过程中发现患者合并存在一些事前无法预知的对本路径治疗可能产生影响的情况，需要中止执行路径或者是延长治疗时间、增加治疗费用。医师需要在表单中明确说明。

四、库欣综合征临床路径给药方案

【用药选择】

1. 作用于肾上腺皮质的类固醇激素合成抑制剂：酮康唑、氨鲁米特、美替拉酮（甲吡酮）、依托咪酯、米托坦等。
2. 作用于外周靶器官糖皮质激素受体的拮抗剂：米非司酮，通过阻断皮质醇的外周作用缓解高皮质醇血症的临床表现。
3. 特异性作用于垂体腺瘤抑制 ACTH 分泌：生长抑素类似物、多巴胺受体激动剂、PPARγ 激动剂、赛庚啶和丙戊酸钠。

【药学提示】

1. 类固醇激素合成抑制剂可抑制皮质醇合成，但对肿瘤无抑制作用，也不能恢复 HPA 轴的正常功能。其中美替拉酮和酮康唑的疗效和耐受性较好，故较常用。米托坦不仅有抑制类固醇激素的合成作用，还有特异的促肾上腺皮质细胞凋亡的作用，能长期有效控制大多数库欣综合征患者的症状，但起效慢。
2. 糖皮质激素受体拮抗剂-米非司酮（RU486）有拮抗糖皮质激素受体的作用，适用于无法手术或放疗的患者以缓解库欣综合征的症状，剂量为 5~22mg/（kg · d）。
3. 特异性作用于垂体腺瘤抑制 ACTH 分泌的药物主要用于治疗库欣病，不同的药物作用机制不同，目前以生长抑素类似物最为常用。在人工合成的生长抑素类似物中，奥曲肽主要与生长抑素受体 2（sstr2）结合，故对库欣病治疗作用有限。帕瑞肽（pasireotide）不仅能与多种生长抑素受体亚型结合（sstr1、sstr2、sstr3 和 sstr5），其在 sstr1、sstr3 和 sstr5 的功能活性（基于 EC50 值）分别是奥曲肽的 30、11 和 158 倍。此外，由于垂体 ACTH 腺瘤表面也可以表达丰富的多巴胺受体 2（D_2），对库欣病患者应用溴隐亭或者卡麦角林也可使 ACTH 水平下降。而 PPARγ 激动剂、赛庚啶、丙戊酸钠对于治疗库欣病患者的疗效尚有争议。

【注意事项】

1. 酮康唑可轻度短暂升高肝酶及可致男性性功能减退，美替拉酮可致女性多毛，故男性可选用美替拉酮，女性宜选用酮康唑。
2. 米托坦有消化系统和神经系统的不良反应，需严密监测药物浓度。
3. 长期应用米非司酮可导致血 ACTH 水平升高，合并糖代谢异常的患者应用米非司酮后血糖可得到明显改善，但可能会加重高血压和低钾血症。
4. 生长抑素类似物治疗过程中最常见的不良反应为胃肠道反应，如腹泻、恶心等，30%患者出现胆囊结石。此外，也有患者用药后出现糖耐量异常甚至糖尿病。

五、推荐表单

（一）医师表单

库欣综合征临床路径医师表单

适用对象：第一诊断为库欣综合征（ICD-10：E24）拟明确定性、定位诊断

患者姓名：	性别：　年龄：　门诊号：	住院号：
住院日期：　年　月　日	出院日期：　年　月　日	标准住院日：≤20

时间	住院第1天	住院第2~19天	住院第20天
主要诊疗工作	□ 询问病史及体格检查 □ 完成病历书写 □ 完善检查 □ 上级医师查房	□ 上级医师查房 □ 完成定性、功能、病因及定位诊断的各项检查 □ 完成相关并发症的检查 □ 根据检查结果分析，确定诊断 □ 若病因仍不明确： □ 行岩下静脉取血测定ACTH、奥曲肽扫描、骨密度测定、PET扫描（必要时） □ 行除外MEN的检查：PTH、降钙素、胃泌素及垂体其他相关激素等的检查（必要时） □ 垂体-肾上腺轴其他激素的术前评估（必要时） □ 完成相关科室会诊 □ 完成病程记录、上级医师查房记录等病历书写	□ 准备转科行手术 □ 向患者及家属交代病情 □ 根据疾病性质及病灶部位决定转科 □ 若病因仍不明确考虑转泌尿外科手术切除肾上腺缓解病情，为患者争取时间继续寻找病灶 □ 术后复查垂体-肾上腺轴激素水平 □ 若有肾上腺皮质功能减退予糖皮质激素替代治疗 □ 出院后嘱患者定期复查
重点医嘱	**长期医嘱：** □ 内分泌科护理常规 □ 二级护理 □ 饮食 **临时医嘱：** □ 血常规、尿常规、大便常规 □ 肝肾功能、电解质、糖耐量检查及胰岛素释放试验、血脂、凝血功能、肿瘤标志物 □ X线胸片、心电图、腹部超声、超声心动图 □ 血气分析、肺功能（视情况而定）	**长期医嘱：** □ 患者既往基础用药 □ 并根据患者的个体情况予以降压、控制血糖、补钾、治疗骨质疏松、控制感染、营养支持等治疗 **临时医嘱：** □ 血皮质醇节律测定、24小时尿游离皮质醇测定等（视情况而定）、小剂量地塞米松抑制试验 □ 血ACTH测定、大剂量地塞米松抑制试验 □ 鞍区动态增强MRI、双肾上腺CT、胸部或其他部位CT（必要时） □ 相关并发症的检查：如骨密度、糖耐量试验、泌尿系BUS等 □ 若病因仍不明确则行双侧岩下窦静脉取血、奥曲肽扫描、PET扫描等相关检查 □ 除外MEN的相关检查，如PTH、胃泌素、降钙素、胰高血糖素、垂体激素（性腺激素、PRL、甲功、GH和IGF1）、醛固酮/肾素、儿茶酚胺 □ 甲状腺BUS □ 如有MEN提示：进一步行胰腺灌注CT、MIBI扫描等	**长期医嘱：** □ 继续患者的基础用药 **临时医嘱：** □ 等待转科手术 □ 若患者情况不能耐受手术或本人不愿接受手术，进行放疗或者药物治疗 □ 安排患者出院，并嘱患者定期内分泌复查

续　表

时间	住院第 1 天	住院第 2~19 天	住院第 20 天
病情变异记录	□ 无　□ 有，原因： 1. 2.	□ 无　□ 有，原因： 1. 2.	□ 无　□ 有，原因： 1. 2.
医师签名			

（二）护士表单

库欣综合征临床路径护士表单

适用对象：第一诊断为库欣综合征（ICD-10：E24）拟明确定性、定位诊断

患者姓名：	性别：　　年龄：　　门诊号：	住院号：
住院日期：　　年　月　日	出院日期：　　年　月　日	标准住院日：≤20

时间	住院第1天	住院第2~19天	住院第20天
健康宣教	□ 入院宣教： □ 介绍主管医师、护士 □ 介绍环境、设施 □ 介绍住院注意事项 □ 介绍探视和陪伴制度 □ 介绍贵重物品制度 □ 入院护理评估（营养状况、心理状态） □ 病史询问，相应查体 □ 提醒患者防跌倒 □ 病情不能自理时安排陪护	□ 药物宣教 □ 主管护士与患者沟通，消除患者紧张情绪，告知检查后可能出现的情况及应对方式 □ 内分泌功能试验如地塞米松抑制试验宣教及检查中注意事项 □ 留取24小时尿游离皮质醇的注意事项 □ 宣教特殊检查如双侧岩下窦静脉取血的注意事项，引导患者在检查中配合，检查后可能出现的问题和应对措施	□ 出院或转科当日宣教 □ 告知出院或转科后用药、血压、血糖的监测 □ 给予患者家属心理支持； □ 对出院患者嘱出院后定期内分泌随诊
护理处置	□ 核对患者，佩戴腕带 □ 建立入院护理病历 □ 协助患者留取各种标本 □ 测量体重、身高、血压	□ 协助医师完成医嘱安排检查 □ 如有检查提前一天通知患者，进行检查前准备如禁食禁水	□ 办理出院手续 □ 书写出院小结
基础护理	□ 内分泌科护理常规 □ 二级护理（若患者存在合并症则根据程度选择相应的护理级别） □ 患者既往基础用药 □ 晨晚间护理 □ 出入量管理 □ 患者安全管理	□ 二级护理，如果进行双侧岩下窦静脉取血改为一级护理 □ 晨晚间护理 □ 出入量管理 □ 继续患者安全管理 □ 继续患者基础用药 □ 根据医嘱监测血糖和血压	□ 二级护理 □ 继续患者安全管理 □ 继续患者基础用药
专科护理	□ 护理查体 □ 病情观察：出入量、血糖、血压的观察 □ 需要时，填写跌倒及压疮防范表 □ 如行动不能自理、情绪异常或者跌倒高风险需要请家属陪伴 □ 确定饮食种类 □ 心理护理	□ 继续病情观察：出入量、血糖、血压的观察 □ 遵医嘱完成相关检查 □ 内分泌专科特殊检查地塞米松抑制试验的操作指导，尤其是24小时尿的收集 □ 防范在留尿过程中应用糖皮质激素 □ 双侧岩下窦静脉取血日的一级护理及插管处局部皮肤护理，指导患者卧床 □ 心理护理	□ 继续病情观察：出入量、血糖、血压的观察 □ 指导转科或者出院 □ 如转科指导患者出院后也应至内分泌门诊随诊 □ 心理护理

续 表

时间	住院第 1 天	住院第 2~19 天	住院第 20 天
重点医嘱	□ 详见医嘱单	□ 详见医嘱单	□ 详见医嘱单
病情变异记录	□ 无 □ 有，原因： 1. 2.	□ 无 □ 有，原因： 1. 2.	□ 无 □ 有，原因： 1. 2.
护士签名			

（三）患者表单

库欣综合征临床路径患者表单

适用对象：第一诊断为库欣综合征（ICD-10：E24）拟明确定性、定位诊断

患者姓名：	性别：　年龄：　门诊号：	住院号：
住院日期：　年　月　日	**出院日期：**　年　月　日	**标准住院日：≤20**

时间	住院第1天	住院第2~19天	住院第20天
医患配合	□ 接受病史询问 □ 配合询问病史、收集资料，请务必详细告知既往史、用药史、过敏史 □ 配合进行体格检查 □ 有任何不适请告知医师	□ 配合完善入院后相关检查、化验，如采血、留尿、心电图、影像学检查 □ 医师与患者及家属介绍病情及特殊检查前的谈话、签字 □ 继续基础用药 □ 如果存在库欣综合征的并发症给予相应药物治疗	□ 配合转科或者出院 □ 配合出院后随诊 □ 获取出院诊断书
护患配合	□ 接受入院宣教（环境介绍、病室规定、订餐制度、贵重物品保管等） □ 接受入院护理评估 □ 配合测量体温、脉搏、呼吸、血压、体重和身高 □ 配合执行探视和陪伴制度 □ 有任何不适请告知护士	□ 配合进行采集血样、尿样进行疾病的相关检查； □ 配合地塞米松抑制试验的留尿和血标本 □ 配合测量体温、脉搏、呼吸、血压、血糖、询问大便等 □ 接受输液、服药等治疗 □ 接受进食、进水、排便等生活护理 □ 配合活动，预防皮肤压力伤 □ 注意活动安全，避免坠床或跌倒 □ 配合执行探视及陪伴 □ 接受双侧岩下窦静脉取血检查前宣教	□ 接受出院宣教 □ 办理出院手续 □ 取出院带药 □ 知道服药方法、作用、注意事项 □ 知道复印病历程序
饮食	□ 遵医嘱饮食	□ 遵医嘱饮食 □ 如有特殊检查对饮食有要求，配合护士通知提前禁饮食	□ 遵医嘱饮食
排泄	□ 正常排尿便	□ 正常排尿、便	□ 正常排尿、便
活动	□ 正常活动	□ 正常活动	□ 正常活动

附：原表单（2009 年版）

库欣综合征临床路径表单

适用对象：第一诊断为库欣综合征（ICD-10：E24）拟明确定性、定位诊断

患者姓名：	性别：　年龄：　门诊号：	住院号：	
住院日期：　年　月　日	**出院日期：**　年　月　日	**标准住院日：≤20**	

时间	住院第 1 天	住院第 2~19 天	住院第 20 天
主要诊疗工作	□ 询问病史及体格检查 □ 完成病历书写 □ 完善检查 □ 上级医师查房	□ 上级医师查房 □ 完成定性、功能、病因及定位诊断的各项检查 □ 完成相关并发症的检查 □ 根据检查结果分析，确定诊断 □ 若病因仍不明确： □ 行岩下静脉取血测定 ACTH、奥曲肽扫描、骨密度测定、PET 扫描（必要时） □ 行除外 MEN 的检查：PTH、降钙素、胃泌素及垂体其他相关激素等的检查（必要时） □ 垂体-肾上腺轴其他激素的术前评估（必要时） □ 完成相关科室会诊 □ 完成病程记录、上级医师查房记录等病历书写	□ 准备转科行手术 □ 向患者及家属交代病情 □ 根据疾病性质及病灶部位决定转科 □ 若病因仍不明确考虑转泌尿外科手术切除肾上腺缓解病情，为患者争取时间继续寻找病灶 □ 术后复查垂体-肾上腺轴激素水平 □ 若有肾上腺皮质功能减退予糖皮质激素替代治疗 □ 出院后嘱患者定期复查
重点医嘱	**长期医嘱：** □ 内分泌科护理常规 □ 二级护理 □ 饮食 **临时医嘱：** □ 血常规、尿常规、大便常规 □ 肝肾功能、电解质、糖耐量检查及胰岛素释放试验、血脂、凝血功能、肿瘤标志物 □ 胸片、心电图、腹部超声、超声心动图，垂体、肾上腺 CT 或 MRI □ 血气分析、肺功能（视情况而定）	**长期医嘱：** □ 患者既往基础用药 □ 并根据患者的个体情况予以降压、控制血糖、补钾、控制感染、营养支持等治疗 **临时医嘱：** □ 血 ACTH 测定、地塞米松抑制试验、皮质醇节律测定、尿游离皮质醇测定等（视情况而定） □ 鞍区 MRI、双肾上腺 CT、胸部或其他部位 CT（必要时） □ 相关并发症的检查（必要时） □ 若病因仍不明确则行相关检查	**长期医嘱：** □ 继续患者的基础用药 **临时医嘱：** □ 转科手术 □ 若有肾上腺皮质功能低减，进行激素替代治疗，逐渐减量。 □ 安排患者出院，并嘱咐患者定期复查

续　表

时间	住院第 1 天	住院第 2~19 天	住院第 20 天
主要护理工作	□ 介绍病房环境、设施和设备 □ 入院护理评估	□ 宣教、指导患者控制饮食、预防跌倒、感染等意外	□ 观察患者病情变化
病情变异记录	□ 无　□ 有，原因： 1. 2.	□ 无　□ 有，原因： 1. 2.	□ 无　□ 有，原因： 1. 2.
护士签名			
医师签名			

第十七章

原发性醛固酮增多症临床路径释义

一、原发性醛固酮增多症编码

1. 卫计委原编码

疾病名称及编码：肾上腺肿物（ICD-10，E27.8）、低钾血症（E87.601）或高血压（E10 和 E15.9）

2. 修改编码

疾病名称及编码：原发性醛固酮增多症（ICD-10：E26.0）

二、临床路径检索方法

E26.0

三、原发性醛固酮增多症临床路径标准住院流程

（一）适用对象

第一诊断肾上腺肿物（ICD-10：E27.8）、低钾血症（E87.601）或高血压（E10 和 E15.9），为明确病因和决定治疗方案。

释义

■ 原发性醛固酮增多症（primary aldosteronism，PA）简称原醛症，是指肾上腺皮质分泌过多醛固酮，导致潴钠排钾、血容量增加，肾素-血管紧张素系统的活性受抑制，临床表现为高血压和（或）低血钾的综合征。

（二）诊断依据

根据《原发性醛固酮增多症诊断治疗的专家共识》（中华医学会内分泌学分会肾上腺学组，中华内分泌代谢杂志，2016），《临床治疗指南・内分泌及代谢性疾病分册》（中华医学会，人民卫生出版社），《临床技术操作规范・内分泌及代谢性疾病分册》（中华医学会，人民军医出版社）。

1. 筛查对象

（1）持续性 BP>160/100mmHg、难治性高血压（联合使用 3 种降压药物，其中包括利尿剂，BP>140/90mmHg 或联合使用 4 种及以上降压药物，BP<140/90mmHg）。

（2）高血压合并自发性或利尿剂所致的低钾血症。

（3）高血压合并肾上腺以外瘤。

（4）早发性高血压家族史或早发（小于 40 岁）脑血管意外家族史的高血压患者。

（5）原醛症患者中存在高血压的一级亲属。

（6）高血压合并阻塞性呼吸睡眠暂停。

2. 注意事项

筛查前准备

（1）尽量将血钾纠正至正常范围。

（2）维持正常钠盐摄入。

（3）停用对 ARR 影响较大药物至少 4 周：包括醛固酮受体拮抗剂、保钾利尿剂、排钾利尿剂，ACEI、ARB、CCB 及甘草提炼物。

释义

■ 原醛症（PA）的主要临床表现是高血压和（或）低血钾。以往认为低血钾是原醛症诊断的必要条件，有研究发现仅 9%~37%的 PA 患者表现低血钾。血钾正常、高血压是大部分 PA 患者的早期症状，而低血钾可能是症状加重的表现。患者可有如下症状：头痛、肌肉无力和抽搐、乏力、暂时性麻痹、肢体容易麻木、针刺感等；口渴、多尿，夜尿增多。低血钾时，患者的生理反射可以不正常。PA 心脑血管病变的发生率和死亡率高于相同程度的原发性高血压。

■ 原醛症的诊断分为两种情况：一是在临床所见高血压患者中将处于不同条件下的原醛症患者识别出来，包括血钾正常的高血压患者（如难治性高血压），有低血钾的患者等；一种情况是主动对高血压患者，尤其是原醛症发病较高的群体进行筛查。原醛症诊断分为三个步骤：筛查试验、确证试验以及分型试验。

■ 最佳的筛查试验是立位血浆醛固酮/肾素比值（plasma aldosterone-renin ratio，ARR）[醛固酮 ng/dl，肾素活性 ng/（ml·h），醛固酮 1ng/dl = 27.7pmol/L]。我国目前 ARR 切点根据不同实验室有不同值，多在 30~50 之间。

■ ARR 测定方法：纠正低血钾，不限制钠盐摄入情况下，清晨起床至少 2 小时，非卧位（立位、坐位、走动）采血。采血时间为上午 8~10 时之间。计算 ARR 比值。影响醛固酮和（或）血浆肾素的药物应做调整，包括停用利尿剂（包括螺内酯片、氨苯蝶啶）≥4~6 周；停用 β 阻滞剂、α-甲基多巴、可乐定和双氢吡啶类钙拮抗剂，非甾体类消炎药，ACEIs and ARBs≥2 周；如患者血压较高，可应用对 ARR 比值影响较小的药物如 α 受体阻滞剂短期控制血压以避免发生意外情况（如脑出血、心绞痛等）。

（三）治疗方案的选择

根据《原发性醛固酮增多症诊断治疗的专家共识》（中华医学会内分泌学分会肾上腺学组，中华内分泌代谢杂志，2016），《临床治疗指南·内分泌及代谢性疾病分册》（中华医学会，人民卫生出版社），《临床技术操作规范·内分泌及代谢性疾病分册》（中华医学会，人民军医出版社）。

1. 明确病因。

2. 治疗原则　治疗方案取决于原醛症的病因和患者对药物的反应。醛固酮瘤及单侧肾上腺增生首选手术治疗，而特醛症及糖皮质激素可抑制性原醛症首选药物治疗。分泌醛固酮的肾上腺皮质癌发展迅速，转移较早，应尽早切除原发肿瘤。如已有局部转移，应尽可能切除原发病灶和转移灶。术后患者必须定期随访。药物治疗患者，需定期复查肾功能、电解质，并检测血压，根据血钾、血压等指标调整药物剂量。

3. 调整代谢异常，减少手术风险。

释义

■ 原醛症的治疗取决于病因。醛固酮瘤应选择手术治疗，单侧肾上腺切除术多可治愈。原发性肾上腺增生症单侧或次全切除术亦有效。特发性醛固酮增多症需要应用盐皮质激素受体拮抗剂为主的药物治疗。糖皮质激素可抑制性原醛症应考虑使用地塞米松治疗。如临床难以确定是腺瘤还是增生，可用药物治疗并随访其发展。

■ 单侧原醛症（醛固酮瘤和单侧肾上腺结节性增生）手术治疗是首选的治疗手段。目前腹腔镜下切除术是首先推荐的疗法。单侧原醛症的手术有效率（即血压和血钾的改善）接近100%。若在原醛症前即有高血压或老年患者、高血压病史较长者（>5年），手术后低血钾可纠正或改善，但高血压的疗效较差，需要继续降压药物治疗。与开放手术相比，腹腔镜手术具有并发症少、住院时间短的优点。

■ 不能行手术治疗的患者可选择药物治疗（具体参考原醛症用药方案）。常用药物包括螺内酯片，日剂量每天20~100mg。对于降低PA患者血压、纠正低血钾有显著作用。依普利酮，选择性作用于醛固酮受体而避免了上述不良反应。其通过特异性地阻断醛固酮的作用，可有效地控制高血压，减轻心、脑、肾等靶器官的损害；剂量每日25~100mg，可分2次口服。如应用醛固酮受体拮抗剂（螺内酯片或依普利酮）治疗后血压仍控制不佳，可加用钙离子拮抗剂或ACEI、ARB类药物联合治疗。

■ 糖皮质激素可抑制性原醛症应考虑使用地塞米松治疗。

（四）标准住院日为

标准住院日为≤21天。

释义

■ 住院期间，大部分患者原醛症及病因分型可诊断明确，但仍有部分患者通过实验室及影像学检查难以确诊；或原醛症诊断明确，但临床难以确定是腺瘤还是增生，可用药物治疗并密切随访其发展。

■ 住院期间，筛查试验和确诊试验完成后，应给予患者相应保钾、降压等对症治疗。血压、血钾控制达标后可转外科手术治疗。特醛症等长期应用药物治疗的患者，其药物剂量在院外还需依据患者个体情况不断调整。

■ 如果患者条件允许，住院时间可以低于上述住院天数。

（五）进入路径标准

1. 第一诊断必须符合肾上腺肿物、低钾血症或高血压疾病编码。
2. 有严重的高血压、或伴随电解质异常等临床表现。
3. 当患者同时具有其他疾病诊断时，但在住院期间不需要特殊处理也不影响第一诊断的临床路径流程实施时，可以进入路径。

释义

■ 参见适用对象。

■ 患者同时具有其他疾病影响第一诊断的临床路径流程实施时均不适合进入临床路径。

■ 外院已诊断原醛症，但从未进行过本路径要求的系统诊治的患者，若符合上条要求者，也可进入本路径。

（六）住院期间检查项目

必需的检查项目

1. 血、尿、粪便常规+潜血检查。
2. 血肝肾功能、血脂、电解质、血糖、心肌酶、相关免疫指标。
3. 血气分析、甲状腺功能。
4. 心电图、胸片、腹部B超。
5. 24小时尿钾、钠定量。
6. 特殊激素检测及激发试验

（1）血立卧位肾素、血管紧张素、醛固酮水平。

（2）尿间羟肾上腺素类似物，尿VMA、24小时尿钾、尿17羟类固醇。

（3）血间羟肾上腺素类似物或血儿茶酚胺水平。

（4）血皮质醇和血ACTH节律水平。

（5）性激素水平。

注：为保证上述激素水平检测的准确性，应尽量重复2~3次。

（6）大小剂量地塞米松抑制试验测定血皮质醇、24小时尿游离皮质醇水平变化。

7. 确诊试验如生理盐水输注试验、卡托普利试验、口服高钠饮食或氟氢可的松试验。
8. 完善肾上腺影像学检查（肾上腺CT平扫及增强-门诊未完成时），双侧肾上腺形态异常（包括增生或腺瘤）必要时进一步行双侧肾上腺静脉取血。

释义

■ 确诊试验：包括口服钠盐负荷试验、静脉生理盐水试验、氟氢可的松抑制试验以及卡托普利试验。考虑到操作程序、药物获取（氟氢可的松）等因素，目前国内常用确诊试验是静脉盐水输注试验、卡托普利试验。

■ 静脉盐水输注试验操作过程及结果判断：患者卧位过夜，空腹，静脉滴注0.9%氯化钠溶液500ml/h（共计2000ml），并于输注前及输注4小时后分别采血测定血醛固酮水平，监测血压和心率。结果判断：血浆醛固酮< 5ng/dl（138pmol/L）排除原醛症；血浆醛固酮>10 ng/dl（277pmol/L）确定原醛症；5ng/dl <血浆醛固酮< 10ng/dl可疑。注意：静脉盐负荷可以导致体液容量的急剧增加，对恶性高血压、充血性心力衰竭患者有一定危险性。

■ 卡托普利试验操作过程及结果判断：受试者取坐位至少1小时后，口服卡托普利25~50mg，在试验前及服药后1小时或2小时分别抽血，测PRA、PA和F。结果判断：正常人血醛固酮应能被抑制（>30%），肾素活性升高；原醛症患者仍为高醛固酮，低血浆肾素活性。对原醛症确诊试验中，卡托普利试验和盐水输注试验的诊断有效性相当；但耐受性更好，适用于盐水试验禁用的患者，如严重高血压和亚临床心力衰竭患者。

■ 分型检查：临床上确诊的，筛查中经 ARR 证实且确诊试验诊断的原醛症患者需进行分型检查以明确病因，给予正确治疗。分型检查包括肾上腺 B 超检查、CT 扫描以及肾上腺静脉分段取血检查。其中肾上腺 CT 薄层增强扫描是原醛症分型诊断的首选影像学检查，分泌醛固酮瘤（APA）多<2cm，低密度或等密度，强化不明显，CT 值低于分泌皮质醇的腺瘤和嗜铬细胞瘤；直径>3cm 的占位可能为醛固酮癌。

■ 肾上腺静脉分段取血是原醛症分型诊断的金标准检查。对于确诊试验证实原醛症，且患者考虑手术治疗，但肾上腺增强 CT 扫描未发现明确占位或发现双侧肾上腺占位的患者可考虑行肾上腺静脉分段取血检查。

■ 部分检查可以在门诊完成。

■ 根据病情部分检查可以不进行，如年老、血压极高、心功能不全的患者禁行盐水输注试验，可行卡托普利试验和卧立位试验。

■ 住院期间应密切监测血压、血钾。

（七）根据患者病情可选择的检查项目

1. 肺功能。
2. 胸部 CT、垂体 MRI、PET 扫描、DXA。
3. 除外 MEN 的检查：甲状旁腺激素（PTH）、降钙素、胃泌素、胰岛素及泌乳素垂体其他相关激素的检查。

释义

■ 多内分泌腺瘤病（MEN）1 型可合并肾上腺皮质增生，所以原醛症诊断时需对 MEN1 进行筛查。

（八）选择用药

1. 根据对于肾上腺肿物性质的评定情况决定患者用药方案。
2. 根据并发症有无，进行相关治疗。

释义

■ 原醛症患者入院后应调整其降压药物，不能影响肾素-血管紧张素-醛固酮系统实验室检查。应停用利尿剂（包括螺内酯片、氨苯蝶啶）≥4 周；停用 β-阻滞剂、α-甲基多巴、可乐定和双氢吡啶类钙拮抗剂，非甾体类消炎药，ACEIs and ARBs≥2 周；应用对 ARR 比值影响较小的药物如 α 受体阻滞剂短期控制血压。试验结束后可根据患者血压水平调整降压方案。

■ 合并高血压、低血钾的原醛症患者应给予相应降压、保钾治疗。

■ 根据患者的个体情况予以控制感染、营养支持等治疗。

■ 如合并其他疾病（如冠心病、肺部疾病等）继续使用患者既往基础用药。

（九）出院标准

1. 病因评定完成。
2. 若需药物治疗或者术前准备，已明确药物方案。
3. 已存在的并发症和（或）合并症得到控制。

释义

■ 原醛症患者定位、定性诊断明确，血压、血钾控制正常或接近正常，经泌尿外科会诊后可转外科手术治疗。

■ 若有需要住院或转科处理的并发症和（或）合并症，参见其他相关路径进行。

（十）出院指导

1. 介绍住院期间及出院时的各项指标以及并发症、合并症状况。
2. 解释住院期间和出院时应用药物的名称、剂量、用法及疗程。
3. 明确出院后门诊复查时间、项目。

释义

■ 选择药物治疗者可直接出院，院外定期监测血压、血钾、肾上腺 CT。

■ 术后还应注意血压、血钾变化情况。

（十一）有无变异及原因分析

1. 入院经相关检查诊断明确后，可根据诊断转入库欣综合征、嗜铬细胞瘤等临床路径。
2. 有影响本病治疗效果的合并症，需要进行相关的诊断和治疗，导致住院时间延长、住院费用增加。
3. 不能耐受手术的患者，可能需要病灶的放疗和（或）化疗，导致住院时间延长、住院费用增加。
4. 若出现化验结果和临床情况不符合时需重复检查，导致住院时间延长、住院费用增加。
5. 若合并 MEN，则根据受累腺体的情况决定手术治疗的先后顺序，导致住院时间延长、住院费用增加。

释义

■ 变异是指入选临床路径的患者未能按路径流程完成医疗行为或未达到预期的医疗质量控制目标，包括以下情况：①按路径流程完成诊治，但出现非预期结果，可能需要后续进一步处理，如住院期间发生心脑血管并发症（如血压控制不佳出现脑出血、脑梗死）等，需要进一步治疗的。②按路径流程完成诊治，但因为医院检验项目的不及时性，不能按照要求完成检查；因为节假日不能按照要求完成检查；患者不愿配合完成相应检查，短期不愿按照要求出院随诊，超出了路径规定的时限或限定的费用。③患者出现路径要求外的情况，不能按路径流程完成诊治，患者需要中途退出路径。④医院与患者或家属发生医疗纠纷，患者要求离院或转院。对这些患者，主管医师均应进行变异原因的分析，并在临床路径的表单中予以说明。

四、原发性醛固酮增多症临床路径给药方案

【用药选择】

药物治疗首选螺内酯片，依普利酮为二线药物。而对于糖皮质激素可抑制性原醛症则首选小剂量糖皮质激素。此外，对上皮细胞钠通道有阻断作用的药物，如阿米洛利、氨苯蝶啶等对原醛症都有一定治疗效果，但其作用相对较弱，且无上皮保护作用，并不作为一线用药。血管紧张素转换酶抑制剂（ACEI）、血管紧张素受体拮抗剂（ARB）可能对部分血管紧张素Ⅱ敏感的特醛症有一定治疗效果，而钙离子拮抗剂（CCB）主要用于降低血压，对醛固酮分泌并无明显抑制作用。如患者单用螺内酯片治疗血压控制不佳时可联合使用。

【药学提示】

螺内酯片是一种醛固酮受体拮抗剂，起始治疗剂量为20mg/d，可逐渐增加至100mg/d，服药后需监测血钾和肌酐变化，并注意乳腺发育与疼痛。依普利酮是一种选择性醛固酮受体拮抗剂，不拮抗雄激素和孕激素受体，不导致严重的内分泌紊乱，在有效控制血压同时可避免诸如男性乳房发育等不良反应。依普利酮起始剂量25mg/d，由于其半衰期短，建议1天给药2次。糖皮质激素是治疗GRA的首选药物，主要通过抑制垂体ACTH分泌以减少醛固酮作用，建议服用长效或中效糖皮质激素，地塞米松起始剂量为0.125~0.25mg/d；泼尼松起始剂量为2.5~5mg/d，两种药物均在睡前服用。

【注意事项】

螺内酯片可剂量相关性的引起男性乳房发育，必要时可同时加用氨苯蝶啶、阿米洛利等减少安体舒通剂量，以减轻其副作用；为避免高钾血症的发生，肾功能不全CKD3期［GFR<60ml/（min·1.73m²）］患者慎用，肾功能不全4期及4期以上禁止服用［GFR<30ml/（min·1.73m²）］。依普利酮：肾功能不全CKD3期［GFR<60ml/（min·1.73m²）］患者慎用，肾功能不全4期及4期以上禁止服用［GFR<30ml/（min·1.73m²）］。过量糖皮质激素治疗会导致医源性库欣综合征，影响儿童生长发育，建议使用最少剂量糖皮质激素使患者血压或血钾维持在正常范围，如血压控制不佳，可联合使用醛固酮受体拮抗剂。

五、推荐表单

（一）医师表单

原发性醛固酮增多症临床路径医师表单

适用对象：第一诊断为肾上腺肿物、低钾血症或高血压

患者姓名：	性别： 年龄： 门诊号：	住院号：
住院日期： 年 月 日	出院日期： 年 月 日	标准住院日：21

时间	住院第 1 天	住院第 2~10 天	住院第 11~19 天	出院或转科日
诊疗工作	□ 询问病史及体格检查 □ 完成病历书写 □ 完善检查 □ 上级医师查房与病情评估 □ 初步确定是否存在严重疾病等不能进行功能评估的状态 □ 监测血压	□ 上级医师查房 □ 复查相关异常检查 □ 确定评估方案 □ 观察并记录病情变化	□ 上级医师查房 □ 复查相关异常检查，完善评估方案 □ 初步确定治疗方案 □ 根据检验、检查结果考虑是否进入其他路径 □ 评估是否具有出院或转科治疗指征	□ 完成出院总结等病历记录 □ 告知患者及家属转科或出院 □ 向患者及家属交代病情 □ 预约门诊复诊
重点医嘱	**长期医嘱：** □ 护理常规：内科 □ 护理级别：一/二级护理 □ 普食 □ 合并症治疗 □ 监护 **临时医嘱：** □ 血、尿、粪便常规+潜血检查 □ 肝肾功能、电解质、血脂、心肌酶、糖化血红蛋白、相关免疫指标 □ 血气分析、甲状腺功能 □ 24 小时尿钾、钠 □ X 线胸片、心电图、B 超 □ 肾上腺 CT（平扫+增强+重建）-门诊未完成者 □ 相关合并症的检查	**长期医嘱：** □ 同前 **临时医嘱：** □ 血立卧位 RAAS 水平 □ 尿间羟肾上腺素类似物，或尿儿茶酚胺，VMA（血压高者），24 小时尿钾，尿 17 羟类固醇 □ 血间羟肾上腺素类似物，或血儿茶酚胺水平 □ 血皮质醇和 ACTH 节律 □ 性激素水平 □ 大小剂量地塞米松抑制试验测定血皮质醇、24 小时尿游离皮质醇水平变化（需要者）	**长期医嘱：** □ 同前 **临时医嘱：** □ 并发症的相关处理 □ 根据病情补充必要治疗	□ 出院或转科医嘱： □ 继续患者的基础用药 □ 转科手术 □ 安排患者出院，并嘱咐患者定期复查

续 表

时间	住院第 1 天	住院第 2~10 天	住院第 11~19 天	出院或转科日
护理工作	□ 介绍病房环境、设施和设备 □ 入院护理评估 □ 观察病情变化	□ 病情观察	□ 病情观察	□ 协助完成出院或转科事宜
病情变异记录	□ 无 □ 有，原因： 1. 2.	□ 无 □ 有，原因： 1. 2.	□ 无 □ 有，原因： 1. 2.	□ 无 □ 有，原因： 1. 2.
医师签名				

（二）护士表单

原发性醛固酮增多症临床路径表单

适用对象：第一诊断为肾上腺肿物、低钾血症或高血压

患者姓名：	性别： 年龄： 门诊号：		住院号：
住院日期： 年 月 日	**出院日期：** 年 月 日		**标准住院日：21**

时间	住院第 1 天	住院第 2~20 天	转科前
健康宣教	□ 入院宣教 □ 介绍主管医师、护士 □ 介绍环境、设施 □ 介绍住院注意事项 □ 介绍探视和陪伴制度 □ 介绍贵重物品制度	□ 药物宣教 □ 告知患者在检查中配合医师 □ 主管护士与患者沟通，消除患者紧张情绪 □ 告知检查后可能出现的情况及应对方式	□ 告知患者及家属转科或出院 □ 向患者及家属交代病情 □ 复查时间 □ 服药方法 □ 活动休息 □ 指导饮食 □ 指导办理转科或出院手续
护理处置	□ 核对患者，佩戴腕带 □ 建立入院护理病历 □ 协助患者留取各种标本 □ 测量体重	□ 协助医师完成相关化验	
基础护理	□ 三级护理 □ 晨晚间护理 □ 排泄管理 □ 患者安全管理	□ 三级护理 □ 晨晚间护理 □ 排泄管理 □ 患者安全管理	□ 二/一级护理 □ 晨晚间护理 □ 患者安全管理
专科护理	□ 护理查体 □ 病情观察 □ 呕吐物及大便的观察 □ 腹部体征的观察 □ 需要时，填写跌倒及压疮防范表 □ 需要时，请家属陪伴 □ 确定饮食种类 □ 心理护理	□ 病情观察 □ 遵医嘱完成相关检查 □ 心理护理	□ 病情观察 □ 心理护理
重点医嘱	□ 详见医嘱执行单	□ 详见医嘱执行单	□ 详见医嘱执行单
病情变异记录	□ 无 □ 有，原因： 1. 2.	□ 无 □ 有，原因： 1. 2.	□ 无 □ 有，原因： 1. 2.
护士签名			

（三）患者表单

原发性醛固酮增多症临床路径表单

适用对象：第一诊断为肾上腺肿物、低钾血症或高血压

患者姓名：	性别：　　年龄：　　门诊号：	住院号：	
住院日期：　　年　月　日	**出院日期：**　　年　月　日	**标准住院日：21**	

时间	入院	入院 2~20 天	出院或转科当天
医患配合	□ 配合询问病史、收集资料，请务必详细告知既往史、用药史、过敏史 □ 配合进行体格检查 □ 有任何不适请告知医师	□ 配合完善相关检查、化验，如采血、留尿、心电图、X 线胸片，以及内分泌临床试验 □ 医师与患者及家属介绍病情	□ 配合完善相关检查、化验，如采血、留尿、胃镜 □ 接受饮食宣教 □ 接受药物宣教
护患配合	□ 配合测量体温、脉搏、呼吸 3 次、血压、体重 1 次 □ 配合完成入院护理评估（简单询问病史、过敏史、用药史） □ 接受入院宣教（环境介绍、病室规定、订餐制度、贵重物品保管等） □ 配合执行探视和陪伴制度 □ 有任何不适请告知护士	□ 配合测量体温、脉搏、呼吸 3 次、询问大便 1 次 □ 接受胃镜检查前宣教 □ 接受饮食宣教 □ 接受药物宣教	□ 有任何不适请告知护士 □ 接受出院转科宣教
饮食	□ 遵医嘱饮食	□ 遵医嘱饮食	□ 遵医嘱饮食
排泄	□ 正常排尿便	□ 正常排尿、便	□ 正常排尿、便
活动	□ 正常活动	□ 正常活动	□ 正常活动

附：原表单（2016年版）

原发性醛固酮增多症临床路径表单

适用对象：第一诊断为肾上腺肿物、低钾血症或高血压

患者姓名：	性别： 年龄： 门诊号：	住院号：
住院日期： 年 月 日	出院日期： 年 月 日	标准住院日：21

时间	住院第1天	住院第2~10天	住院第11~19天	出院或转科日
诊疗工作	□ 询问病史及体格检查 □ 完成病历书写 □ 完善检查 □ 上级医师查房与病情评估 □ 初步确定是否存在严重疾病等不能进行功能评估的状态 □ 监测血压	□ 上级医师查房 □ 复查相关异常检查 □ 确定评估方案 □ 观察并记录病情变化	□ 上级医师查房 □ 复查相关异常检查，完善评估方案 □ 初步确定治疗方案 □ 根据检验、检查结果考虑是否进入其他路径 □ 评估是否具有出院或转科治疗指征	□ 完成出院总结等病历记录 □ 告知患者及家属转科或出院 □ 向患者及家属交代病情 □ 预约门诊复诊
重点医嘱	**长期医嘱：** □ 护理常规：内科 □ 护理级别：一/二级护理 □ 普食 □ 合并症治疗 □ 监护 **临时医嘱：** □ 血、尿、粪便常规+潜血检查 □ 肝肾功能、电解质、血脂、心肌酶、糖化血红蛋白、相关免疫指标 □ 血气分析、甲状腺功能 □ 24小时尿钾、钠 □ X线胸片、心电图、B超 □ 肾上腺CT（平扫+增强+重建）-门诊未完成者 □ 相关合并症的检查	**长期医嘱：** □ 同前 **临时医嘱：** □ 血立卧位RAAS水平 □ 尿间羟肾上腺素类似物，或尿儿茶酚胺，VMA（血压高者），24小时尿钾、尿17羟类固醇 □ 血间羟肾上腺素类似物，或血儿茶酚胺水平 □ 血皮质醇和ACTH节律 □ 性激素水平 □ 大小剂量地塞米松抑制试验测定血皮质醇、24小时尿游离皮质醇水平变化（需要者）	**长期医嘱：** □ 同前 **临时医嘱：** □ 并发症的相关处理 □ 根据病情补充必要治疗	□ 出院或转科医嘱： □ 继续患者的基础用药 □ 转科手术 □ 安排患者出院，并嘱咐患者定期复查
护理工作	□ 介绍病房环境、设施和设备 □ 入院护理评估 □ 观察病情变化	□ 病情观察	□ 病情观察	□ 协助完成出院或转科事宜

续　表

时间	住院第 1 天			住院第 2~10 天			住院第 11~19 天			出院或转科日		
病情变异记录	□ 无　□ 有，原因： 1. 2.			□ 无　□ 有，原因： 1. 2.			□ 无　□ 有，原因： 1. 2.			□ 无　□ 有，原因： 1. 2.		
护士签名	白班	小夜班	大夜班	白班	小夜班	大夜班	白班	小夜班	大夜班	白班	小夜班	大夜班
医师签名												

第十八章

嗜铬细胞瘤/副神经节瘤临床路径释义

一、嗜铬细胞瘤/副神经节瘤编码

1. 卫计委原编码

疾病名称及编码：嗜铬细胞瘤/副神经节瘤（ICD-10：D35.0，M8700/0；M8693/1）

2. 修改编码

疾病名称及编码：嗜铬细胞瘤（ICD-10：D35.2 M8700/0）

恶性嗜铬细胞瘤（ICD-10：C74.1 M8700/3）

副神经节瘤（ICD-10：M8693/1、M8693/3）

二、临床路径检索方法

D35.2 M8700/0 /C74.1 M8700/3/M8693/1/M8693/3

三、嗜铬细胞瘤/副神经节瘤临床路径标准住院流程

（一）适用对象

第一诊断为嗜铬细胞瘤/副神经节瘤（ICD-10：D35.0，M8700/0；M8693/1）。

释义

■ 嗜铬细胞瘤/副神经节瘤为起源于肾上腺髓质和肾上腺外嗜铬组织的肿瘤，位于肾上腺为嗜铬细胞瘤，位于肾上腺外为副神经节瘤。嗜铬细胞瘤/副神经节瘤主要分泌儿茶酚胺，包括去甲肾上腺素、肾上腺素和多巴胺。

（二）诊断依据

根据《临床治疗指南·内分泌及代谢性疾病分册》（中华医学会，人民卫生出版社，2005年），《临床技术操作规范·内分泌及代谢性疾病分册》（中华医学会，人民军医出版社，2009年）。

1. 高血压，并具有嗜铬细胞瘤/副神经节瘤典型的症状，部分患者血压正常，且无症状。
2. 血压监测提示为阵发性高血压、阵发性高血压加重或持续性高血压。
3. 血或24小时尿儿茶酚胺（CA）或其代谢产物增高，发作性高血压患者发作日4小时尿CA或其代谢产物较对照日4小时尿CA或其代谢产物高3倍以上。
4. 影像学检查发现肿瘤病灶。
5. ^{131}I或^{125}I MIBG放射性核素功能显像阳性。

释义

■ 根据《临床治疗指南·内分泌及代谢性疾病分册》（中华医学会，人民卫生出版社，2009年）及参考嗜铬细胞瘤共识。

■ 临床表现：存在下述情况时需考虑嗜铬细胞瘤/副神经节瘤可能：①阵发性或持续性高血压，或在持续性高血压的基础上阵发性加重，部分患者血压正常，部分患者伴直立性低血压；②伴头痛、心悸、多汗三联征；③患急进性或恶性高血压的儿童、青少年；④原因不明的休克，高低血压反复交替发作，体位改变时血压波动明显；⑤在手术、麻醉、妊娠、分娩过程中出现血压骤升或休克，按摩或挤压双侧肾区或腹部而诱发高血压者；⑥服用常规降压药物治疗，血压下降不满意，或仅用β肾上腺能受体阻断剂治疗反而病情加重者；⑦有嗜铬细胞瘤、多内分泌腺瘤病的家族史，有甲状腺髓样癌、神经纤维瘤或其他内分泌肿瘤的高血压患者；⑧其他系统症状及体征：心动过速、心肌缺血、便秘等。

■ 血尿儿茶酚胺及代谢产物：血浆儿茶酚胺反映瞬间的血浆浓度，对于有阵发性发作的患者有较高的诊断价值；血浆甲氧基肾上腺素（MN）和甲氧基去甲肾上腺素（NMN）是儿茶酚胺的中间代谢产物，与儿茶酚胺相比，其半衰期更长，诊断的敏感性更高。尿儿茶酚胺反映整个留尿期的儿茶酚胺释放量；香草扁桃酸（VMA）是儿茶酚胺的终末代谢产物，对诊断的敏感性较低。推荐首选生化检验为测定血游离或尿 MN 和 NMN 浓度，其次可检测血或尿儿茶酚胺和 VMA。

过度刺激、精神紧张及有些药物等可使以上指标假阳性。

■ 定位诊断

（1）CT 是目前首选的定位检查手段：嗜铬细胞瘤/副神经节瘤在 CT 上多表现为类圆形肿块，密度不均匀，增强扫描时肿瘤实质明显强化，而坏死区常无强化。CT 诊断嗜铬细胞瘤的敏感性达到 88%～100%。

（2）MRI 主要用于：①探查颅底和颈部副神经节瘤，其敏感性 90%～95%；②肿瘤肝、脑转移；③CT 检查显示体内存留金属异物存在伪影；④对 CT 造影剂过敏以及需要减少放射性暴露的人群，如儿童、孕妇等。

（3）^{131}I-间碘苄胍（MIBG）对嗜铬细胞瘤/副神经节瘤的诊断特异性很高。对肾上腺嗜铬细胞瘤的诊断敏感性（85%～88%）高于肾上腺外副神经节瘤（56%～75%），尤其是对位于颅底和颈部、胸腔、膀胱的副神经节瘤敏感性较差。

（4）生长抑素受体显像对肾上腺外副神经节瘤诊断敏感性（80%～96%）高于肾上腺嗜铬细胞瘤（50%～60%），对头颈部副神经节瘤敏感性为 89%～100%，明显优于 MIBG（18%～50%）；生长抑素受体显像推荐用于筛查肾上腺外病灶和转移病灶。

（5）^{18}氟-脱氧葡萄糖正电子发射断层扫描（^{18}F-FDG-PET/CT）有利于肾上腺外、多发性或恶性嗜铬细胞瘤/副神经节瘤的定位诊断，对恶性转移灶的敏感性较 MIBG 和生长抑素受体显像高。

（三）选择治疗方案的依据

根据《临床治疗指南·内分泌及代谢性疾病分册》（中华医学会，人民卫生出版社，2005 年），《临床技术操作规范·内分泌及代谢性疾病分册》（中华医学会，人民军医出版社，2009 年）。

1. 控制血压及对症治疗。
2. 手术切除肿瘤。
3. 放射性核素治疗。

释义

■ 根据《临床治疗指南·内分泌及代谢性疾病分册》（中华医学会，人民卫生出版社，2009年）及参考嗜铬细胞瘤共识。

■ 嗜铬细胞瘤/副神经节瘤一旦确诊并定位，应及时手术切除肿瘤，但术前应采用α受体阻滞剂控制血压，扩充血容量，术前准备至少2~4周，以保证手术的成功。

■ 控制血压及对症治疗

(1) 应用α受体阻滞剂，主要包括酚苄明、哌唑嗪、特拉唑嗪、多沙唑嗪等，服药过程中应严密监测卧立位血压和心率变化，预防直立性低血压，术前使用至少2~4周。

(2) β受体阻断剂：因使用α受体阻断剂后，有一些患者出现持续性心动过速，可酌情使用β受体阻滞剂。

(3) 钙离子拮抗剂和血管紧张素转换酶抑制剂：可作为联合降压的选择。

(4) 乌拉地尔、酚妥拉明、硝普钠主要用于高血压危象发作或手术中血压持续升高者。

■ 手术治疗

(1) 推荐对嗜铬细胞瘤行腹腔镜手术，如肿瘤直径>6cm或呈侵袭性，则行开放式手术以确保肿瘤被完整切除。

(2) 推荐对副神经节瘤行开放式手术，但对于较小的非侵袭性副神经节瘤，可行腹腔镜手术。

(3) 对双侧肾上腺嗜铬细胞瘤手术时应尽量保留部分肾上腺，以免发生永久性肾上腺皮质功能减退。

■ ^{131}I-MIBG治疗

恶性嗜铬细胞瘤/副神经节瘤患者发生转移且不能手术时，如MIBG显像阳性，则可应用^{131}I-MIBG治疗。

■ 化疗

恶性嗜铬细胞瘤/副神经节瘤发生转移，可以联合应用环磷酰胺、长春新碱、达卡巴嗪（甲氮咪胺）化疗。

（四）标准住院日

标准住院日（内分泌科）为≤28天。

释义

■ 住院期间，大部分患者嗜铬细胞瘤可诊断明确。

■ 住院期间，诊断明确后术前药物准备时间存在个体差异，一般至少为2周。

（五）进入路径标准

1. 第一诊断必须符合ICD-10：D35.0，M8700/0；M8693/1嗜铬细胞瘤/副神经节瘤疾病编码。

2. 当患者同时具有其他疾病诊断，但在住院期间不需特殊处理也不影响第一诊断的临床路径流程实施时，可以进入路径。

释义

■ 患者同时具有其他疾病影响第一诊断的临床路径流程实施时均不适合进入临床路径。

（六）住院期间检查项目

1. 必需的检查项目

（1）血常规、尿常规、大便常规+潜血。

（2）肝肾功能、电解质、血气分析及肿瘤标志物。

（3）血、尿儿茶酚胺及其代谢物测定，激发试验和（或）抑制试验。

（4）X线胸片、心电图、动态血压、超声心动图、腹部超声、肾上腺CT或MRI。

2. 根据患者病情可选择的检查项目

（1）静脉分段取血测定血浆儿茶酚胺水平及其代谢产物。

（2）^{131}I或^{125}I-MIBG。

3. 酌情行并发症的相关检查。

释义

■ 部分检查可以在门诊完成。

■ 因为药物激发试验风险性大，一般不做药物激发试验；静脉分段取血有刺激发生嗜铬危象的风险，一般不做。

■ 对恶性嗜铬细胞瘤/副神经节瘤患者可用^{18}F-FDG-PET/CT检查，对怀疑肾上腺外副神经节瘤患者可行生长抑素受体显像检查。

（七）选择用药（术前）

1. 肾上腺素能受体阻断剂。
2. 钙通道阻断剂。
3. 血管紧张素转换酶抑制剂。
4. 血管扩张剂。
5. 儿茶酚胺合成抑制剂。
6. 镇静剂。

释义

■ 肾上腺素能受体阻滞剂：包括α受体阻滞剂和β受体阻滞剂。可先用选择性α_1受体阻滞剂哌唑嗪、特拉唑嗪和多沙唑嗪等或非选择性α受体阻滞剂酚苄明。用α受体阻滞剂治疗后，如患者出现心动过速，则再加用β受体阻滞剂，绝对不能在未服用α受体阻滞剂之前使用β受体阻滞剂。

■ 钙通道阻断剂：用α受体阻滞剂后，如血压仍未能满意控制，则可加用钙通道阻滞剂。钙通道阻滞剂可预防儿茶酚胺引起的冠状动脉痉挛。

■ 血管紧张素转换酶抑制剂：适用于有儿茶酚胺心肌病的患者。

■ 儿茶酚胺合成抑制剂：酪氨酸羟化酶抑制剂α甲基酪氨酸能竞争性抑制酪氨酸羟化酶，对儿茶酚胺的生物合成有限速作用。α甲基酪氨酸可与α受体阻滞剂短期联合使用以控制血压，减少围术期间的血流动力学波动。

■ 血管扩张剂：主要有硝普钠，但要警惕氰化物中毒。

（八）出院（转科）标准

1. 症状减轻、好转。
2. 满足手术条件。

释义

■ 患者定性定位诊断明确，血压控制相对平稳，可考虑出院。若有转科处理的并发症和（或）合并症，参见其他相关路径进行。如住院期间突发心脑血管意外。

（九）变异及原因分析

1. 病情复杂、严重、临床表现不典型，造成诊断和治疗困难，延长住院时间。
2. 伴有其他系统合并症，需要特殊诊断治疗措施，治疗和住院时间变异。
3. 出现影响本病治疗效果的并发症，治疗效果不佳，延长住院时间。

释义

■ 变异是指入选临床路径的患者未能按路径流程完成医疗行为或未达到预期的医疗质量控制目标，包括以下情况：①按路径流程完成诊治，但出现非预期结果，可能需要后续进一步处理，如住院期间发现其他肿瘤、感染等，需要进一步治疗的；②按路径流程完成诊治，但因为医院检验项目不能按照要求完成检查；因为节假日不能按照要求完成检查；患者不愿配合完成相应检查，短期不愿按照要求出院随诊，超出路径规定的时限或限定的费用；③患者出现路径要求外的情况，不能按路径流程完成诊治，患者需要中途退出路径；④医院与患者或家属发生医疗纠纷，患者要求离院或转院。对这些患者，主管医师均应进行变异原因的分析，并在临床路径的表单中予以说明。

四、嗜铬细胞瘤/副神经节瘤临床路径给药方案

【用药选择】

术前准备用药：

1. 术前准备首选口服选择性α_1受体阻滞剂或非选择性α受体阻滞剂，酚苄明为非选择性α受体阻滞剂，半衰期长，控制血压较稳定，初始剂量5~10mg，一天2次，以后根据治疗反

应逐渐加量，一般每日 1mg/kg 体重，分次口服，患者血压多可获得满意控制。多沙唑嗪为选择性 α_1 受体阻滞剂，初始剂量 2mg，一天 1 次，根据患者血压情况可逐渐增加剂量。
2. 钙通道阻断剂：对于单用 α 受体阻滞剂效果欠佳者，可酌情加用氨氯地平片、尼卡地平片和硝苯地平片等任意一种，根据血压调整用量。
3. β 受体阻滞剂：服用 α 受体阻滞剂后 3~4 天后如发生心动过速或者合并儿茶酚胺心肌病时，方可开始使用 β 受体阻滞剂。可用美托洛尔或阿替洛尔，由小剂量开始使用。
急性期处理：可静脉应用速效的 α 受体阻滞剂酚妥拉明或乌拉地尔，必要时用硝普钠及速效 β 受体阻滞剂。

【药学提示】

1. 一般药物治疗：除术前准备外，还可用于不耐受手术、不能完全切除肿瘤或有广泛转移的恶性患者，以控制患者血压。
2. 发作期的处理：应从静脉泵入 α 受体阻滞剂，当高血压危象被控制，患者病情平稳后，再改为口服 α 受体阻滞剂治疗做手术前准备。

【注意事项】

1. α 受体阻滞剂会引起体位性低血压，需严密监测血压变化。
2. 绝对不能在服用 α 受体阻滞剂前使用 β 受体阻滞剂。
3. 患者应摄入高钠饮食和增加液体入量，以增加血容量，防止肿瘤切除后发生严重低血压。
4. 严密观察有否急性心力衰竭、高血压脑病及脑血管意外等并发症，及时对症处理。

五、推荐表单

（一）医师表单

嗜铬细胞瘤/副神经节瘤临床路径医师表单

适用对象：第一诊断为嗜铬细胞瘤/副神经节瘤（ICD-10：D35.0，M8700/0；M8693/1）

患者姓名：	性别： 年龄： 门诊号：	住院号：
住院日期： 年 月 日	**出院日期：** 年 月 日	**标准住院日：≤28**

时间	住院第1天	住院第2~7天	住院第2~4周
主要诊疗工作	□ 询问病史及体格检查 □ 完成病历书写 □ 完善检查 □ 上级医师查房与病情评估 □ 初步确定治疗方案	□ 上级医师查房 □ 完成第一天所开检查及评价检查结果	□ 手术前药物准备及评价药物准备效果 □ 外科及相关科室会诊，制订肿瘤处理方案，明确转科时间 □ 完善术前检查 □ 转科
重点医嘱	**长期医嘱：** □ 内分泌护理常规 □ 一级护理 □ 低盐饮食普食 □ "嗜铬细胞瘤/副神经节瘤常规治疗"（参见相关治疗须知） □ 24小时动态血压监测 **临时医嘱：** □ 血常规、尿常规、大便常规+潜血 □ 肝肾功能、电解质、血气分析及肿瘤标志物 □ 血、尿儿茶酚胺及其代谢物测定 □ X线胸片、心电图、动态血压、超声心动图、腹部超声、肾上腺CT或MRI □ 嗜铬细胞瘤/副神经节瘤定性检查、定位检查及并发症的相关检查（必要时）	**长期医嘱：** □ 内分泌护理常规 □ 一级护理 □ 普食 □ "嗜铬细胞瘤/副神经节瘤常规治疗"（参见相关治疗须知）	**长期医嘱：** □ 内分泌护理常规 □ 一/二级护理 □ 普食 □ "嗜铬细胞瘤/副神经节瘤常规治疗"（参见相关治疗须知） **临时医嘱：** □ 药物准备2周及4周时检查 □ 体重 □ 血糖（谱） □ 24小时尿儿茶酚胺 □ 血压监测 □ 超声心动（必要时） □ 血常规 □ 尿常规
病情变异记录	□ 无 □ 有，原因： 1. 2.	□ 无 □ 有，原因： 1. 2.	□ 无 □ 有，原因： 1. 2.
医师签名			

（二）护士表单

嗜铬细胞瘤/副神经节瘤临床路径护士表单

适用对象：第一诊断为嗜铬细胞瘤/副神经节瘤（ICD-10：D35.0，M8700/0；M8693/1）

患者姓名：	性别：　　年龄：　　门诊号：	住院号：
住院日期：　　年　月　日	出院日期：　　年　月　日	标准住院日：≤28

时间	住院第1天	住院第2~7天	住院第2~4周
主要护理工作	□ 询问病史及体格检查 □ 完成病历书写 □ 完善检查 □ 上级医师查房与病情评估 □ 初步确定治疗方案	□ 上级医师查房 □ 完成第一天所开检查及评价检查结果	□ 手术前药物准备及评价药物准备效果 □ 外科及相关科室会诊，制订肿瘤处理方案，明确转科时间 □ 完善术前检查 □ 转科
重点医嘱	**长期医嘱：** □ 内分泌护理常规 □ 一级护理 □ 低盐饮食普食 □“嗜铬细胞瘤/副神经节瘤常规治疗”（参见相关治疗须知） □ 24小时动态血压监测 **临时医嘱：** □ 血常规、尿常规、大便常规+潜血 □ 肝肾功能、电解质、血气分析及肿瘤标志物 □ 血、尿儿茶酚胺及其代谢物测定 □ X线胸片、心电图、动态血压、超声心动图、腹部超声、肾上腺CT或MRI □ 嗜铬细胞瘤/副神经节瘤定性检查、定位检查及并发症的相关检查（必要时）	**长期医嘱：** □ 内分泌护理常规 □ 一级护理 □ 普食 □“嗜铬细胞瘤/副神经节瘤常规治疗”（参见相关治疗须知）	**长期医嘱：** □ 内分泌护理常规 □ 一/二级护理 □ 普食 □“嗜铬细胞瘤/副神经节瘤常规治疗”（参见相关治疗须知） **临时医嘱：** □ 药物准备2周及4周时检查 □ 体重 □ 血糖（谱） □ 24小时尿儿茶酚胺 □ 血压监测 □ 超声心动（必要时） □ 血常规 □ 尿常规
专科护理	□ 入院宣教护理评估 □ 正确执行医嘱	□ 高血压及直立性低血压护理 □ 正确执行医嘱	□ 高血压及直立性低血压护理 □ 正确执行医嘱 □ 完成转科
病情变异记录	□ 无　□ 有，原因： 1. 2.	□ 无　□ 有，原因： 1. 2.	□ 无　□ 有，原因： 1. 2.
护士签名			

（三）患者表单

嗜铬细胞瘤/副神经节瘤临床路径患者表单

适用对象：第一诊断为嗜铬细胞瘤/副神经节瘤（ICD-10：D35.0，M8700/0；M8693/1）

患者姓名：	性别：　　年龄：　　门诊号：	住院号：
住院日期：　　年　月　日	出院日期：　　年　月　日	标准住院日：≤28

时间	住院第1天	住院第2~7天	住院第2~4周
患者配合	□询问病史及体格检查 □完成病历书写 □完善检查 □上级医师查房与病情评估 □初步确定治疗方案	□上级医师查房 □完成第一天所开检查及评价检查结果	□手术前药物准备及评价药物准备效果 □外科及相关科室会诊，制订肿瘤处理方案，明确转科时间 □完善术前检查 □转科
重点诊疗及检查	**长期医嘱：** □内分泌护理常规 □一级护理 □低盐饮食普食 □“嗜铬细胞瘤/副神经节瘤常规治疗”（参见相关治疗须知） □24小时动态血压监测 **临时医嘱：** □血常规、尿常规、大便常规+潜血 □肝肾功能、电解质、血气分析及肿瘤标志物 □血、尿儿茶酚胺及其代谢物测定 □胸片、心电图、动态血压、超声心动图、腹部超声、肾上腺CT或MRI □嗜铬细胞瘤/副神经节瘤定性检查、定位检查及并发症的相关检查（必要时）	**长期医嘱：** □内分泌护理常规 □一级护理 □普食 □“嗜铬细胞瘤/副神经节瘤常规治疗”（参见相关治疗须知）	**长期医嘱：** □内分泌护理常规 □一/二级护理 □普食 □“嗜铬细胞瘤/副神经节瘤常规治疗”（参见相关治疗须知） **临时医嘱：** □药物准备2周及4周时检查 □体重 □血糖（谱） □24小时尿儿茶酚胺 □血压监测 □超声心动（必要时） □血常规 □尿常规

附：原表单（2009年版）

嗜铬细胞瘤/副神经节瘤临床路径表单

适用对象：第一诊断为嗜铬细胞瘤/副神经节瘤（ICD-10：D35.0，M8700/0；M8693/1）

患者姓名：	性别： 年龄： 门诊号：	住院号：
住院日期： 年 月 日	**出院日期：** 年 月 日	**标准住院日：≤28**

时间	住院第1天	住院第2~7天	住院第2~4周
主要诊疗工作	□ 询问病史及体格检查 □ 完成病历书写 □ 完善检查 □ 上级医师查房与病情评估 □ 初步确定治疗方案	□ 上级医师查房 □ 完成第一天所开检查及评价检查结果	□ 手术前药物准备及评价药物准备效果 □ 外科及相关科室会诊，制定肿瘤处理方案，明确转科时间 □ 完善术前检查 □ 转科
重点医嘱	**长期医嘱：** □ 内分泌护理常规 □ 一级护理 □ 低盐饮食，普食 □"嗜铬细胞瘤/副神经节瘤常规治疗"（参见相关治疗须知） □ 24小时动态血压监测 **临时医嘱：** □ 血常规、尿常规、大便常规+潜血 □ 肝肾功能、电解质、血气分析及肿瘤标志物 □ 血、尿儿茶酚胺及其代谢物测定，激发试验和（或）抑制试验 □ X线胸片、心电图、动态血压、超声心动图、腹部超声、肾上腺CT或MRI □ 嗜铬细胞瘤/副神经节瘤定性检查、定位检查及并发症的相关检查（必要时）	**长期医嘱：** □ 内分泌护理常规 □ 一级护理 □ 普食 □"嗜铬细胞瘤/副神经节瘤常规治疗"（参见相关治疗须知）	**长期医嘱：** □ 内分泌护理常规 □ 一/二级护理 □ 普食 □"嗜铬细胞瘤/副神经节瘤常规治疗"（参见相关治疗须知） **临时医嘱：** □ 药物准备2周及4周时检查 □ 体重 □ 血糖（谱） □ 24小时尿儿茶酚胺 □ 血压监测 □ 超声心动（必要时） □ 血常规 □ 尿常规
主要护理工作	□ 入院宣教护理评估 □ 正确执行医嘱	□ 高血压及直立性低血压护理 □ 正确执行医嘱	□ 高血压及直立性低血压护理 □ 正确执行医嘱 □ 完成转科
病情变异记录	□ 无 □ 有，原因： 1. 2.	□ 无 □ 有，原因： 1. 2.	□ 无 □ 有，原因： 1. 2.
护士签名			
医师签名			

参考文献

[1] American Diabetes Association. Standards of medical care in diabetes-2012 [J] . Diabetes Care, 2012, 35 Suppl 1: S11-63.

[2] Baris D, Gridley G, Ron E, et al. Acromegaly and cancer risk: a cohort study in Sweden and Denmark [J] . Cancer Causes Control, 2002, 13 (5): 395-400.

[3] Bilezikian JP, Brandi ML, Eastell R, et al. Guidelines for the management of asymptomatic primary hyperparathyroidism: summary statement from the Fourth International Workshop [J] . J Clin Endocrinol Metab, 2014, 99 (10): 3561-3569.

[4] Cryer PE, Axelrod L, Grossman AB, et al. Evaluation and management of adult hypoglycemic disorders: an Endocrine Society Clinical Practice Guideline [J] . J Clin Endocrinol Metab, 2009, 94 (3): 709-728.

[5] Duan L, Huang M, Yan H, et al. Cost-effectiveness analysis of two therapeutic schemes in the treatment of acromegaly: a retrospective study of 168 cases [J] . J Endocrinol Invest, 2015, 38 (7): 717-723.

[6] Duan L, Zhu H, Xing B, et al. Prolonged preoperative treatment of acromegaly with Somatostatin analogs may improve surgical outcome in patients with invasive pituitary macroadenoma (Knosp grades 1-3): a retrospective cohort study conducted at a single center [J] . BMC Endocr Disord, 2017, 17 (1): 55.

[7] Garby L, Caron P, Claustrat F, et al. Clinical characteristics and outcome of acromegaly induced by ectopic secretion of growth hormone-releasing hormone (GHRH): a French nationwide series of 21 cases [J] . J Clin Endocrinol Metab, 2012, 97: 2093.

[8] Kandaswamy L, Raghavan R, Pappachan JM. Spontaneous hypoglycemia: diagnostic evaluation and management [J] . Endocrine, 2016, 53 (1): 47-57.

[9] Katznelson L, Laws ER Jr, Melmed S, et al. Acromegaly: an endocrine society clinical practice guideline [J] . J Clin Endocrinol Metab, 2014, 99 (11): 3933-3951.

[10] Kauppinen-Mäkelin R, Sane T, Välimäki MJ, et al. Increased cancer incidence in acromegaly--a nationwide survey [J] . Clin Endocrinol (Oxf), 2010, 72 (2): 278-279.

[11] Melmed S. Medical progress: Acromegaly [J] . N Engl J Med, 2006, 355: 2558.

[12] Melmed S, Polonsky KS, Larsen PR, et al. Williams Textbook of Endocrinology [M] 12th ed. Philadelphia, PA: Saunders, 2011: 159.

[13] Pivonello R, Auriemma RS, Grasso LF, et al. Complications of acromegaly: cardiovascular, respiratory and metabolic comorbidities [J] . Pituitary, 2017, 20 (1): 46-62.

[14] Ribeiro-Oliveira A Jr, Barkan A. The changing face of acromegaly--advances in diagnosis and treatment [J] . Nat Rev Endocrinol, 2012, 8: 605.

[15] Shlomo Melmed, Kenneth S. Polonsky, P. Reed Larsen, et al. Williams Textbook of Endocrinology [M] . 13th Edition. Amsterdam: Elsevier, 2016.

[16] Shlomo Melmed, Kenneth S. Polonsky, P. Reed Larsen, et al. Williams Textbook of Endocrinology [M] . 12th Edition. Saunders: Elsevier, 2011.

[17] van der Lely AJ, Biller BM, Brue T, et al. Long-term safety of pegvisomant in patients with acromegaly: comprehensive review of 1288 subjects in ACROSTUDY. J Clin Endocrinol Metab, 2012, 97: 1589.
[18] Wilson JD. Williams Textbook of Endocrinology [M]. 9th Edition. Edinburgh: Harcourt Publishers Limited, 1998.
[19] World Health Organization. Definition, diagnosis and classifications of diabetes mellitus and its complications. Report of a WHO consultation, Part 1: Diagnosis and classification of diabetes mellitus [S]. Geneva: WHO, 1999.
[20] 陈家伦. 临床内分泌学 [M]. 上海: 上海科学技术出版社, 2011: 176.
[21] 成人甲状腺功能减退症诊治指南 [J]. 中华内分泌代谢杂志, 2017, 33 (2): 167-180.
[22] 方朝晖, 吴以岭, 赵进东. 糖尿病周围神经病变中医临床诊疗指南 (2016 年版) [J]. 中医杂志, 2017, 58 (7): 625-630.
[23] 葛均波, 徐永健. 内科学 [M]. 8 版. 北京: 人民卫生出版社, 2013.
[24] 国际糖尿病足工作组. 糖尿病足国际临床指南 [M]. 北京: 人民军医出版社, 2011.
[25] 国际糖尿病足工作组. 糖尿病足国际临床指南 [M]. 北京: 人民军医出版社, 2004.
[26] 廖二元, 曹旭. 湘雅代谢性骨病学 [M]. 北京: 科学出版社, 2013.
[27] 廖二元, 莫朝晖. 内分泌学. 北京: 人民卫生出版社, 2010.
[28] 毛家玺, 程铭, 汤晓静. 金水宝治疗糖尿病肾病的系统评价 [J]. 中国中西医结合肾病杂志, 2012, 13 (6): 526-530.
[29] 美国感染疾病协会. 糖尿病足感染诊断和治疗的临床实用指南 [S]. 2012.
[30] 美国甲状腺协会, 美国内分泌医师协会. 甲亢及其他病因引起的甲状腺毒症诊治指南 [S]. THYROID, 2011, 21 (6): 1-54.
[31] 宁光. 内分泌学高级教程 [M]. 北京: 人民军医出版社, 2011.
[32] 沈为林, 曹龙, 王梦迪. 川芎嗪联合脑苷肌肽治疗糖尿病周围神经病的疗效 [J]. 实用医学杂志, 2007, 23 (17): 2745-2747.
[33] 史轶蘩. 协和内分泌代谢学 [M]. 北京: 科学出版社, 1999.
[34] 糖皮质激素类药物临床应用指导原则 [S]. 卫生部办公厅: 卫办医政发 [2011] 23 号, 2011.
[35] 王辰, 王建安. 内科学 [M]. 3 版. 北京: 人民卫生出版社, 2016.
[36] 吴欣莉, 李靖, 刘美奇, 等. 黄葵胶囊治疗糖尿病肾病疗效和安全性的系统评价 [J]. 中国中西医结合肾病杂志, 2014 (12): 1081-1084.
[37] 徐苓. 骨质疏松症新进展 [M]. 上海: 上海科学技术出版社, 2008.
[38] 杨宝峰. 药理学 [M]. 8 版. 北京: 人民卫生出版社, 2013.
[39] 中国超重/肥胖医学营养治疗专家共识编写委员会. 中国超重/肥胖医学营养治疗专家共识 [J]. 中华糖尿病杂志, 2016, 8 (9): 525.
[40] 中国成人血脂异常防治指南修订联合委员会. 中国成人血脂异常防治指南 (2016 年修订版) [J]. 中国循环杂志, 2016, 31 (10): 937-953.
[41] 中国垂体腺瘤协作组. 中国垂体催乳素腺瘤诊治共识 (2014 版) [J]. 中华医学杂志, 2014, 94 (31): 2406-2411.
[42] 中国甲状腺疾病诊治指南·甲状腺功能亢进症 [J]. 中华内科杂志, 2007, 46: 876-882.
[43] 中国微循环学会, 糖尿病与微循环专业委员会. 糖尿病微循环障碍临床用药专家共识 [J/CD]. 中国医学前沿杂志 (电子版), 2017, 9 (2): 34-41.
[44] 中国心脏联盟, 中国康复医学会心脏预防与康复专业委员会, 脂必泰胶囊临床应用中国专家共识组. 脂必泰胶囊临床应用中国专家共识 [J]. 中华内科杂志, 2017, 56 (8): 628-632.

[45] 中国医师协会内分泌代谢科医师分会.2型糖尿病早期大血管病变无创性检查的专家共识[J].中国循环杂志，2014，29（3）：167-171.
[46] 中国医师协会外科医师分会肥胖和糖尿病外科医师委员会.中国肥胖和2型糖尿病外科治疗指南（2014）[J].中华实用外科杂志，2014，34（11）：1005.
[47] 中华人民共和国卫生部疾病控制司.中国成人超重和肥胖症预防控制指南（试用）[M].北京：人民卫生出版社，2003.
[48] 中华人民共和国卫生行业标准（WS 397-2012）.糖尿病筛查和诊断[S/OL].http：//www.moh.gov.cn/zwgkzt/s9492/201209/55981.shtml.
[49] 中华医学会骨质疏松和骨矿盐疾病分会，内分泌分会代谢性骨病组.原发性甲状旁腺功能亢进症诊疗指南[S].2014.
[50] 中华医学会骨质疏松和骨矿盐疾病分会.原发性骨质疏松症诊治指南[S].2011.
[51] 中华医学会骨质疏松和骨矿盐疾病分会.原发性骨质疏松症诊治指南（2011年）[J].中华骨质疏松和骨矿盐疾病杂志，2011，4：2-17.
[51] 中华医学会核医学分会.^{131}I治疗格雷夫斯甲亢指南[J].中华核医学与分子影像杂志，2013，33：83-94.
[53] 中华医学会·临床诊疗指南·内分泌及代谢性疾病分册[M].北京：人民卫生出版社，2009.
[54] 中华医学会内分泌学分会.成人甲状腺功能减退症诊治指南[J].中华内分泌代谢杂志，2017，33（2）：167-180.
[55] 中华医学会内分泌学分会肥胖学组.中国成人肥胖症防治专家共识[J].中华内分泌代谢杂志，2011，27（9）：711.
[56] 中华医学会内分泌学分会肾上腺学组.嗜铬细胞瘤和副神经节瘤诊断治疗的专家共识[J].中华内分泌代谢杂志，2016，32（3）：181-187.
[57] 中华医学会内分泌学分会肾上腺学组.原发性醛固酮增多症诊断治疗的专家共识[J].中华内分泌代谢杂志，2016，（32）：188-195.
[58] 中华医学会内分泌学分会，中华医学会神经外科学分会，中国垂体腺瘤协作组.中国肢端肥大症诊治指南（2013版）[J].中华医学杂志，2013，93（27）：2106-2111.
[59] 中华医学会神经病学分会肌电图与临床神经电生理学组，中华医学会神经病学分会神经肌肉病学组.糖尿病周围神经病诊断和治疗共识[J].中华神经科杂志，2013，46（11）：787-789.
[60] 中华医学会糖尿病学分会微血管并发症学组.糖尿病肾病防治专家共识（2014版）[J].中华糖尿病杂志，2014，6（11）：792-801.
[61] 中华医学会糖尿病学分会.中国2型糖尿病防治指南（2013年版）[J].中华内分泌代谢杂志，2014，30（10）：893-942.
[62] 中华医学会糖尿病学分会.中国2型糖尿病防治指南（2013年版）[J].中华糖尿病杂志，2014，6（7）：447-498.
[63] 中华医学会糖尿病学分会.中国1型糖尿病诊治指南[S].2012.
[64] 中华医学会眼科学会眼底病学组.我国糖尿病视网膜病变临床诊疗指南（2014年）[J].中华眼科杂志，2014，50（11）：851-865.
[65] 钟历勇.糖尿病周围神经病变的药物治疗现况[J].临床药物治疗杂志，2009，7（1）：1-6.

附录 1

原发性甲状旁腺功能亢进症临床路径病案质量监控表单

1. 进入临床路径标准

疾病诊断：原发性甲状旁腺功能亢进症（ICD-10：E21.0）

2. 病案质量监控表

<table>
<tr><th colspan="2">监控重点
监控项目
住院时间</th><th colspan="2">评估要点</th><th>监控内容</th><th>分数</th><th>减分理由</th><th>备注</th></tr>
<tr><td colspan="2" rowspan="3">首页</td><td colspan="2">主要诊断名称及编码</td><td>原发性甲状旁腺功能亢进症（ICD－10：E21.0）</td><td rowspan="2">5□
4□
3□
1□
0□</td><td rowspan="2"></td><td rowspan="2"></td></tr>
<tr><td colspan="2">其他诊断名称及编码</td><td>无遗漏，编码准确</td></tr>
<tr><td colspan="2">首页填写</td><td>内容完整、准确、无遗漏</td><td>5□
4□
3□
1□
0□</td><td></td><td></td></tr>
<tr><td rowspan="2">住院第 1 天</td><td rowspan="2">入院记录</td><td rowspan="2">现病史</td><td>主要症状</td><td>是否记录本病最主要的症状，并重点描述：
1. 全身弥漫性、逐渐加重的骨关节疼痛或压痛，承重部位更为突出，如下肢和腰椎，可出现活动受限、卧床不起，可出现病理性骨折
2. 常可出现多饮、多尿、血尿等
3. 淡漠、嗜睡、性格改变、智力迟钝、记忆力减退、肌张力减低、易疲劳、四肢肌肉软弱等
4. 少数患者可出现肌肉萎缩、腱反射减弱
5. 食欲不振、恶心、呕吐、腹胀腹痛、便秘、反酸等</td><td>5□
4□
3□
1□
0□</td><td></td><td rowspan="2">入院 24 小时内完成</td></tr>
<tr><td>病情演变过程</td><td>是否描述主要症状的演变过程，如：
1. 症状加重
2. 发作性质、程度的变化
3. 主要症状由少到多、由轻到重、由不明显到明显等</td><td>5□
4□
3□
1□
0□</td><td></td></tr>
</table>

续 表

住院时间	监控项目	监控重点		监控内容	分数	减分理由	备注
住院第1天	入院记录	现病史	其他伴随症状	是否记录伴随症状，如： 消化系统、循环系统、神经系统等症状	5□ 4□ 3□ 1□ 0□		入院24小时内完成
			院外诊疗过程	是否记录诊断、治疗情况，如： 1. 诊断过何种疾病 2. 做过何种检查，结果是否正常 3. 用过何种药物，用药时间、剂量、总量及效果如何	5□ 4□ 3□ 1□ 0□		
		既往史 个人史 家族史		是否按照病历书写规范记录，并重点记录： 1. 饮食习惯、环境因素、精神因素、过敏史、创伤史及烟酒嗜好等 2. 慢性疾病史 3. 家族中有无类似患者	5□ 4□ 3□ 1□ 0□		
		体格检查		是否按照病历书写规范记录，并记录重要体征，无遗漏	5□ 4□ 3□ 1□ 0□		
		辅助检查		是否记录辅助检查结果，如： 1. 必需的检查项目 （1）血常规、尿常规、大便常规 （2）肝肾功能、血糖、电解质、红细胞沉降率； （3）X线胸片、心电图、腹部B超、颈部B超、颈部及胸部（纵隔）CT （4）骨骼疼痛、骨折部位X线片 （5）多次测定血钙、磷、碱性磷酸酶，血清PTH，24小时尿钙、磷 2. 根据患者情况可选择的检查项目 （1）头颅、双手、骨盆及四肢长骨X线片，胸腰椎X线片 （2）腹部X线平片、泌尿系统超声 （3）甲状旁腺核素扫描、DXA测定骨密度、全身骨扫描 （4）血清25-OH-D3、血浆游离钙、骨生化指标、血气分析 （5）腹部CT，胰淀粉酶	5□ 4□ 3□ 1□ 0□		

续 表

住院时间 \ 监控项目 \ 监控重点		评估要点	监控内容	分数	减分理由	备注
住院第1天	首次病程记录	病例特点	是否简明扼要，重点突出，无遗漏： 1. 年龄、过敏史、特殊的生活习惯及嗜好等 2. 病情特点 3. 突出的症状和体征 4. 辅助检查结果 5. 其他疾病史	5□ 4□ 3□ 1□ 0□		入院8小时内完成
		初步诊断	第一诊断为：原发性甲状旁腺功能亢进症（ICD-10：E21.0）	5□ 4□ 3□ 1□ 0□		
		诊断依据	是否充分、分析合理： 1. 临床表现：骨痛、病理性骨折、结石等 2. 血总钙、游离钙和血甲状旁腺素水平升高或高钙抑制试验不被抑制 3. 可有骨骼系统（骨吸收）、泌尿系统（结石或钙化）、消化系统等表现 4. 排除家族性低尿钙性高钙血症及其他代谢性骨病	5□ 4□ 3□ 1□ 0□		
		鉴别诊断	是否根据病例特点与下列疾病鉴别： 1. 高PTH血症的鉴别诊断，如家族性低尿钙性高钙血症、继发和三发性甲状旁腺功能亢进症、长期服用锂剂等 2. 高钙血症的鉴别诊断，如肿瘤、肉芽肿性疾病、药物等 3. 骨病的鉴别诊断，如骨软化症、肾性骨营养不良、原发性骨质疏松症等其他代谢性骨病和多发性骨髓瘤等 4. 泌尿系结石的鉴别诊断等	5□ 4□ 3□ 1□ 0□		

续 表

<table>
<tr><th colspan="2">监控重点
监控项目
住院时间</th><th>评估要点</th><th>监控内容</th><th>分数</th><th>减分理由</th><th>备注</th></tr>
<tr><td rowspan="3">住院第1天</td><td>首次病程记录</td><td>诊疗计划</td><td>是否全面并具有个性化：
1. 甲状旁腺手术作为有症状或有并发症的原发性甲旁亢患者首选治疗，术后酌情补充钙剂及维生素D制剂
2. 急症治疗：适用于高钙危象患者（血Ca ≥3.5mmol/L）
（1）扩容、促进尿钙排泄
（2）抑制骨吸收药物：降钙素，静脉双膦酸盐
（3）H2受体拮抗剂，如西咪替丁
（4）纠正电解质紊乱，如低血钾
（5）透析
3. 药物治疗适用于
（1）病变定位不明确
（2）无症状或症状轻微的血钙水平轻度升高
（3）拒绝或不能耐受手术者
使用双膦酸盐、降钙素、H_2受体拮抗剂等</td><td>5□
4□
3□
1□
0□</td><td></td><td>入院8小时内完成</td></tr>
<tr><td rowspan="2">病程记录</td><td>上级医师查房记录</td><td>是否有重点内容并结合本病例：
1. 补充病史和查体
2. 诊断、鉴别诊断分析
3. 病情评估、疗效评估和预后评估
4. 治疗方案分析，提出诊疗意见
5. 提示需要观察和注意的内容
6. 查房医师的姓名、专业技术职务</td><td>5□
4□
3□
1□
0□</td><td></td><td>入院48小时内完成</td></tr>
<tr><td>住院医师查房记录</td><td>是否记录、分析全面，如：
1. 主要症状和体征的变化、病情变化
2. 具体治疗措施，如药物的用量、用法等
3. 上级医师查房意见的执行情况
4. 知情告知情况，签署相关知情同意书、病重或病危通知书（必要时）
5. 完成首次病程记录等病历书写
6. 必要时向患者及家属介绍病情变化及相关检查结果</td><td>5□
4□
3□
1□
0□</td><td></td><td></td></tr>
</table>

续 表

<table>
<tr><th colspan="2">监控重点
监控项目
住院时间</th><th>评估要点</th><th>监控内容</th><th>分数</th><th>减分理由</th><th>备注</th></tr>
<tr><td rowspan="2">住院第2天</td><td rowspan="2">病程记录</td><td>住院医师查房记录</td><td>是否记录、分析如下内容：
1. 病情变化、症状体征变化、药物不良反应
2. 辅助检查结果意义，对诊断治疗的影响
3. 治疗效果、调整治疗方案
4. 完善入院检查项目
5. 上级医师查房意见的执行情况</td><td>5□
4□
3□
1□
0□</td><td></td><td></td></tr>
<tr><td>上级医师查房记录</td><td>是否记录：
1. 对病情、已完成的诊疗进行总结分析，并提出下一步诊疗意见
2. 补充、更改诊断分析和确定诊断分析
3. 继续对症支持治疗
4. 进行必要的相关科室会诊</td><td>5□
4□
3□
1□
0□</td><td></td><td></td></tr>
<tr><td rowspan="2">住院第3~12天</td><td rowspan="2">病程记录</td><td>住院医师查房记录</td><td>是否记录、分析：
1. 目前症状缓解情况
2. 病情评估及疗效评估
3. 目前的治疗情况
4. 辅助检查：全身骨扫描、骨密度检查、泌尿系统超声、完善病变甲状旁腺的定位检查</td><td>5□
4□
3□
1□
0□</td><td></td><td></td></tr>
<tr><td>上级医师查房记录</td><td>是否记录、分析：
1. 疗效评估，预期目标完成情况
2. 根据体检、辅助检查，进行鉴别诊断和确定诊断
3. 根据其他检查结果进行鉴别诊断，判断是否合并其他疾病
4. 定位诊断明确后联系外科会诊
5. 对症处理，纠正脱水及电解质紊乱</td><td>5□
4□
3□
1□
0□</td><td></td><td></td></tr>
<tr><td rowspan="2">住院13~14天（出院日）</td><td>病程记录</td><td>住院医师查房记录</td><td>是否记录：
1. 目前症状及体征的缓解情况
2. 目前治疗情况
3. 实验室检查指标正常与否
4. 向患者交待出院后注意事项</td><td>5□
4□
3□
1□
0□</td><td></td><td></td></tr>
<tr><td>出院记录</td><td></td><td>记录是否齐全，重要内容无遗漏，如：
1. 入院情况
2. 诊疗经过
3. 出院情况：症状、体征及治疗
4. 出院医嘱：出院带药需写明药物名称、用量、服用方法，需要调整的药物要注明调整的方法；出院后患者需要注意的事项；门诊复查时间及项目等</td><td>5□
4□
3□
1□
0□</td><td></td><td></td></tr>
</table>

续 表

住院时间 \ 监控项目 \ 监控重点		评估要点	监控内容	分数	减分理由	备注
	操作记录		内容包括：自然项目（另页书写时）、操作名称、操作时间、操作步骤、结果及患者一般情况，记录过程是否顺利、有无不良反应，术后注意事项及是否向患者说明，操作医师签名	5□ 4□ 3□ 1□ 0□		
	特殊检查、特殊治疗同意书等医学文书		内容包括：自然项目（另页书写时）、特殊检查、特殊治疗项目名称、目的、可能出现的并发症及风险、患者或家属签署是否同意检查或治疗、患者签名、医师签名等	5□ 4□ 3□ 1□ 0□		
	病危（重）通知书		自然项目（另页书写时）、目前诊断、病情危重情况，患方签名、医师签名并填写日期	5□ 4□ 3□ 1□ 0□		
医嘱	长期医嘱	住院第 1 天	1. 内分泌疾病护理常规 2. 一/二/三级护理 3. 饮食 4. 视病情通知病重或病危 5. 记录 24 小时出入量 6. 其他医嘱	5□ 4□ 3□ 1□ 0□		
		住院第 2 天	1. 内分泌疾病护理常规 2. 一/二/三级护理 3. 饮食 4. 患者既往基础用药 5. 其他医嘱			
		住院 3~12 天	1. 一/二/三级护理 2. 饮食 3. 患者既往基础用药 4. 纠正电解质紊乱 5. 不能或拒绝手术者内科治疗高钙血症 6. 其他医嘱			

续　表

监控项目 \ 监控重点 \ 住院时间		评估要点	监控内容	分数	减分理由	备注
医嘱	临时医嘱	住院第 1 天	1. 酌情行并发症的相关检查血常规、尿常规、大便常规 2. 肝肾功能、血糖、电解质、红细胞沉降率、血气分析、PTH、25-OH-D_3 3. X 线胸片、心电图、腹部 B 超、颈部 B 超、颈胸部 CT 4. 高钙危象患者立即给予补液、呋塞米、降钙素，必要时静脉双膦酸盐治疗 5. 一般的高钙血症患者给予相应降钙处理 6. 其他医嘱	5□ 4□ 3□ 1□ 0□		
		住院第 2 天	1. 骨骼疼痛部位/骨折部位及胸腰椎 X 线片 2. 甲状旁腺放射性核素检查 3. 复查异常指标 4. 其他医嘱			
		住院第 3~12 天	1. 复查血常规 2. 复查血生化、电解质 3. 监测血 Ca、P、ALP、iCa、PTH 及 24 小时尿 Ca 4. 对症支持 5. 其他医嘱			
		出院日	出院带药 门诊随诊时间			
一般书写规范		各项内容	完整、准确、清晰、签字	5□ 4□ 3□ 1□ 0□		
变异情况		变异条件及原因	甲状旁腺癌、合并多发性内分泌腺瘤病（MEN）、出现急性胰腺炎、肾功能减退、心律失常者不适用本路径	5□ 4□ 3□ 1□ 0□		

附录 2

制定/修订《临床路径释义》的基本方法与程序

曾宪涛 蔡广研 陈香美 陈新石 葛立宏 高润霖 顾 晋 韩德民
贺大林 胡盛寿 黄晓军 霍 勇 李单青 林丽开 母义明 钱家鸣
任学群 申昆玲 石远凯 孙 琳 田 伟 王 杉 王行环 王宁利
王拥军 邢小平 徐英春 鱼 锋 张力伟 郑 捷 郎景和

中华人民共和国国家卫生和计划生育委员会采纳的临床路径（Clinical pathway）定义为针对某一疾病建立的一套标准化治疗模式与诊疗程序，以循证医学证据和指南为指导来促进治疗和疾病管理的方法，最终起到规范医疗行为，减少变异，降低成本，提高质量的作用。世界卫生组织（WHO）指出临床路径也应当是在循证医学方法指导下研发制定，其基本思路是结合诊疗实践的需求，提出关键问题，寻找每个关键问题的证据并给予评价，结合卫生经济学因素等，进行证据的整合，诊疗方案中的关键证据，通过专家委员会集体讨论，形成共识。可以看出，遵循循证医学是制定/修订临床路径的关键途径。

临床路径在我国已推行多年，但收效不甚理想。当前，在我国推广临床路径仍有一定难度，主要是因为缺少系统的方法论指导和医护人员循证医学理念薄弱[1]。此外，我国实施临床路径的医院数量少，地域分布不平衡，进入临床路径的病种数量相对较少，病种较单一；临床路径实施的持续时间较短[2]，各学科的临床路径实施情况也参差不齐。英国国家与卫生保健研究所（NICE）制定临床路径的循证方法学中明确指出要定期检索证据以确定是否有必要进行更新，要根据惯用流程和方法对临床路径进行更新。我国三级综合医院评审标准实施细则（2013 年版）中亦指出“根据卫生部《临床技术操作规范》《临床诊疗指南》《临床路径管理指导原则（试行）》和卫生部各病种临床路径，遵循循证医学原则，结合本院实际筛选病种，制定本院临床路径实施方案”。我国医疗资源、医疗领域人才分布不均衡[3]，并且临床路径存在修订不及时和篇幅限制的问题，因此依照国家卫生和计划生育委员会颁发的临床路径为蓝本，采用循证医学的思路与方法，进行临床路径的释义能够为有效推广普及临床路径、适时优化临床路径起到至关重要的作用。

基于上述实际情况，为规范《临床路径释义》制定/修订的基本方法与程序，本团队使用循证医学[4]的思路与方法，参考循证临床实践的制定/修订的方法[5]制定本共识。

一、总则

1. 使用对象：本《制定/修订<临床路径释义>的基本方法与程序》适用于临床路径释义制定/修订的领导者、临床路径的管理参加者、评审者、所有关注临床路径制定/修订者，以及实际制定临床路径实施方案的人员。

2. 临床路径释义的定义：临床路径释义应是以国家卫生和计划生育委员会颁发的临床路径为蓝本，克服其篇幅有限和不能及时更新的不足，结合最新的循证医学证据和更新的临床实践指南，对临床路径进行解读；同时在此基础上，制定出独立的医师表单、护士表单、患者表单、临床药师表单，从而达到推广和不断优化临床路径的目的。

3. 制定/修订必须采用的方法：制定/修订临床路径释义必须使用循证医学的原理及方法，更要结合我国的国情，注重应用我国本土的医学资料，整个过程避免偏倚，符合便于临床使用的需求。所有进入临床路径释义的内容均应基于对现有证据通过循证评价形成的证据以及对各种可选的干预方式进行利弊评价之后提出的最优指导意见。

4. 最终形成释义的要求：通过提供明晰的制定/修订程序，保证制定/修订临床路径释义的流程化、标准化，保证所有发布释义的规范性、时效性、可信性、可用性和可及性。

5. 临床路径释义的管理：所有临床路径的释义工作均由卫生和计划生育委员会相关部门统一管理，并委托相关学会、出版社进行制定/修订，涉及申报、备案、撰写、表决、发布、试用反馈、实施后评价等环节。

二、制定/修订的程序及方法

1. 启动与规划：临床路径释义制定/修订前应得到国家相关管理部门的授权。被授权单位应对已有资源进行评估，并明确制定/修订的目的、资金来源、使用者、受益者及时间安排等问题。应组建统一的指导委员会，并按照学科领域组建制定/修订指导专家委员会，确定首席专家及所属学科领域各病种的组长、编写秘书等。

2. 组建编写工作组：指导委员会应由国家相关管理部门的领导、临床路径所涉及的各个学科领域的专家、医学相关行业学会的领导、卫生经济学领域专家、循证医学领域专家、期刊编辑与传播领域专家、出版社领导、病案管理专家、信息部门专家、医院管理者等构成。按照学科组建编写工作小组，编写小组由首席专家、组长、编写秘书等人员组成，首席专家应由该学科领域具有权威性与号召力的专家担任，负责总体的设计和指导，并具体领导工作的开展。应为首席专家配备 1~2 名编写秘书，负责整个制定/修订过程的联络工作。按照领域疾病具体病种来遴选组长，再由组长遴选参与制定/修订的专家及秘书。例如，以消化系统疾病的临床路径释义为例，选定首席专家及编写秘书后，再分别确定肝硬化腹水临床路径释义、胆总管结石临床路径释义、胃十二指肠临床路径释义等的组长及组员。建议组员尽量是由具有丰富临床经验的年富力强的且具有较高编写水平及写作经验的一线临床专家组成。

3. 召开专题培训：制定/修订工作小组成立后，在开展释义制定/修订工作前，就流程及管理原则、意见征询反馈的流程、发布的注意事项、推广和实施后结局（效果）评价等方面，对工作小组全体成员进行专题培训。

4. 确定需要进行释义的位点：针对国家正式发布的临床路径，由各个专家组根据各级医疗机构的理解情况、需要进一步解释的知识点、当前相关临床研究及临床实践指南的进展进行讨论，确定需要进行释义的位点。

5. 证据的检索与重组：对于固定的知识点，如补充解释诊断的内容可以直接按照教科书、指南进行释义。诊断依据、治疗方案等内容，则需要检索行业指南、循证医学证据进行释义。与循证临床实践指南[5]类似，其证据检索是一个“从高到低”的逐级检索的过程。即从方法学质量高的证据向方法学质量低的证据的逐级检索。首先检索临床实践指南、系统评价/Meta 分析、卫生技术评估、卫生经济学研究。如果有指南、系统评价/Meta 分析则直接作为释义的证据。如果没有，则进一步检索是否有相关的随机对照试验（RCT），再通过 RCT 系统评价/Meta 分析的方法形成证据体作为证据。除临床大数据研究或因客观原因不能设计为 RCT 和诊断准确性试验外，不建议选择非随机对照试验作为释义的证据。

6. 证据的评价：若有质量较高、权威性较好的临床实践指南，则直接使用指南的内容；指南未涵盖的使用系统评价/Meta 分析、卫生技术评估及药物经济学研究证据作为补充。若无指南或指南未更新，则主要使用系统评价/Meta 分析、卫生技术评估及药物经济学研究作为证据。此处需注意系统评价/Meta 分析、卫生技术评估是否需要更新或重新制作，以及有无临床大数据研究的结果。需要采用 AGREE Ⅱ工具[5]对临床实践指南的方法学质量进行评估，使用 AMSTAR 工具或 ROBIS 工具评价系统评价/Meta 分析的方法学质量[6-7]，使用 Cochrane 风险偏倚评估工具评价 RCT 的方法学质量[7]，采用 QUADAS-2 工具评价诊断准确性试验的方法学质量[8]，采用 NICE 清单、SIGN 清单或 CASP 清单评价药物经济学研究的方法学质量[9]。

证据质量等级及推荐级别建议采用 GRADE 方法学体系或牛津大学循证医学中心（Oxford Centre for Evidence-Based Medicine，OCEBM）制定推出的证据评价和推荐强度体系[5]进行评价，亦可由临床路径释义编写工作组依据 OCEBM 标准结合实际情况进行修订并采用修订的标准。为确保整体工作的一致性和完整性，对于质量较高、权威性较好的临床实践指南，若其采用的证据质量等级及推荐级别与释义工作组相同，则直接使用；若不同，则重新进行评价。应优先选用基于我国人群的研究作为证据；若非基于我国人群的研究，在进行证据评价和推荐分级时，应由编写专家组制定适用性评价的标准，并依此进行证据的适用性评价。

7. 利益冲突说明：WHO 对利益冲突的定义为："任何可能或被认为会影响到专家提供给 WHO 建议的客观性和独立性的利益，会潜在地破坏或对 WHO 工作起负面作用的情况。"因此，其就是可能被认为会影响专家履行职责的任何利益。

因此，参考国际经验并结合国内情况，所有参与制定/修订的专家都必须声明与《临床路径释义》有关的利益关系。对利益冲突的声明，需要做到编写工作组全体成员被要求公开主要经济利益冲突（如收受资金以与相关产业协商）和主要学术利益冲突（如与推荐意见密切相关的原始资料的发表）。主要经济利益冲突的操作定义包括咨询服务、顾问委员会成员以及类似产业。主要学术利益冲突的操作定义包括与推荐意见直接相关的原始研究和同行评议基金的来源（政府、非营利组织）。工作小组的负责人应无重大的利益冲突。《临床路径释义》制定/修订过程中认为应对一些重大的冲突进行管理，相关措施包括对相关人员要求更为频繁的对公开信息进行更新，并且取消与冲突有关的各项活动。有重大利益冲突的相关人员，将不参与就推荐意见方向或强度进行制定的终审会议，亦不对存在利益冲突的推荐意见进行投票，但可参与讨论并就证据的解释提供他们的意见。

8. 研发相关表单：因临床路径表单主要针对医师，而整个临床路径的活动是由医师、护师、患者、药师和检验医师共同完成的。因此，需要由医师、护师和方法学家共同制定/修订医师表单、护士表单和患者表单，由医师、药师和方法学家共同制定/修订临床药师表单。

9. 形成初稿：在上述基础上，按照具体疾病的情况形成初稿，再汇总全部初稿形成总稿。初稿汇总后，进行相互审阅，并按照审阅意见进行修改。

10. 发布/出版：修改完成，形成最终的文稿，通过网站进行分享，或集结成专著出版发行。

11. 更新：修订《临床路径释义》可借鉴医院管理的 PDSA 循环原理［计划（plan），实施（do），学习（study）和处置（action）］对证据进行不断的评估和修订。因此，发布/出版后，各个编写小组应关注研究进展、读者反馈信息，适时的进行《临床路径释义》的更新。更新/修订包括对知识点的增删、框架的调改等。

三、编制说明

在制/修订临床路径释义的同时，应起草《编制说明》，其内容应包括工作简况和制定/修订原则两大部分。

1. 工作简况：包括任务来源、经费来源、协作单位、主要工作过程、主要起草人及其所做工作等。

2. 制定/修订原则：包括以下内容：（1）文献检索策略、信息资源、检索内容及检索结果；（2）文献纳入、排除标准，论文质量评价表；（3）专家共识会议法的实施过程；（4）初稿征求意见的处理过程和依据：通过信函形式、发布平台、专家会议进行意见征询；（5）制/修订小组应认真研究反馈意见，完成意见汇总，并对征询意见稿进行修改、完善，形成终稿；（6）上一版临床路径释义发布后试行的结果：对改变临床实践及临床路径执行的情况，患者层次、实施者层次和组织者层次的评价，以及药物经济学评价等。

参考文献

[1] 于秋红，白水平，栾玉杰，等．我国临床路径相关研究的文献回顾［J］．护理学杂志，2010，25（12）：85－87. DOI：10. 3870/hlxzz. 2010. 12. 085.

[2] 陶红兵，刘鹏珍，梁婧，等．实施临床路径的医院概况及其成因分析［J］．中国医院管理，2010，30（2）：28－30. DOI：10. 3969/j. issn. 1001－5329. 2010. 02. 013.

[3] 彭明强．临床路径的国内外研究进展［J］．中国循证医学杂志，2012，12（6）：626－630. DOI：10. 3969/j. issn. 1672－2531. 2010. 06. 003.

[4] 曾宪涛．再谈循证医学［J］．武警医学，2016，27（7）：649－654. DOI：10. 3969/j. issn. 1004－3594. 2016. 07. 001.

[5] 王行环．循证临床实践指南的研发与评价［M］．北京：中国协和医科大学出版社，2016：1－188.

[6] Whiting P，Savović J，Higgins JP，et al. ROBIS：A new tool to assess risk of bias in systematic reviews was developed［J］. J Clin Epidemiol，2016，69：225－234. DOI：10. 1016/j. jclinepi. 2015. 06. 005.

[7] 曾宪涛，任学群．应用 STATA 做 Meta 分析［M］．北京：中国协和医科大学出版社，2017：17－24.

[8] 邬兰，张永，曾宪涛．QUADAS－2 在诊断准确性研究的质量评价工具中的应用［J］．湖北医药学院学报，2013，32（3）：201－208. DOI：10. 10. 7543/J. ISSN. 1006－9674. 2013. 03. 004.

[9] 桂裕亮，韩晟，曾宪涛，等．卫生经济学评价研究方法学治疗评价工具简介［J］．河南大学学报（医学版），2017，36（2）：129－132. DOI：10. 15991/j. cnki. 41－1361/r. 2017. 02. 010.

DOI：10. 3760/cma. j. issn. 0376－2491. 2017. 40. 004

基金项目：国家重点研发计划专项基金（2016YFC0106300）

作者单位：430071 武汉大学中南医院泌尿外科循证与转化医学中心（曾宪涛、王行环）；解放军总医院肾内科（蔡广研、陈香美），内分泌科（母义明）；《中华医学杂志》编辑部（陈新石）；北京大学口腔医学院（葛立宏）；中国医学科学院阜外医院（高润霖、胡盛寿）；北京大学首钢医院（顾晋）；首都医科大学附属北京同仁医院耳鼻咽喉头颈外科（韩德民），眼科中心（王宁利）；西安交通大学第一附属医院泌尿外科（贺大林）；北京大学人民医院血液科（黄晓军），胃肠外科（王杉）；北京大学第一医院心血管内科（霍勇）；中国医学科学院北京协和医院胸外科（李单青），消化内科（钱家鸣），内分泌科（邢小平），检验科（徐英春），妇产科（郎景和）；中国协和医科大学出版社临床规范诊疗编辑部（林丽开）；河南大学淮河医院普通外科（任学群）；首都医科大学附属北京儿童医院（申昆玲、孙琳）；中国医学科学院肿瘤医院（石远凯）；北京积水潭医院脊柱外科（田伟、鱼锋）；首都医科大学附属北京天坛医院（王拥军、张力伟）；上海交通大学医学院附属瑞金医院皮肤科（郑捷）

通信作者：郎景和，Email：langjh@hotmil. com